한방 · 치과진료에서

질환별로 알 수 있는 설진

한방 · 치과진료에서

질환별로 알 수 있는 설진

Tongue Diagnosis for Clinicians - Integrating Oriental and Western Medicines

첫째판 1쇄 인쇄 | 2007년 9월 20일
첫째판 1쇄 발행 | 2007년 9월 30일

지 은 이 別部智司, 世良田和幸
옮 긴 이 조기호, 김진성, 홍정표, 어규식
발 행 인 장주연
편 집 권연정
표 지 이지선
발 행 처 군자출판사
등 록 제 4-139호(1991. 6. 24)

본 사 (110-717) 서울특별시 종로구 인의동 112-1 동원회관 BD 3층
Tel. (02) 762-9194/5 Fax. (02) 764-0209
대구지점 Tel. (053) 428-2748 Fax. (053) 428-2749
광주지점 Tel. (062) 228-0252 Fax. (062) 228-0251
부산지점 Tel. (051) 893-8989 Fax. (051) 893-8986

臨床家のための舌診のすべて
東洋醫學 · 西洋醫學の融合(別部智司ほか編)
醫歯藥出版 株式會社(東京), 2005
Title of the original Japanese language edition:
Tongue Diagnosis for Clinicians-Integrating Oriental And Western Medicines. Ed. by BEPPU Satoshi et al.

www.koonja.co.kr

* 파본은 교환하여 드립니다.
* 검인은 저자와의 합의 하에 생략합니다.

ISBN 978-89-7089-949-7

정가 40,000원

한방 • 치과 진료에서

질환별로 알 수 있는 설진 舌診

지은이 別部智司(벳부 사토시) · 世良田和幸(세라다 카즈유끼)

옮긴이 조 기 호, 김 진 성(경희대학교 한의과대학 교수)
홍 정 표, 어 규 식(경희대학교 치과대학 교수)

군자출판사

역자소개

[조기호]

우리나라 교육부의 교수해외파견제도로 1996년부터 1997년에 걸쳐 1년간 일본 토야마 의약대학(현재는 토야마대학으로 바뀜) 화한진료학교실의 연구원으로 있으면서 전통의학의 연구성과와 연구방법론에 많은 영향을 받게 되었다. 이런 경험을 바탕으로 하여 일본 한방계에서 베스트셀러, 스탠다드북을 번역하여 한국에 소개하기도 하였다. 대표적인 것은 『서양의학자의 한방진료학』 『한방진료 LESSON』 『한방처방의 EBM』 『과학적인 침구임상』 『증례로 배우는 동서의학』 『입문한방의학』 등이다. 『한방처방의 EBM』 번역으로 2005년에는 일본동양의학회에서 감사장을 받기도 하였다. 지금도 『양한방통합처방의 관점에서 보는 한방제제 매뉴얼』과 또 다른 설진 책인 『설진 임상 증례집』을 번역 중에 있으며, 그 동안 일본한방의학의 체험을 바탕으로 하여 정리하는 『일본한방의학 바로보기』를 집필하고 있다. 앞으로 한의학의 전망은 환자의 니즈에 따라 양방에서 한방으로 컨설트하는 시대가 온다는 확신을 가지고 있다. 그러기 위해서 한방 자체 내에서 근거중심의학으로 가기 위하여 한방의 정체성을 가진 연구 디자인을 모색하고 있다. 일본동양의학학회, 전일본침구학회, 일본신경과학회의 회원으로 있으면서 1년에 몇 번씩 일본의 연구 성과를 점검하지 않으면 안 되는 습관이 몸에 배어있다.

[김진성]

입안을 들여다보며 혀를 살피는 것은 한의사의 기본적인 진단술이다. 더욱이 많은 구취 환자들을 대하는 본인으로서는 혀의 모양이나 색깔, 설태의 정도뿐만 아니라, 타액선 기능, 타액의 점성 및 구개편도나 구인두의 상태 등을 확인하기 위하여 구강내의 특화된 진단 접근이 필요하다. 경희의료원에서 구취클리닉(http://www.oridoc.co.kr)을 운영한 지도 어언 7년이 넘어간다. 이것이 인연이 되어서 지금은 뉴욕주립대학교(Stony Brook Univ.)의 Department of Oral Biology and Pathology의 방문교수로서 구취와 관련된 연구를 진행하고 있다. 기본적으로 타액과 구강 미생물 및 아미노산의 대사과정에서 생성되는 냄새물질을 검정하는 실험과 특정 한약 추출물을 이용한 냄새 억제작용에 대한 연구가 주된 작업거리다. 저서 『퓨전 구취이야기』를 비롯하여 최근 발표한 연구논문에는 〈구취환자에서 기체증과 침샘분비기능의 상관성 분석〉 〈구취환자의 임상적 특징〉 〈청구감로수의 구취억제효과〉 등이 있다.

[홍정표]

치의학박사
상담심리학 자아초월전공 석사과정 수료

현재
경희대학교 치과대학 구강내과학교실 주임교수
경희대학교 구강생물학연구소 소장
대한구강내과학회 감사
사) 대한맞춤의료협회 부회장
동북아 신약개발협력단 상임이사

대한구강안면통증 및 측두하악장애학회 회장역임
미국 UCLA 치과대학 연구교수

[어규식]

지금까지 치과진료 시 혀의 중요성이 다소 무시되고 있는 측면이 있지 않았나 생각한다. 하지만 혀질환의 대부분이 통증을 많이 유발한다는 점에서 임상에서 소홀히 여길 수 없는 부분이 많다. 역자가 2001년부터 서울위생치과병원과 경희치대병원 구강내과에서 진료한 구취환자의 다수는 혀에 기인한 것이었다. 또한 이러한 환자가 점점 증가 추세에 있다는 것을 볼 때, 사회가 다변화하면서 사람들이 느끼는 정서적 스트레스가 큰 요인이 아닌가 생각된다. 앞으로 스트레스, 타액, 설통, 구취 등은 더욱 객관적으로 규명되어야 할 분야라고 생각한다.

최근들어 구취관련 논문으로 〈구강병원균에 대한 편백 피톤치드의 항균작용〉〈구속스트레스에 의한 백서 악하선의 Amylase 분비 변화〉〈피톤치드의 입냄새 제거효과〉〈*P. gingivalis*에 대한 피톤치드의 항균효과〉 등을 발표하였다.

한의학 입장에서 번역자의 한 마디

우연인지는 모르지만, 2007년 벽두부터 각종 매스미디어의 건강편에서 「혀를 통한 건강체크」, 혹은 「혀를 통하여 아는 질병」 등의 제목으로 일반인들에게 그동안 생소하였던 설진이 소개되어, 한의학을 하는 입장에서는 다행한 일이라고 생각한다. 그러나 서양의학에서 혀 진찰이 오늘날 새롭게 조명받는 진단의 한 방법이 될지 모르지만, 이미 한의학 분야에서는 오래 전부터 응용되어 온 진단방법이다. 전통적으로 한의학에서는 외관을 살피고望, 냄새 등을 맡으며聞, 질문을 하기도 하고問, 그리고 신체의 특정 부위를 만지는切, 이 네가지 방법이 주류를 이루고 있다. 이들 방법을 종합하면 서양의학의 Physical Examination과 거의 같으나, 외견을 살피는 방법 중에서 설진과 신체의 접촉에서 아는 맥진이나 복진이 독특하다고 할 수 있다. 맥진은 이미 알려진 대로 한의학에서 가장 중요한 진찰법으로, 한방 처방을 내리는데 없어서는 안되는 진단법이다. 그러나 이 맥진은 주관성이 너무 강하고, 간혹 환자들이 기대이상의 신비감까지 요구하고 있어 임상 현장에서 곤혹스러울 때가 있다.

이 맥진의 주관성을 커브하고자 일본 한방의학에서는 복부근육의 긴장도를 중심으로 한 복진법이 발달되어 있다. 물론 서양의학에서도 복부진찰은 행하나, 한의학에서의 복진법은 그 방법과 목적에서 판이하게 다르다. 단지 유교중심 사회가 강하였던 중국이나, 한국에서는 복부를 직접 만지는 복진법이 그다지 응용되지 못하였다.

한편 한의학에서는 체표외면의 관찰을 통하여 진단할 수 있는 의사를 가장 우수한 의사로 보고 있다. 동서고금을 통하여 의학의 연원을 살펴볼 때, 최초의 진단방법은 전신을 관찰하는데서 시작되었음을 알 수 있다. 이러한 의학의 흐름이 최근에는 진단기기의 발달로 환자를 쳐다보며 대화를 나누기보다는 컴퓨터의 화면이나, 검사성적만으로 진료를 끝나는 시스템으로 바뀌고 있다. 알다시피 검사가 우리 인체의 모든 것을 알려줄 수 없다는 것은 너무나 당연한 일인데도 불구하고, 환자와 의사의 관계라는 것이 이렇게 간접적인 루트만으로 진행되는 것이 현 상황이다.

이런 부족한 면을 보충할 수 있는 측면이 바로 한방 고유의 진단법이라고 할 수 있다. 그 중에서 오늘 우리들이 소개하는 설진은 조건을 지우는 팩터가 설질과 설태라는 두 가지로만 되어 있어 비교적 알기가 쉬우면서, 객관적으로 응용하기에 부담이 없다. 단지 치료로 연결하기 위해서는 풍부한 임상경험이 요구된다. 혀는 조직적인 구조의 특징에서 신속하면서 충실하게 체내의 상황을 반영하고 있기 때문에, 예로부터 내장의 거울, 즉 건강의 바로미터로서 알려져 왔다.

한의학에서 다루고 있는 설진은 이미 기원 전에 나온 논문집 『黃帝內經』에서 舌乾, 舌卷, 舌萎, 舌體痛이라는 설진을 기록하고 있으며, 13세기 元代에서는 『敖氏傷寒金

鏡錄』(杜淸碧 저)이라는 최초 설진 전문서가 출판된다. 여기에 36종류의 그림을 그려 놓고 오로지 설색으로 병을 진단하고 있다. 16세기에서 20세기 초의 明, 淸代에서는 온병학이라는 의학의 한 분파에서 설진을 크게 발달시키는데,『傷寒觀舌心法』『傷寒舌鑑』『舌胎統志』『辨舌指南』『察舌辨證新法』등의 설진에 관한 전문서가 줄줄이 나온다. 최근 중국의 중의학에서는 대규모의 문헌정리, 설진전문서출판, 설진임상관찰이 대량으로 이루어지고 있으며, 동서의학 결합으로 혈액유동역학 · 미소순환 · 병리학 · 세포학 등의 방법을 통하여 대량의 임상데이터를 분석 · 연구하여 객관화 · 표준화에 박차를 가하고 있다.

최근 일본의학계에서는 생활습관병을 비롯한 만성질환의 예방의학을 논하면서 증상이 나타나기전 단계를 未病이라고 설정하고, 이 未病의 진단에 설진이 가장 중요한 포인트의 하나로 인식하고 있다. 이 未病學은 앞으로 건강한 일본인을 만들기 위하여 국가 보건정책으로서 연구되고 있다.

이렇게 중국과 일본이 설진에 대하여 왕성하게 연구되고 활용하는데 비하여 아직 우리나라에서는 설진활용이 한의학의 진단에만 머무르고 있는 실정이다. 이런 아쉬운 가운데 2년전 일본에서는 치과의사를 위한 설진이 컬러도감으로 나오면서, 아울러 한방의학의 관점까지 소개하는 책이 나왔는데, 바로 오늘 우리가 번역하여 소개하는 것이다. 한방 진료영역을 뛰어넘어 질병명 중심으로 설진을 활용하게 한 이 책은 지금까지 나온 설진 가운데 가장 업데이트 되었다고 할 수 있다. 즉 한방 고유의 진단명과 서양의학에서 사용하고 있는 질병명을 아울러 응용할 수 있는 동서협진체계의 새로운 진단법이라고 하겠다. 외견에 드러난 설진과 내부장기와의 연결은 아직 우리가 해결하지 못하고 있는 질병전 단계에서 적극적으로 대처할 수 있는 근거를 마련해 줄 수 있다고 생각한다.

이번 우리들이 구강내과팀과 함께 한 이 작업은 한의진료영역과 치과진료영역에서 각각 부족한 점을 서로 보완하였다는 점에서 결점이 있게 마련인 번역본이 독자들에게 양질의 정보를 제공하리라고 믿는다. 우리들은 이를 바탕으로 하여 앞으로 또 다른 학제간연구를 위하여 공동작업을 할 것이다.

2007년 8월 한 여름 열기 속에서

경희대학교 부속 한방병원 2내과의국 과장 겸 주임교수, 동서의학연구소 부소장 **조기호**

경희대학교 부속 한방병원 3내과 부교수 겸 구취클리닉 담당교수 **김진성**

치의학 입장에서 번역자의 한 마디

서양의학은 '병의 원인 인자가 어떠한 기전을 통하여 어떠한 증상을 나타낸다' 고 증거중심적 진단과정을 거치지만, 동양의학은 많은 경우에 있어서 시진, 촉진, 타진, 문진 그리고 특유의 맥진과 복진 등을 통하여 '어떤 증상이 나타나면 어떠한 질환이 있더라' 는 오래 된 경험방에 의한 문제중심적 진단과정을 거치는 것 같다.

아직도 많은 질환에 대한 극히 일부의 병리기전만을 알고 있는 우리들은 이 두 가지 방법 모두를 무시할 수 없으며, 오히려 단지 증거를 중요시하는 서양의학에서는 한의학적인 문제중심적 진단과정을 받아들이고 이것들을 역으로 추적해 원인과 기전을 구명해 가는 진단과정도 소홀히 해서는 안 된다고 생각한다.

"구강은 전신건강의 거울이다." 또는 "신호등이다." 치과대학에서 치과대학생을 가르치는 교과서에는 위와 같은 상징적인 문장을 강조하고 있다. 그 이유는 구강이 우리 몸 중에서 가장 다양하게 외부환경에 직접적으로 노출되어 있어 인체의 면역과 매우 밀접한 관계를 가지고 있기 때문이다.

우리 몸은 외부의 여러 가지 환경변화에 대해 건강을 유지하기 위하여 면역이라고 하는 매우 정교한 체계에 의하여 보호 받고 있다.

세균에 의한 감염이나 외상과 같이 명확한 원인을 파악할 수 있는 경우를 제외하고 우리 몸에 나타나는 대부분의 구조적 변화는 인체가 우리 몸의 항상성을 유지하려는 노력, 즉 생리적인 내성 한계를 벗어나거나 위협을 받는 경우에 이에 대한 반응의 결과로 초래되는 것이다.

Psychoneuroimmunoendocrinology라는 최근의 학문이 말해 주듯이, 우리 몸의 항상성 유지는 자율신경계의 도움을 받아 정신학적인 것과 신경학적, 면역학적, 내분비학적 측면이 모두 관여되는 우리 몸의 자구적 노력에 의하여 이루어진다.

구강은 화학적으로나 물리적, 또는 심한 온도변화 등의 자극뿐만 아니라 350여종의 수억 개의 세균이 살고 있음에도 불구하고 평소에는 별문제 없이 건강이 잘 유지되는 매우 독특한 기관이다.

그러나 면역과 관련된 전신질환이나 스트레스 등의 신체적, 정신적 변화는 빈번하게 구강 내의 조직변화를 야기시키곤 한다.

본 역서에서 다룬 '설진' 은 구강점막 중에서도 가장 특수한 점막상피로 덮여있는 독특하고 중요한 조직인 '혀' 에 대한 진단법과 진단기준을 제시한 것으로서, 전신질환과 관련된 병소가 빈번하게 나타나는 혀에 대한 동양의학적 관점을 이해함으로써 전신질환과 혀와의 상관관계를 추구하는데 매우 중요한 계기가 마련될 수 있으리라고 생각한다.

아무쪼록 이러한 노력을 바탕으로 향후 혀에 나타나는 국소적인 변화가 전신 신체 건강을 가늠할 수 있게 하는 조기 진단지표로 사용될 수 있게 되기를 기대하며, 함께 참여하여 주신 한의학과 교수님들과 출판에 노고를 아끼지 않으신 출판사 관계자 여러분들께도 깊이 감사드린다.

경희대학교 치과대학 구강내과학교실 교수 **홍정표**

머리말

최근 의학의 진보에 따라 환자, 특히 고령자가 치과병의원을 많이 찾고 있다. 때문에 높은 위험성을 가지고 있는 환자들이 그 질환에 대한 사전 지식 없이 치과치료를 받으러 오게 되었다. 따라서 치과진료를 제공하는 측에서는 지금까지 이루어져 왔던 관행대로 환자에 대한 시술 전 평가에 대하여 그다지 주의를 기울이지 않더라도 아무런 문제가 생기지 않았던 그런 시대는 지나 간 것 같다. 오늘날에는 어떻게 하여야 환자에 대한 계통적 질환을 파악할 것인가가 안전한 의료제공으로 연결되는 지름길이 되고 있다. 지금까지 시술 전 평가 방법으로서는 내과진단학 방법을 취해왔지만, 이것은 치과의사에게 있어서 그다지 친숙한 것이라고는 말하기 어렵다. 예를 들면 시진 · 문진, 이학적 진단에서 맥박 · 혈압 · 호흡수 측정은 어느 정도 할 수 있지만, 이보다 좀 더 깊이 들어가 혈액검사나 다른 방법을 이용하는 전신진단은 일상 치과임상에서 일반적이라고는 할 수 없다.

이번에 이 책에서 다루고 있는 설진은 지금까지는 동양의학 영역에서 발전하여 왔다. 원래 동양의학에서는 처음부터 전신상태 파악이 치료를 결정짓는 중요한 열쇠가 되고 있다. 이것은 생태를 파악하는 사고에서 서양의학과는 다르지만, 평가에 대한 관찰법으로서 어떤 부분에서는 공통된 인식이 있다. 일본 대학의 의학교육이 원래 서양의학을 바탕으로 하여 이루어지고 있기 때문에, 동양의학은 전혀라고 해도 과언이 아닐 만큼 다루어진 적이 없다. 그러나 오늘날 일본의 질병구조에서 환자, 특히 고령자의 비율이 높아짐에 따라 필연적으로 만성질환을 가지고 있는 환자의 비율이 높아지고 있다. 이런 경우의 의료시스템에서 대체의료로서 동양의학을 다시 보게 되었으며, 2002년부터 모델코어 커리큘럼 가운데 포함되었다. 현 시점에서는 치과 교육에서 동양의학의 도입은 모델코어 커리큘럼에도 들어가지 못하고, 아직 도입하려는 분위기도 아닌 것 같다. 그러나 동양의학의 좋은 점을 적극적으로 받아들임으로써 치과진료에 있어서도 많은 도움을 얻을 수 있다고 생각된다.

이번의 이와 같은 시도는 전신 상태를 파악하는 것이 어렵다고 하는 치과임상에서 동양의학이 자랑하고 있는 전신 상태 평가를 응용함으로써 조금이라도 평가에 도움이 된다면 좋다고 생각되어 편찬하게 되었다. 치과임상에서 환자의 신체를 접촉하는 것을 꺼리는 것은 부정할 수 없는 사실이지만, 실제 구강 내의 관찰은 환자자신도 전혀 거리낌 없이 응해주는 부위라는 것이다. 따라서 구강에만 한정하지 말고, 전신 정보가 집약되어 있는 설진을 응용하지 않은 것은 대단히 안타까운 일이라고 생각한다.

그러나 이 설진으로 전신 상태를 모두 알 수 있는 것은 아니므로, 다른 정보도 함께하여 종합적으로 판단하지 않으면 안 된다는 사실도 유의하여야 한다.

이 책을 활용해 주시는 독자 여러분들에게 설진이 일상적인 치과임상에서 널리 활용되도록 방법을 연구할 것이다. 이렇게 하기 위해서는 치과영역으로만 볼 것이 아니라, 의사의 눈으로 보는 치과에 대한 외삽(extrapolation)이 중요한 열쇠가 되는 관계로 저자의 오랜 친구인 쇼와昭和대학 요코하마시 북부병원 마취과 世良田和幸(세라다 가즈유끼) 교수에게 편집의 도움을 받았다. 世良田 교수의 가문은 대대로 이어온 의사집안이지만, 한편 치과의사도 많이 배출하고 있어 치과에 대해서도 대단히 이해와 조예가 깊어 정곡을 찌른 편집이 되었다. 아울러 이 책의 출판에 즈음하여 이 방면의 권위자들에게도 도움을 받았다. 이번에 이렇게 세심하게 주의를 기울이면서 편집하였지만, 새로운 시도이기 때문에 미처 생각하지도 않은 부분도 많이 있으리라고 짐작된다. 이런 점에 대해서는 새로운 기획이라는 면에서 이해를 해 주시면 다행이겠으며, 앞으로 판을 거듭하면서 수정을 가할 예정이다.

모두에 언급하였듯이 환자, 특히 고령자가 날로 증가하고 있는 현재, 전신 상태에 대한 평가를 보다 확실하게 하는 것은 필수가 되고 있으며, 환자의 리스크 관리를 향상시키는 것은 우리 의료인의 책무라고 생각된다. 보건복지부인 후생 노동성에서도 추진하고 이 의료의 위기관리, 혹은 「섬뜩, 깜짝」 등 여러 가지로 만나는 사건 · 사고를 피하기 위해서는 평소에 세심한 주의를 하여야 하고, 한눈 팔지 말고 진료하여야 한다.

설진은 치과영역에 한하지 않고 의과, 간호영역에서도 응용이 가능하다. 이 책을 참고로 하는 여러분들에게 있어서는 아무쪼록 이 졸저가 안전한 의료제공에 일조 혹 힌트가 된다면 다행이겠다.

마지막으로 이 책이 나오기까지 편집에 많은 시간이 걸려 폐를 끼쳤음에도 불구하고 수많은 조언 · 지원 · 노력을 아끼지 않으신 의치약출판(주) 및 관계자에게 진정한 감사와 경의를 표하면서 머리말로 대신하고자 한다.

2005년 6월 좋은 날

別部智司 (벳부사토시)

한방 · 치과진료에서

질환별로 알 수 있는 설진

C.O.N.T.E.N.T.S

I — 설진의 기본: 섭취 · 연하와 혀 ······ 1

❶ 문진표 ······ 2
❷ 시 진 ······ 3
❸ 혀 관찰법 ······ 4
혀의 형상과 움직임 ······ 4
설체(질)를 보는 법 ······ 4
설체에서 색의 성질 ······ 6
설유두 ······ 6
설태 ······ 6
설태의 색깔 ······ 8
설태의 양 ······ 10
설태의 분포 ······ 10
설하부 정맥 ······ 13

II — 치과임상과 설진 ······ 15

❶ 초진 시 환자 상태 파악 – 동양의학과 서양의학의 결합 – ······ 16
머리말 ······ 16
처음 시작은 「망진望診」(서양의학에서 말하진 시진視診) ······ 16
다음은 목소리, 냄새 등의 이상을 살피는 「문진聞診」 ······ 17
세 번째로는 환자 본인과 가족에게 현 증세와 과거병력을 듣는 「문진問診」 ······ 17
마지막의 「절진切診」은 치과진료에서는 매우 곤란한 일이다 ······ 17
마치면서 ······ 18
Column 맥진법 ······ 19
❷ 설진 차트 기록법 ······ 20
진찰 순서 ······ 20

설진의 기록 ······ 21
❸ **환자에 대한 설명법** ······ 22
허를 진찰한다는 것 ······ 22
혀를 진찰하여 알 수 있는 것 ······ 22
어혈瘀血이란 ······ 23
❹ **치과 치료에서 주의할 점과 안전 확보** ······ 24
환자 상태에 대한 파악 ······ 24
혈압의 변동을 억제한다 ······ 25
❺ **혀와 구취** ······ 26
구취의 주요 성분 ······ 26
구취의 원인 ······ 26
혀에서의 구취 생성 ······ 26
구취 측정 ······ 27
구취 대처법 ······ 27
❻ **구강건조와 설진** ······ 28
혀에 나타나는 특징 ······ 28
Column Dry Mouth ······ 31
❼ **보철치료를 위한 설진의 응용에 대하여** ······ 32
❽ **치주질환과 치료방침 결정에 대하여** ······ 34
치주질환의 병태와 혀 소견 ······ 34
혀 소견과 치료방침 ······ 36
Column 어혈瘀血 ······ 37
❾ **혀 통증(설통)에 대한 평가법** ······ 38
대표적인 혀의 통증을 가진 질환 ······ 38
설통을 가진 질환의 특징과 증상 ······ 38
통증의 성질과 평가 ······ 38
❿ **치과 주치의로서 설진 응용** ······ 41
⓫ **진료의뢰서에서 설진에 대한 주의할 점**
– 설진은 전신상태를 평가하는 하나의 도움 – ······ 42

Ⅲ — 혀의 소견 ······ 43

1. 순환기계 질환

① **고혈압증** Hypertension ······ 44

② 빈혈과 저혈압 Anemia and Hypotension ···· 46
Column 치흔(치아자국) ···· 49
③ 허혈성 심장질환 Ischemic heart disease ···· 50
④ 심부전 Heart failure ···· 52
⑤ 선천성 심질환 Congenital heart disease ···· 54

2. 소화기 질환

소화기 질환 ···· 56

3. 뇌혈관 장애 · 후유증

① 뇌졸중 1 Stroke 1 ···· 58
② 뇌졸중 2 Stroke 2 ···· 60

4. 신경계 질환

① 파킨슨병 Parkinson's disease ···· 62
② 정신분열증 환자 Schizophrenia ···· 64
③ 구강 이상운동증 Oral dyskinesia ···· 66

5. 내분비 질환

① 갑상선기능 저하증 Hypothyroidism ···· 68
② 갑상선기능 항진증 Hyperthyroidism ···· 70

6. 대사계 질환

① 당뇨병 Diabetes ···· 72
② 비만과 수면무호흡증후군 Obesity and Sleep-apnea Syndrome ···· 74

7. 호흡기계 질환

① 상기도염 Upper respiratory inflammation ···· 76
② 기관지천식 Bronchial asthma ···· 78
③ 연하장애 Dysphagia ···· 80

8. 신장 질환

신장병 Nephropathy ···· 82

9. 혈액 · 조혈기 질환

① 빈혈 Anemia ···· 84
② 백혈병 Leukemia ···· 86
③ 자반병 Purpura ···· 88
④ 림프관 질환 Lymphadenopathy ···· 90

10. 알레르기 질환

알레르기 질환 Allergy ··· 92

11. 자가면역질환

쇼그렌 증후군 Sjögren Syndrome ··· 94

12. 바이러스성 질환

① 바이러스 간염 Virus hepatitis ··· 96
② 단순 헤르페스 Herpes simplex ··· 98
③ 대상포진 Herpes zoster ··· 100

13. 기타 구강점막병변

① 무치악증 Anodontia ··· 102
② 혀 통증 Glossodynia ··· 104
③ 혀를 깨문 상처(설교상) Tongue bites ··· 106
④ 정중능형설염 Median rhomboid glossitis ··· 108
⑤ 열구설 Fissured tongue ··· 110
⑥ 편평태선 Lichen planus ··· 112
⑦ 백판증 Leukoplakia ··· 114
⑧ 아프타성 구내염 Aphthous stomatitis ··· 116
⑨ 구강건조증 Xerostomia ··· 118
⑩ 악성종양 Malignant tumor ··· 120
⑪ 만성 궤양성 구내염 Chronic ulcerative stomatitis ··· 122

14. 약제에 의한 영향

① 항생제와 혀 Antibiotic substance and Tongue ··· 124
② 스테로이드 Steroid drugs ··· 126
③ 약물성 치은 증식증 Drug-induced gingival hyperplasia ··· 128
④ 향정신약 Psychotropic drugs ··· 130
⑤ 기호품 Luxury goods, Preference goods ··· 132

IV — 기초편 ··· 135

❶ 혀의 역할 ··· 136
혀의 기능 ··· 136
❷ 혀의 해부학 ··· 138

혀의 해부 ········ 138
혀를 구성하는 근육 ········ 139
혀의 신경 ········ 140
혀의 동맥 ········ 142
Column 신비한 혀의 발생 ········ 143

❸ 혀의 생리학 ········ 144
혀의 운동기능 ········ 144
혀의 감각기능 ········ 145

❹ 혀와 전신의 상관관계 ········ 148
시작하며 ········ 148
혀와 내장 ········ 148
혀와 심心 ········ 149
혀와 내장(비위) ········ 150
혀와 질병의 증상 ········ 150

❺ 동양의학에서 설진의 중요성 ········ 152
설진이란 ········ 152
설점막과 태는 변화한다 ········ 152
설태는 소화관과 환경, 세균에 좌우 된다 ········ 153
종합적 판단 ········ 153

❻ 설진의 치과의학에 대한 외삽(extrapolation) ········ 154

V — 설진을 위한 사진촬영법 ········ 155

❶ 기본 촬영법 ········ 156
❷ 혀의 사진 촬영법 ········ 157
❸ 카메라 선택 ········ 158
❹ 필름 선택 ········ 162
❺ 파일 방법 ········ 164
❻ 컴퓨터 저장법 ········ 165

후기 ········ 169
찾아보기 ········ 171

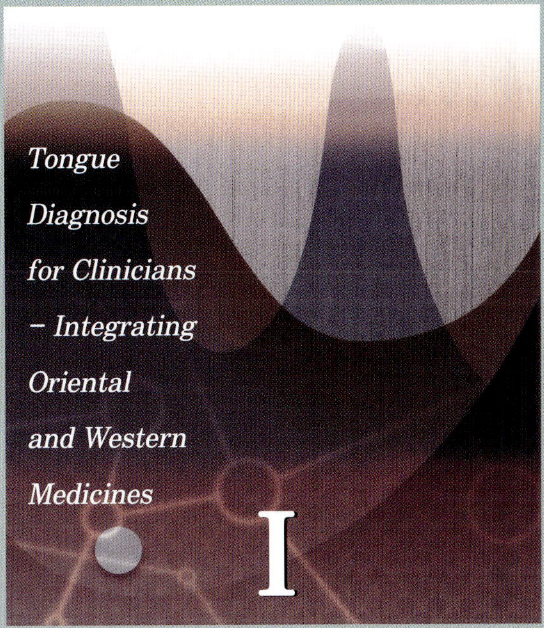

설진의 기본: 섭취 · 연하와 혀

Tongue Diagnosis for Clinicians – Integrating Oriental and Western Medicines

I
PRIMARY

1 — 문진표

원래 설진이라는 것은 전신 상태를 평가하기 위한 하나의 방법에 지나지 않으므로, 모든 것을 알 수 있는 것은 아니라는 사실을 알고 활용해야만 한다. 전신상태의 파악은 먼저 문진표를 작성하게 함으로써 시작한다. 이 문진은 대단히 중요한 수단이지만, 환자 자신 혹은 보호자가 작성하는 일도 있기 때문에 전부를 그대로 믿을 수 없다. 그뿐만 아니라 잘못된 점이나 작성미비도 있기 때문에 반드시 담당 의사는 확인을 위하여 반복 문진을 할 필요가 있다. 사용하는 문진표는 필요항목의 누락이 없고, 병의 증상이 구체적이어서 환자들이 알기 쉬운 어구로 이루어진 질문항목을 사용한다(**표 1**). 오진을 막기 위해서 행하는 것이기 때문에, 정보는 많으면 많을수록 좋다. 자료에는 모자수첩, 장애자수첩과 고령자수첩, 복약수첩, 약재정보제공서 등도 참고가 되기 때문에 지참하게 한다.

필자가 고안하여 임상에 응용하고 있는 문진표에는 첫 번째는 현재의 몸 상태에 대해서, 다음으로는 과거병력에서 마취주사로 이상해진 경험의 유무, 심장 · 간장 · 폐 · 천식 · 혈액 · 출혈경향 · 고혈압 · 당뇨병 · 경련 · 신경계, 기타 질환에 대하여 질병상태, 증상, 알레르기, 약제의 부작용 유무에 대하여 구체적이면서 자세하게 항목을 분류하고 있다. 필자는 대기실에서 환자나 보호자에게 문진표를 작성하게 한 후에 진료대에서 진료를 도우는 수련의들에 의하여 기록사항을 점검하게 한 다음, 담당의가 다시 확인함으로써 진료에 필요한 사항을 보충해서 완성도 높은 정보를 얻도록 하고 있다[1].

표 1　문진항목의 일례. 문진표에는 상세한 의학지식이 없더라도 이해할 수 있는 용어를 사용하며, 성가시더라도 구체적인 항목을 마련하는 것이 중요하다.

● 현재 신체 상태는 어떠합니까?

1. 특별히 이상은 없다.	2. 약을 먹고 있다(약의 종류 　　　　).
3. 병원에 다니고 있다(내과, 외과 등). 병원명 (　　)	4. 수술을 한 적 (없다, 있다) (무슨 수술 　　　　)

● 지금까지 다음과 같은 증상, 질병이 있었습니까?

1. 마취주사로 기분이 이상해졌다.	2. 심장질환(페이스메이커의 유무) (예 · 아니오)
3. 간장질환 (예 · 아니오)	4. 신장질환 (예 · 아니오)
5. 폐질환 · 천식 (예 · 아니오)	6. 혈액 질환 · 출혈경향 (예 · 아니오)
7. 고혈압 (예 · 아니오)	8. 당뇨병 (예 · 아니오)
9. 경련 (예 · 아니오)	10. 신경계의 질병 (예 · 아니오)
11. 기타(　　　　) (예 · 아니오)	

● 약의 부작용, 알레르기, 특이체질은 없습니까?

1. 없다	2. 있다 (어떤 것에: 예: 페니실린, 진통제, 요오드, 음식물)

2 — 시 진

설진을 하기 전에 환자가 진료실에 들어올 때부터 환자를 관찰하는 것은 내과 진단학에서 기본이 되는 사항이다. 환자가 진료대에 앉기까지 환자의 태도, 동작 등에 대하여 진단의 안목을 가지고 주의 깊게 관찰하여야 한다. 환자의 행동에서부터 전신상태에 대한 평가가 가능하기 때문에 보행, 착석, 행동, 대화 시의 이상 유무를 참고로 한다(**표 2**)[2)] 구강 내 소견은 치아만을 보는 것이 아니고, 구강 내 전체를 빠짐없이 관찰한다. 예를 들면 먼저, 전신상태 파악부터 시작하기 때문에 전신소견 관찰 다음, 혀를 살펴보고 치아의 소견, 치은, 협점막, 구개점막 등을 관찰하도록 한다.

표 2　현 증상에 대한 기록항목(발췌)

A. 전신상태의 평가	B. 국소상태의 평가
1) 체격 및 영양 ① 신장　② 골격 ③ 근육　④ 피하지방 2) 체위, 자세 3) 얼굴모양 안색 4) 피부 색, 발진, 색소침착, 손톱 모발, 윤기정도 발한, 탄력성 부종, 정맥노출 반흔 5) 가시점막 6) 맥박 수, 조율, 크기 긴장도, 속도 요골동맥벽의 성상 7) 혈압 8) 호흡 형태, 조율, 횟수, 깊이, 호흡곤란 9) 기침 및 가래 10) 체온 11) 림프절 12) 의식 지능, 정신상태, 수면 13) 음식 구갈, 구토, 배변, 배뇨	1) 목부위 형태, 두발 크기, 두부 2) 안면 ① 이마 ② 뺨 ③ 눈 안검 안열 안검결막 안구결막 안구의 위치와 운동 동공

I
PRIMARY

3 — 혀 관찰법

혀의 형상과 움직임

가장 먼저, 환자에게 요구하는 것은 혀를 내밀게 하는 것인데, 이때부터 설진이 시작된다(**그림 1. 정상적인 혀**). 입술바깥으로 내미는 혀의 모양은 좌우대칭인 것이 바람직하지만, 혀에 관계되는 신경질환이나 장애, 수술, 종양 등 혀 자체의 형태적 변화, 운동장애를 초래하는 요인이 있으면 그 변화가 혀에 나타난다.

동적 관찰로서는 혀를 내밀 때의 동작에서 꺼리는 듯이 내는 경우에는 뭔가 숨기고 싶은 것이 있는 경우나 정신적 문제, 비관적 문제를 가지고 있는 경우가 많은데, 그것이 무엇인지를 생각한다. 조용히 내미는 경우나 천천히 내미는 경우에는 남녀의 차이, 성격, 통증의 유무, 질병의 종류, 질병의 진행상태(질병의 단계) 등이 영향을 주는 인자가 된다. 성격적으로 낙천적이면서 거리낌 없는 성격이면 요구하는 대로 혀를 똑바로 시원스럽게 내미는 경우가 많다. 영양상태가 저하되면 세포자체의 형상을 유지할 수 없게 되며, 보정하기 위한 영양소가 부족하기 때문에 부분적으로 세포의 신생도 불가능하게 된다. 이 때문에 균열이 있는 것처럼 보이는 갈라진 혀가 된다. 더욱이 체내의 수분이 부족하여 탈수상태가 계속되면 세포와 세포 간 수액이 감소하고, 순환혈액량도 감소해서 혀 전체가 야위고 얇아진다. 이것을 수박瘦薄*이라고 한다.

이들과 같이 설체舌體가 감소하는 경우의 표면모양은 윤기가 없고, 움직임은 일반적으로 둔하다. 이와 반대로 비만경향이 있는 환자의 혀는 세포가 비대하여 육질이 늘어나기 때문에 두껍게 충실감이 있는 비대한 혀가 된다. 또한 표면모양은 탄력이 있고 윤기가 흐른다. 그러나 체내 수분이 많은 경우와 영양부족으로 저단백혈증이 되어 있는 경우에는 이와 마찬가지로 혀는 비대경향이지만, 이 경우에는 부종이 생겨있기 때문이고 반대胖大**라고 부른다. 이런 경우에는 혀를 둘러싸고 치열이 있는 경우가 있는데, 이것은 평소에 혀가 억눌려 있는 상태이다. 즉 치열의 내측형태가 혀가에 누른 자국이 되어 들쭉날쭉한 톱니바퀴상태가 관찰된다. 이것을 치흔齒痕이라고 부른다.

설체(설질)를 보는 법

설진은 크게 혀 그 자체인 설체舌體, 舌質와 그 표면을 덮는 설태舌苔로 분류된다. 이들 형태와 색깔을 관찰함은 질병의 진행, 한열寒熱, 동양의학에서 말하는 기氣와 혈血, 진액(체

---

* 설위축으로 atrophy of tongue이다.
** 설비대로서 hypertrophy of tongue이다.

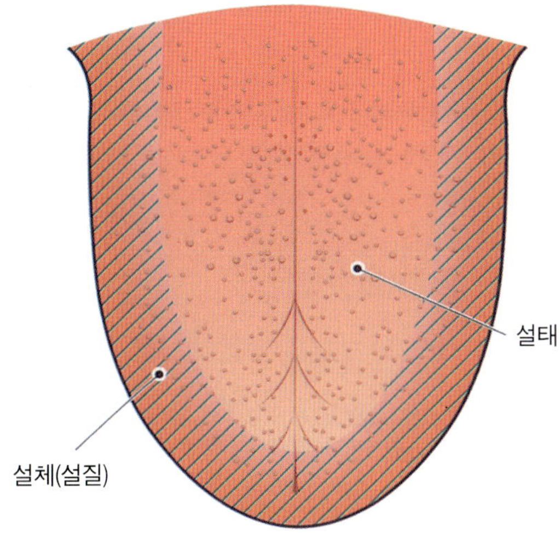

그림 1 혀의 관찰법

혀의 형상과 동작, 설체舌體의 색깔, 설유두, 설태舌苔의 색깔, 태苔의 상태, 습윤, 국소성 등을 관찰하여 진단대상으로 한다.

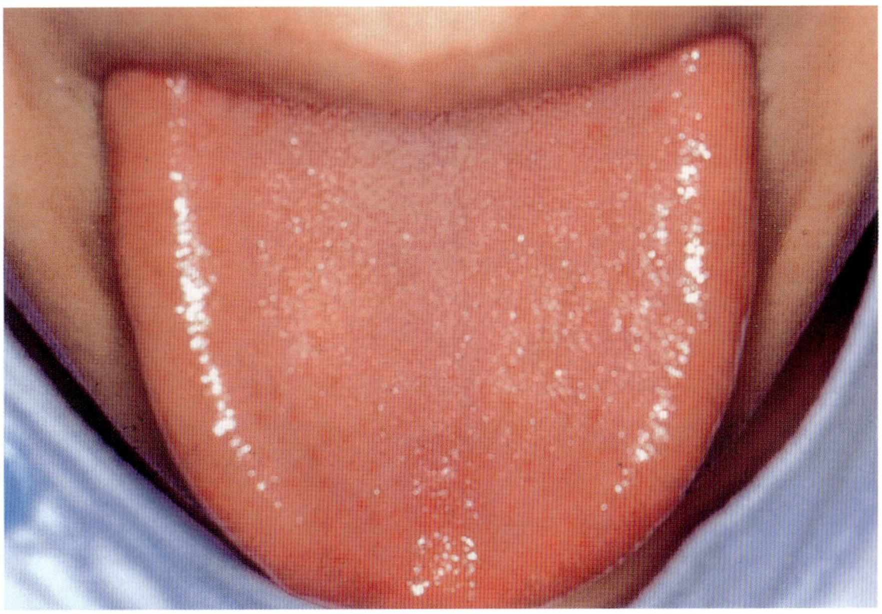

그림 2 박백태薄白苔

정상 설태舌苔의 설체는 좌우대칭성을 유지하고, 설운동에도 문제없는 경우이며, 붉은기가 도는 핑크색의 색깔이고, 전신소견에서 다른 증상은 정상이다. 한방진단에서 박백태에 다른 주요 증상으로서 흉협고만胸脇苦滿이 있으면 시호제柴胡劑 적응이 된다.

액) 등을 판단하는 한가지 방법이었다.

이 책에서는 동양의학에 한하지 않고, 매일 임상적 진단의 한 방법으로 해설하고자 한다. 설체는 설질이라고도 하는데, 설태를 제외한 설 본체의 총칭이다. 혀는 점막을 덮고 있는 혈관이 풍부한 조직이기 때문에, 색깔을 반영하기 쉬운데, 정상에서는 붉은 기가 도는 핑크색을 띠고 있다.

설체에서 색의 성질

탈수 등으로 혈액이 짙게 되면 설체는 전체적으로 짙은 홍색으로 되고, 빈혈로 혈색소가 감소하면 적색도는 저하된다. 또한 일반적으로 혈액중의 산화헤모글로빈이 많아지면 선홍색이 풍부해지고, 환원헤모글로빈이 많아지면 푸른빛이 도는 청색증이 된다. 그러나 아주 심한 빈혈에서는 청색증은 일어나지 않는다.

설유두舌乳頭

혀에는 모상유두, 심상유두, 엽상유두, 유곽유두 등 4~5 종류의 설유두가 존재한다. 대사가 양호한 경우에는 세포분열이 왕성하게 이루어짐으로, 표면의 각화가 항진하여 엷게 흰빛이 도는 상태가 된다. 그리고 모세혈관의 혈류가 정체하는 경우에는 유두내의 혈관이 순환부전을 일으켜 울혈되기 때문에 어혈점瘀班이라고 하는, 부분적으로 암적색이 된다. 나아가 영양불량으로 재생능력이 저하되면 설유두는 위축하고, 설체 표면은 매끈매끈하여 광활설光滑舌*이라고 부르는 상태가 된다.

설태舌苔 (그림 1)

설태는 타액의 분비선 기능과 분비량, 분비액 상태, 구강 내 상재균, 균수, 컨디션 등의 영향을 받는다. 그리고 타액선이 교감신경과 부교감신경의 이중지배 하에, 자율신경의 영향을 받기 때문에, 내장신경과의 관련이 강하여 내장 상태를 반영한다고 생각할 수 있다. 구강은 상부소화관이기 때문에 그 성질은 상부소화관의 성상을 갖는다고 생각해도 좋다[3]. 위 점막의 상태가 좋지 않은 경우에는 일반적으로 설태는 많아지고 두꺼워진다. 이렇게 되면 미각이나 감각을 저하시키기 때문에 식욕을 감퇴시키고, 음식물 섭취를 감소시키게 되어 위와 장을 보호하는 작용이 있다고 할 수 있다[4]. 건강상태에서는 설태는 적고 얇아진다. 생체는 항상 항상성을 유지하는 기구로 되어 있지만, 설태의 균형도 구강 내 세균과 면역반응이 교묘하게 관여하여 항상성의 기구를 유지하고 있다. 이른바 방어반응이라고 생각할 수 있기 때문에 앞으로의 연구가 기대된다.

* 적설(홍설)로서 beefy tongue이다.

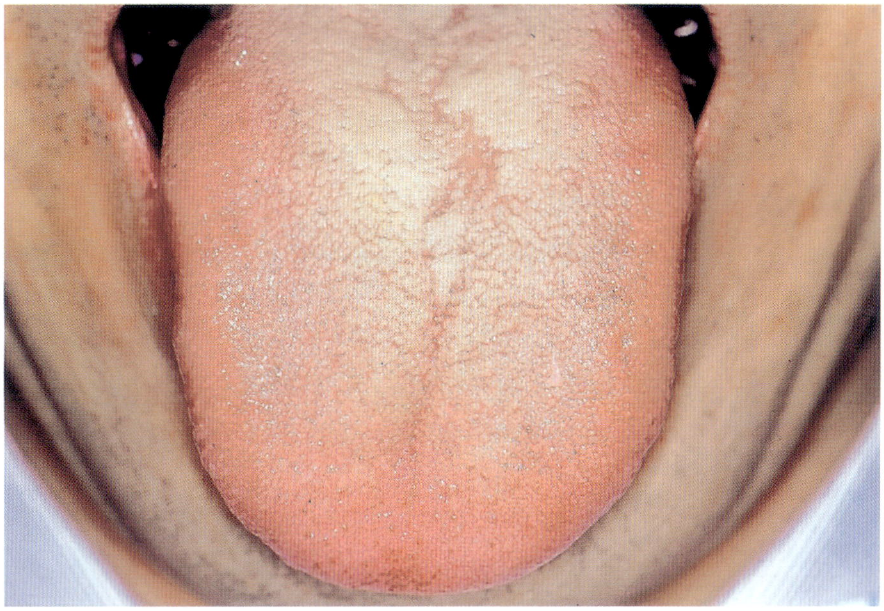

그림 3 후설태厚舌苔

모상유두의 각화가 항진되어 있는 상태. 구강건조에서 자정작용이 저하되어 있는 경우와 혀의 운동이 감소되어 있는 경우에 많다.

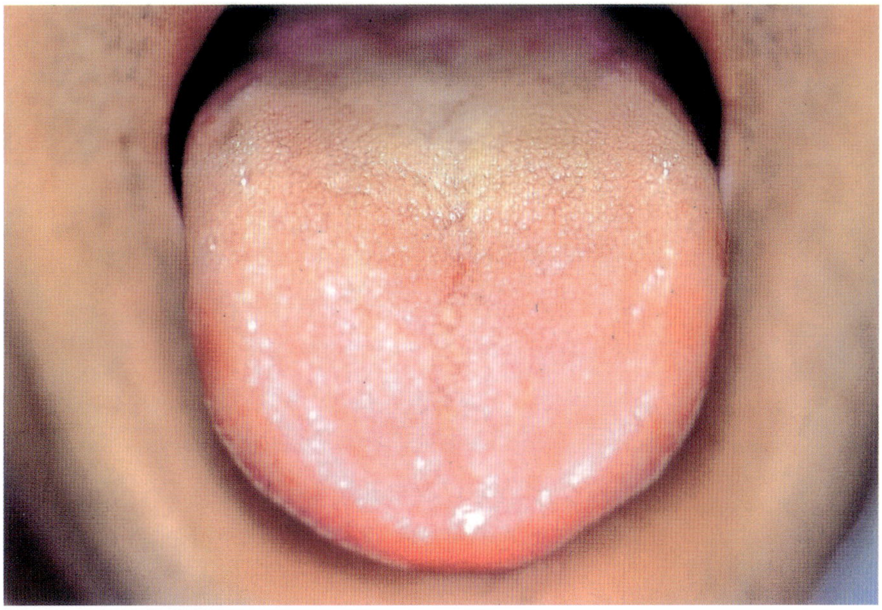

그림 4 백활태白滑苔

백태白苔이면서 표면이 정상이든가 촉촉하며, 투명한 점액이 설태를 덮고 있으며, 종종 입이 끈적거린다는 호소를 한다.

설태의 색깔

색깔만이 아니고 태의 상태, 습윤, 광택, 국재성 등도 관찰 항목이 된다.

[백(색)태]

1) **박백태**薄白苔 **(그림 2)** : 정상 설태이다. 설체는 좌우대칭성을 유지하고, 혀 운동에서도 문제없는 경우이며, 붉은 기가 도는 핑크색이고, 전신소견으로서 다른 증상이 없으면 정상이라고 생각한다. 건조한 경향으로 두통, 오한, 전율이 있는 경우에는 급성 열성질환을 가진 경우가 있다. 습윤하면 체력을 소모하여 몸이 약해져 있는 상태이다. 한방 진단에서는 박백태 외에 늑골에 이상감각을 가지는 흉협고만胸脇苦滿이 있는 경우에는 시호제柴胡劑의 적응이 된다.
2) **후설태**厚舌苔***(그림 3)** : 모상유두絲狀乳頭의 각화가 항진하고 있는 상태로, 실모양의 각화점막상피가 뻗어 잔존하고 있는 상태. 탈수와 타액분비감소에 의한 구강건조로 인하여 자정작용이 저하되어 있는 경우와 혀의 운동이 감소하여 혀 표면이 기계적으로 마찰이 일어나지 않은 상태이다.
3) **백활태**白滑苔 **(그림 4)** : 백태로 표면성상이 습윤하고, 투명한 점액이 설태를 덮고 있다. 종종 입이 끈적거린다는 호소를 한다.
4) **백(색)이태**白(色)膩苔 **(그림 5)** : 모상유두가 증가하고, 각화층의 가지가 많아진 상태이다. 점조성이 증가하고 부패한 노폐물, 대사물이 존재하여 서로 섞여 정체한 상태. 감염성 소화기계 기능장애가 오래 지속된 상태에 보인다.

[황(색)태] **(그림 6)**

5) 황색 설태는 열성질환이 진행한 상태에서 보인다. 염증과 감염성 열성질환이 계속되어 수분부족이 생기면 위장기능은 저하된다. 모상유두의 각화항진에 더하여 구강 내 세균의 증식에 동반하여 황색의 착색이 생긴다. 황색이 증가하면 증가할수록 질병은 진행하고 있다고 생각할 수 있다. 즉, 발열에 동반하여 체액의 상실을 일으켜 타액 분비가 저하된다. 혀의 자정작용이 저하됨으로써 모상유두의 연장과 상부에서의 세균서식 및 착색이 일어난다. 한편, 혀 자체의 염증 진행도 동반하여 면역기능의 저하와 더불어 세균번식을 조장하여 황색의 착색이 항진한다고 말 할 수 있다[5]. 소화기능감퇴, 만성 위장기능질환 등에서 영양장애가 있는 경우에 미각이상을 동반한 황색태를 형성한다. 종종 오인하는 경우는 흡연이나 식성에 동반하는 황색의 기호품, 한약 복용 등의 환자에게는 같은 소견을 가지기 때문에 주의를 요한다.

---

*설모증으로 hairy tongue이다.

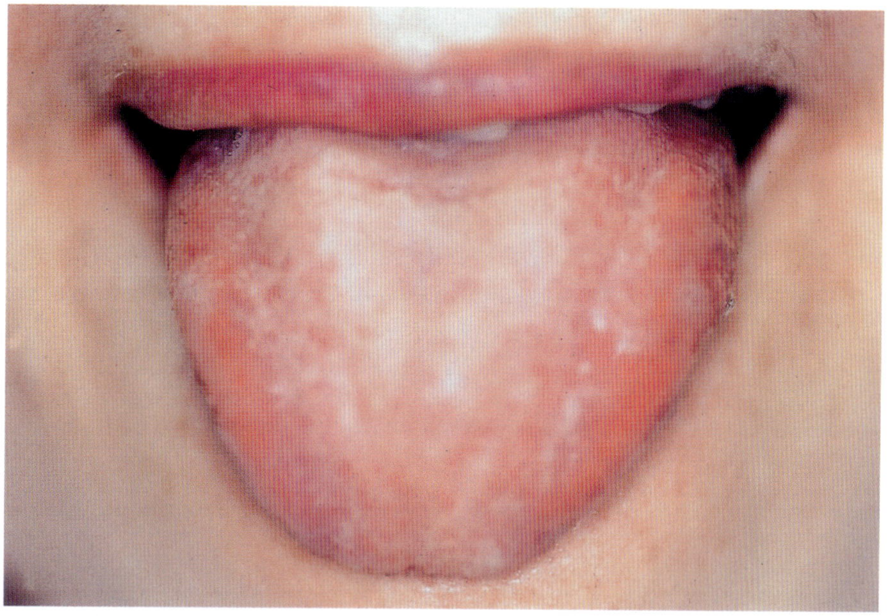

그림 5　백(색)이태白(色)膩苔

모상유두의 각화층과 가지가 많아진 상태. 점조성이 증가하고 부패한 노폐물, 대사물이 정체한 상태.

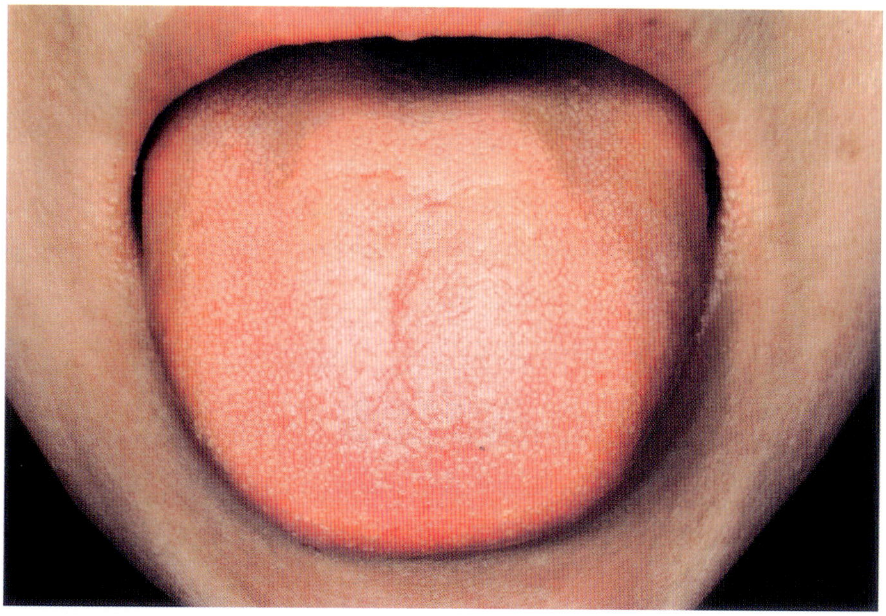

그림 6　황(색)태黃(色)苔

황색 설태는 모상유두의 각화항진에 더하여 구강 내 세균 증가에 동반하여 황색 착색이 생긴다. 황색이 증가하면 할수록 질병은 진행하고 있다고 생각할 수 있다.

6) **황색이태**黃色膩苔 **(그림 7)** : 모상유두가 증가하고 각화층의 가지가 많아진 상태이며, 백색이태보다도 진행된 상태. 만성화한 감염성 소화기계 기능장애에 보인다.

7) **회색태**灰色苔 : 황색태보다 진행한 상태로 황색태의 병상보다 중하다. 체온상승이 계속됨에 따라 탈수가 심하게 진행되고 있기 때문에 체력이 상당히 소모된 상태이다. 대부분, 염증성 질환에 동반하는 타액 pH의 변화와 함께 색소형성을 이루는 구강 내 세균증식을 가지는 만큼 항상성을 유지할 수 없는 상태이다.

8) **흑태**黑苔* **(그림 8)** : 병적 설태 중 가장 나쁜 상태이다. 체력감퇴가 현저하고, 전해질의 균형이 무너진다. 면역력이 적은 고령자나 유소아에게 이런 상태에 빠지면 고위험군으로 다루어야 한다는 사실을 잊어서는 안 된다[4, 6]. 나아가 항생제의 장기 복용자에게도 구강 내 항상균의 균교대현상에 의해 검어지는 흑모설黑毛舌이 보이는 일이 있다. 이 경우에도 흑태 내의 세균에는 MRSA가 검출된다는 보고가 있는데, 치료에 의해 컨디션이 개선되고 이에 동반하여 흑태가 소실되면 MRSA의 검출이 없어진다. 이와 같은 사실에서 흑태를 가진 경우에는 체력 감소를 고려해야 한다.

설태의 양

설태의 양에 관해서는 상부소화관과 관계가 있는데, 이미 정상 설태에 대해서는 설명하였다. 그러나 정상이라고 생각되는 소견이더라도 증상을 호소하는 경우에는 경증인 경우가 많다. 설태가 전혀 없는 무태설無苔舌은 비정상으로 증상이 만성화하며, 장기화 혹은 항암제 등에 의한 상피조직의 형성저해 등, 어떤 억제인자가 작용하고 있는 상태이다. 혹은 노화나 영양불량, 대사이상으로 유두가 위축하고 있는 경우도 생각할 수 있다. 한편, 설태의 비후화는 대부분의 질병이 가볍지 않다는 것을 의미한다. 모상유두의 각화항진이 더욱 증가하여 위장계통에 장애가 있어나면, 유두세포의 각화변성세포의 탈락화가 억제되기 때문에 세균증식에 의해서 백색에서 황색으로 착색된 태를 형성한다[4].

설태의 분포

1) **편태**偏苔** : 설태가 어느 한쪽으로 어딘가에 편중되어 있는 경우를 말한다.

2) **박태**剝苔*** : 모상유두가 국소성 위축을 나타내고 있는 경우로 대표적인 것에 지도모양을 들 수 있다. 전신상태가 불안정하며 구강 내의 접촉성 알레르기나 기관지천식 등이 있을 수 있다. 피로나 스트레스를 느끼고 있는 환자에게 많으며, 부신피질호르몬에 의해 증상이 개선됨에 따라 염증과의 관련이나 부신피질기능에 문제가 있는 경우가 있다.

---

* 흑모설로서 black hairy tongue이다.
** 위축성 설염으로 atrophic glossitis이다.
*** 지도상설로서 geographic tongue이다.

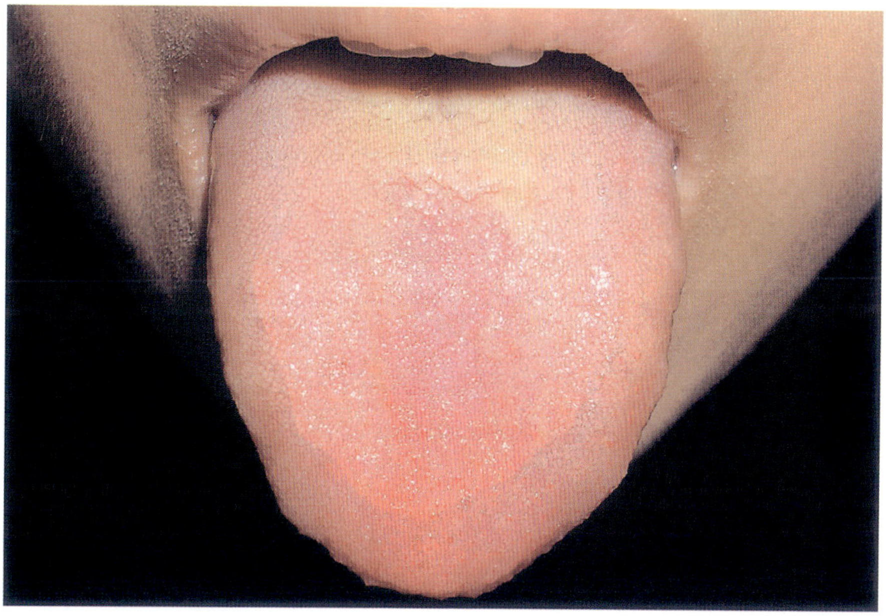

그림 7 황색이태黃色膩苔

모상유두의 증가, 각화층의 가지가 많아진 상태로 백색이태보다도 진행. 만성화한 감염성 소화기능 장애에서 보인다.

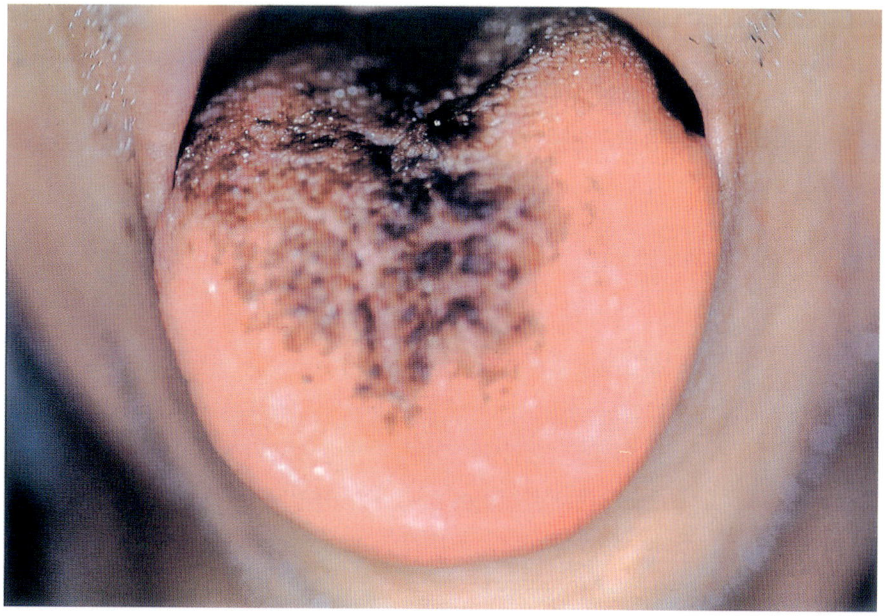

그림 8 흑태黑苔

병적 설태 중 가장 나쁜 상태로 체력감퇴가 현저하고 전해질의 균형이 무너진다. 면역력이 적은 고령자나 유소아에게 잘 일어난다. 또한 항생제의 장기복용자에게는 구강 내 항상균의 균교대현상에 의해 흑모설黑毛舌이 나타나는 경우도 있다.

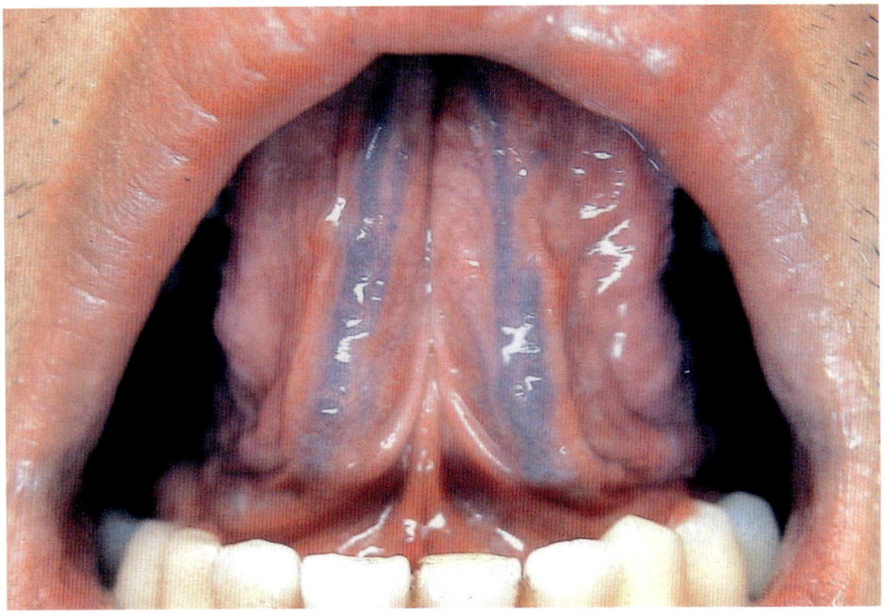

그림 9 설리 정맥

혀의 아랫면에 있는 정맥으로서 해부학적으로는 설하면의 좌우에 세로로 굵게 하나씩 있는 암적색을 말한다. 또한 혀운동 기능장애에서도 좌우대칭이 일치하지 않는다.

3) **경면설**鏡面舌 · **광활설**光滑舌* : 설태가 완전히 박리되어 설 표면에 광택이 있는 상태를 말한다. 체력 저하나 위장기능의 저하에 의한 설 유두 전체의 위축으로 영양불량을 나타내며, 만성질환이 심해진 상태를 의미한다.

4) **수활설**水滑舌** : 설태에 수분을 많이 포함하고 있는 상태로 타액의 분비과다 혹은 타액분비는 정상이어도 연하기능의 저하에 의해 일어난다.

5) **조설**燥舌*** : 체액부족에 의한 상태로 질병이 심하여진 경우에 일어나기 쉽다. 설태의 건조상태를 파악함으로써 어느 정도 수분보급의 정도를 아는 것이 가능하다.

6) **이태**膩苔(그림 7) : 설면 점액의 점조성이 증가하여 끈적끈적한 느낌의 설체를 가리키고, 대부분 질병이 어느 정도 진행된 상태에서 보인다.

7) **부태**腐苔**** : 두부의 겉면 같이 울퉁불퉁한 설태가 보인다. 소화기능 장애나 열성질환이 진행된 상태로 소화관 감염증과 칸디다감염증의 경우에 보이며 구취의 원인이 되기 쉽다.

---

* 적설(홍설)로 beefy tongue이다.
** 타액분비과다증으로 ptyalism이다.
*** 구강건조증으로 xerostomia이다.
**** 백색부종으로 leukoedema이다.

설하부 정맥

혀의 뒷면에 있는 정맥으로 해부학적으로는 설심정맥舌深靜脈, 동양의학적으로는 혀 뒤 정맥舌裏靜脈, 설맥 등으로 불리고 있다. 관찰할 때는 혀 끝을 구개전방으로 이완시키면서 위로 쳐들도록 요구하고, 혀에 힘을 빼도록 한다. 설하면의 좌우에 세로로 굵게 한 줄씩 존재하고, 색깔은 암적색이다(**그림 9**). 분지分枝, 노창, 결절, 만곡이 없으면서 유연성이 있는 것을 정상이라고 생각할 수 있다. 임상적으로는 말초순환부전, 체력저하, 간 기능장애, 정맥내압 상승, 고혈압, 심부전 등과 관계가 있다. 또한 혀 운동 기능장애에서도 좌우 대칭이 결여된다.

<참고문헌>

1) 別部知司 : 노화에 따른 질환의 대응, 제2장, 안심한 고령자 의료, 덴탈다이아몬드, 28(6), 2003년 춘계 증간호, 2003, 46−51
2) 吉利 和 : 내과진단학, 금방당, 동경, 2004, 21−88
3) 嶋田 豊, 吉田一史 외 : 설체와 기혈수 및 비위의 실조병태와의 관련성에 대하여, 일본동양의학잡지, 5(4) : 841−847, 1995
4) 柿木保明, 西原達次 편저 : 치과의사, 치과위생사를 위한 설진입문, 새로운 치과의료의 전개, 柿木保明 ; 설진으로 보는 전신과 구강, 평론출판사, 동경, 2001, 28−38
5) 丸山影貞 : 설진입문 텍스트, 엔트플라이즈, 동경, 1997, 21−41
6) 柿木保明, 西原達次 편저 : 치과의사, 치과위생사를 위한 설진입문, 새로운 치과의료 전개, 別部知司 ; 신경증상, 평론출판사, 동경, 2001, 184−189

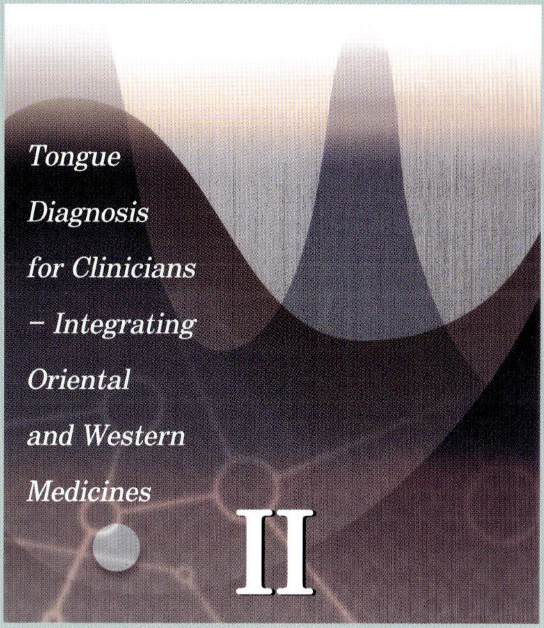

치과임상과 설진

Tongue Diagnosis for Clinicians – Integrating Oriental and Western Medicines

II
PRIMARY

1 — 초진 시 환자 상태 파악

- 동양의학과 서양의학의 결합 -

머리말

일반 임상뿐만 아니고, 치과임상에서도 환자에 대한 전신상태의 파악은 중요하다. 처음 초진환자를 볼 때에 그 환자가 무언가 이상하다고 느끼는 것은 오랜 세월의 경험에 의한 것만이 아니다. 예로부터 임상의는 다양한 방법으로 질병을 판단하여 왔다. 어떤 비정상적인 상태의 원인을 안다는 것은 그 후의 진료에 있어서 대단히 중요하다. 이것은 치과영역에서도 마찬가지다.

치과의학은 서양의학을 기본으로 하고 있으며, 건강한 사람을 대상으로 해서 발전해 왔기 때문에 환자 자신의 과거병력이나 질병에 대해서는 간과하고 있는 점도 있다. 특히, 동양의학적인 진단법이 치과임상에서 거의 적용되지 않고 있다고 생각된다. 오늘날을 노령화사회라고 얘기하고 있다. 이런 면에서 이 책에서 설명되고 있는 설진을 포함한 동양의학적인 방법을 사용한 전신상태의 파악은 환자를 치료하는데 있어서 지도와 주의를 주는데, 매우 중요하다고 생각되며 일상진료에서 하나의 도움이 될 것임을 의심하지 않는다.

처음 시작은 「망진望診」(서양의학에서 말하진 시진視診)

우선 처음으로 환자가 진료실(또는 치료실)에 들어와서 의사 앞에 앉을 때까지 환자를 관찰해야 할 것은 많이 있다. 이른바 '첫인상' 이다. 안색은 좋은가, 호흡이 괴로운 것 같지는 않은가, 신체는 건강한 것 같은가, 몸동작은 좋은가 등 이들 모두를 한방에서는 「望診」이라고 부르고 있다. 망진이라는 것은 서양의학에서 말하는 계측의 의학과는 달리, 시각에 의해 환자의 정신상태와 안색, 자세와 체형을 관찰하는 것이고, 이때 특히 혀의 모양은 대단히 중요한 진단요소가 된다. 환자가 입을 열면 이미 치아를 보지 않고서, 우선 혀와 치은 등으로 관찰하는 습관을 가지는 것이 좋다. 색, 형태, 태 등을 재빨리 본다.

다음은 목소리, 냄새 등의 이상을 살피는 「문진聞診」

환자에게 말을 걸었을 때 환자의 목소리 상태나 말투의 강약, 또는 구취의 유무를 봄으로써 환자의 상태를 알 수 있다. 이것은 동양의학에서는 「聞診」이라고 부른다. 목소리 상태에 따라 환자의 기(에너지의 원천)의 모습을 알 수 있고, 구취에 의해 구강 내와 위장의 이상 등을 알 수 있다. 예를 들면 트림에 신맛이 있는 경우는 위장장애, 간장의 이상에는 악취가 있는 경우가 많은 것 등, 내복약 투여의 경우에 참고가 된다.

세 번째로는 환자 본인과 가족에게 현 증세와 과거병력을 듣는 「문진問診」

환자 자신과 가족에게 진단에 필요한 사항을 물으면서 진찰을 하는 「問診」. 한방에서는 환자의 자각증상을 개선함으로써 QOL의 향상을 꽤한다고 하지만, 환자의 생생한 말을 능숙하게 끌어내는 것이 중요하다. 이것을 위해서는 환자와의 커뮤니케이션이 가장 중요하다. 이것은 이후의 치료에서도 중요한 역할을 한다. 또한 환자의 과거병력이 현재의 증상과 어떤 관계가 있는 지를 밝히는 것도 중요하다. 고령자는 물론 고혈압증이나 심장병 등은 특히 중요하다. 그 중에서도 심장병이나 뇌혈관 장애 등에 대한 항응고약 복용 등은 치과치료에 특히 주의해야 할 과거병력의 하나이다.

마지막의 「절진切診」은 치과진료에서는 매우 곤란한 일이다

「절진」이라는 것은 환자에게 직접 만져보고 질병을 판단하는 것인데, 절진을 함으로써 환자의 의외의 상태를 파악할 수 있다. 치아치료를 할 때에 복부를 촉진하는 복진을 하는 것은 곤란할 지도 모르지만, 환자의 맥을 짚는 것은 가능하다고 생각된다. 맥진을 함으로

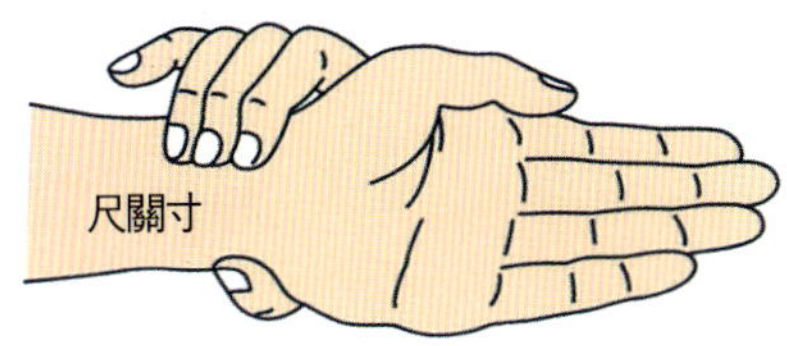

그림 1 맥진 잡는 법

환자의 요골경상돌기 안쪽의 박동부위關에 중지를 놓고, 이것과 나란히 접하여 검지寸, 약지尺를 놓는다.

표 1 육부정위맥진과 장부경락과의 관계

	좌완		우완		양완공통
	얕은 맥	깊은 맥	얕은 맥	깊은 맥	
寸	小腸	心	大腸	肺	신체상부
關	膽	肝	胃	脾	신체중부
尺	膀胱	腎	三焦	心包	신체하부

예를 들면 맥의 긴급 상태로 증상의 강약 등을 볼 수 있다(맥의 속도는 1호흡에 4회가 표준이 된다).
급성질환의 경우 ………… 緊(팽팽하다) ↔ 緩(보통)
맥이 빠르다(數) → 熱
맥이 느리다(遲) → 寒
만성질환의 경우 ………… 實(강하다) ↔ 虛(약하다)

써 환자의 기혈 성쇠, 허실의 추세, 질병의 순역이나 진퇴, 생기의 상태를 분석하는데 도움이 된다.

검지, 중지, 약지로 환자의 요골동맥 부위에 접촉하여 맥박의 상태를 본다. 요골동맥이 박동하고 있는 곳을 촌寸, 관關, 척尺의 삼부로 나누고, 손바닥에 가까운 높은 뼈마디(요골경상돌기) 부분을 관이라고 하며, 관의 앞을 촌, 관의 뒤를 척이라고 한다(**그림** 1). 맥진에 대하여 좀 더 상세한 것은 전문서를 보기 바란다.

마치면서

전술한 것과 같이 동양의학적 진단법을 사진법이라고 하지만, 이것으로는 확정 진단은 할 수 없고 또한 할 필요도 없다. 치과영역에서 치료의 대상이 되지 않기 때문이다. 그러나 환자가 치과영역 이외에 어떤 고민을 갖고 있는지를 안다는 것은 환자와의 커뮤니케이션은 물론 치과치료를 하는데 있어서도 아주 유용한 것이라고 생각할 수 있다.

Column 맥진법

이 책을 가지고 공부를 하면 동양의학과 서양의학은 그 발상이 다름으로 진단법도 다르다는 것을 알 수 있습니다. 특히 서양의학을 공부해 온 치과의들에게 있어서는 동양의학이라는 것은 도대체 어떤 의미인지 전혀 알지 못하고 뜬구름을 잡는듯하여, 우선 시작하기가 어렵다고 자주 들어왔습니다. 그러나 동양의학도 공부해 보면 다양하게 파생하고 있다고는 하지만 근저에는 의학론이 있어 법칙에 따르고 있다는 것을 알 수 있습니다. 이 진단법이 동양의학 사진법이며, 즉 望珍, 聞診, 問診, 切診이라고 하고 「望, 聞, 問, 切」라고 외어둡니다. 상세한 내용에 대해서는 이 책의 「II-치과임상과 설진」을 참고하여 주시고, 이 중에서 비교적 중요한 것이 절진입니다. 절진이란 신체를 자르는 것이 아니고, 서양의학에서 말하는 촉진이라고 할 수 있는데, 미세한 진단법을 제외하면 크게 맥진과 복진으로 나누어집니다. 이 중에서 중국에서는 맥진이 중요시되어 왔습니다. 맥진에는 육부정위맥진六部定位脈診과 맥상진脈狀診으로 대별됩니다.

육부정위맥진이라는 것은 침구경락치료에서 이용되지만, 맥상진은 중의학에서 자주 이용됩니다. 중국소개를 자주 TV나 잡지에서 본다고 생각 드는데, 병원이나 약국, 혹은 노천에서 환자가 의사에게 팔을 내밀고 맥을 보고 있는 광경이 있습니다. 동양의학을 모르는 사람이 이 광경을 보면 「맥박을 보고 있는 건가?」라고 생각하기 쉽지만, 실은 진단을 하고 있는 것입니다. 「맥을 보고 있다」고 동양의학에서는 말하지만, 명의가 되면 맥을 보는 것만으로도 환자의 질병상태를 거의 판단한다고 할 정도로 중요한 진단법입니다. 중국에서 만들어진 영화 가운데 「마지막 황제 푸이」가 있습니다만, 이 중에서 황제 푸이溥儀가 병으로 쓰러져 별실에서 의사의 진찰을 받는 장면이 나옵니다. 그 때에 측근들의 대화중에서 「의사가 지금 맥을 보고 있다」고 말하는 황제의 용태를 묻는 대사가 있습니다. 이 영화를 보고 있는 사람들 중에서 의사가 진단하고 있다고 그 자리에서 판단할 수 있는 관객은 과연 몇 명이나 될까요?

동양의학에서는 일반적으로 설진을 공부하면서 동시에 맥진도 공부합니다. 이 책에서의 설진법은 동양의학의 좋은 점을 서양의학에 도입하는 하나의 방법으로 위치 매김 하고자 합니다만, 흥미가 있으신 선생님들은 맥진의 재미도 있기 때문에 이왕 내친김에 맥진도 시작해보면 어떨까요.

II
PRIMARY

2 — 설진 차트 기록법

치과진료에서의 설진은 우선 환자에게 설진의 중요성을 알릴 필요가 있다. 혀는 전신 상태의 변화가 나타나기 쉬운 부위이기 때문에 "전신의 거울"이라고도 하며, 설 소견을 봄으로써 체내의 상태를 살필 수 있다는 점, 혀와 장부臟腑는 특히 관계가 깊다는 사실 등을 설진을 행하면서 간단하게 설명한다.

또한 설진에 너무 시간을 끌어서는 안 된다. 차트 기록에 대해서도 물론이다.

치과진료 가운데 설진은 환자의 전신상태를 파악하는 것과 함께 치과치료를 위한 보조 진찰임을 잊어서는 안 된다. 물론 환자와의 커뮤니케이션을 원활히하고, 신뢰관계를 얻는다는 의미에서도 중요하다.

진찰 순서

일반적으로 우선 설태를 관찰하고 유무, 색깔, 윤조潤燥, 후박厚薄 등을 판정한다. 이어서 설체로 옮겨가서, 혀끝에서 혀뿌리로 관찰하고 색깔, 반수胖瘦, 반점 및 동태 등을 살핀다.

설진을 하면서 주의할 점으로는 다음과 같다.

1) 광선

같은 색깔에서도 광선의 상태에 따라 달라질 수 있기 때문에, 충분한 자연광 아래에서 관찰할 필요가 있다. 형광등 아래에서는 색의 변화를 알기 어렵다.

2) 음식

음식으로 설태나 설질의 색깔에 변화를 일으킬 수 있기 때문에, 유색의 음식물을 섭취했는지 아닌지 묻는 것은 반드시 필요하다. 예를 들면 특히 우유(백색), 계란(황색), 커피(갈색) 그리고 은단(갈색) 등을 섭취한 후에는 혀의 색에 영향을 주며, 이 외에도 많은 음식물들이 혀에 영향을 미친다.

3) 계절 · 시간

설태는 아침에는 두껍고 낮에는 얇아진다. 또한 여름에는 습기가 많기 때문에 설태는 두꺼워지고, 겨울에는 추워지기 때문에 혀는 습윤 경향으로 된다고 생각할 수 있다.

이 외에도 연령이나 환자의 습관 등에 의해 혀의 형태는 변화하는 일이 있어, 진찰을 하는 데 더욱 주의가 필요하다.

표 1　설진 차트 기록법(예)

설진기록용지 차트 No.

년　월　일　성명　　　성별　남　여
연령　　세

I. 설태
1) 색깔　미백태　백태　백황태　황태　회태　흑태 (　　)태
2) 태분포　舌中　舌邊　舌根,　염색태(염색물;　　　)
3) 후박　무태　박　후
4) 剝落　−　·　+　(설중 · 설변 · 설근)
지도모양 혀(+ · −)　박리(+ · −)

II. 설색
1) 색깔　담백　약간담백　담홍　약간홍　홍
암담백　약간암홍　암홍　청　자
부위　설첨　설중　설변　설근(+ · −)
2) 설하　(　　　)색

설소견
(설형의 상태, 태의 상태)

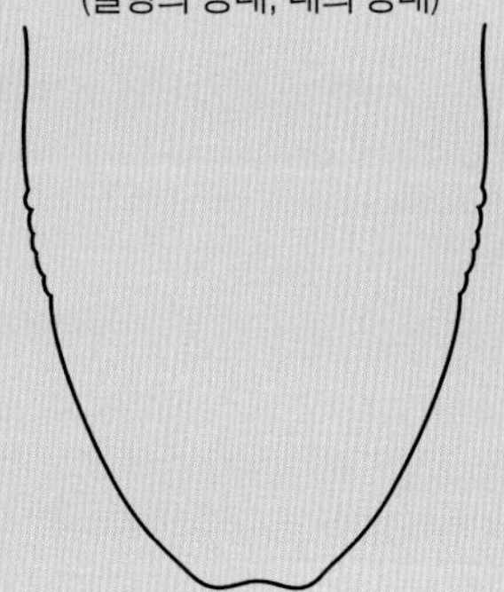

III. 설체
1) 胖大　− · +
2) 裂紋　− · +
3) 潤燥　건조　적당　촉촉함
4) 치흔　− · + · ++
5) 点　− · + (설첨 · 설중 · 설변)
刺　− · + (설첨 · 설중 · 설변)
6) 瘀斑　− · + · ++ (설첨 · 설중 · 설변)
瘀点　− · + · ++ (설첨 · 설중 · 설변)
7) 설하정맥노창　− · + · ++
舌下細絡 (　　)

(和辻 直 외: 설의 특성 – 설진에 대하여, 메이지 침구의학, 제30호, 21–29, 2002)

설진의 기록

설진을 기록하려면 기록용지가 별도로 있으면 편리하다(**표 1**). 이 표를 활용함으로써 설진의 순서, 진단의 보조, 다른 환자와의 비교검토 등 정리가 쉬어지기 때문에 참고하기 바란다.

3 — 환자에 대한 설명법

혀를 진찰한다는 것

혀를 진찰한다는 것은 중국전통의학에서 수 천 년 전부터 중요성이 인식되어 왔으며, 설진을 함으로써 신체의 건강상태와 질병의 조짐을 알 수 있다고 말한다. 혀의 점막은 얇고 투명한데다가, 또한 혀에 분포하는 혈관은 풍부하고 혈액의 공급이 왕성하여 설유두도 예민하게 변화하기 때문에 혀는 체내의 변화를 민감하게 반영되는 하나의 「척도」가 된다. 혀는 「체내의 상태를 비추는 거울」 또는 「내장의 거울」이라고도 말한다. 장부의 병변은 혀의 변화에서 나타나고, 혀의 관찰을 통하여 체내의 상태를 알 수 있는 등, 가능하면 혀의 사진이나 그림으로 환자에게 설명해 주는 것도 좋다고 생각된다.

혀를 진찰하여 알 수 있는 것

설 소견에 대한 상세함은 다른 장에서 설명하고, 여기서는 환자설명을 위한 개요를 말하고자 한다.

1) 설색에 대하여

정상 설색은 붉은 색이 있는 담홍색을 하고 있다. 혀의 붉은 색이 강해지면 열성질환이나 탈수증상이 의심된다. 역으로 붉은 색이 엷어져 허옇게 되거나 때로 푸른 기가 도는 색이 되면 빈혈이나 순환장애가 의심된다. 그리고 혀끝의 부분적인 적색변화는 감기 초기나 목 혹은 기관지의 염증을 생각할 수 있다.

2) 설체에 대하여

설체가 부어서 커져 있는 경우는 신체의 수분대사이상(부종)이라고 생각한다. 또한 혀의 가장자리에 이른바 「치흔」이라고 부르는 치아의 자국이 남아 있는 경우가 있는데, 이것도 마찬가지이다. 역으로 설체가 가늘어지고 윤기가 없는 상태에서는 탈수증상이 의심된다.

3) 설태에 대하여

설태의 색은 먹는 것이나 마시는 것 등 음식물에 의하여 변화하기 때문에 식후 30분 이상 기다리고 나서 진찰을 하는 것이 포인트가 된다. 정상에서도 얇은 백태가 있다. 설태가 완전히 없는 경우는 소화기에 이상이 있고, 백태가 두꺼워지고 노란색과 갈색에 가까운 상태가 되면 열증이나 수분대사장애(탈수)를 생각할 수 있다. 그리고 설태가 많고 두꺼워지면 상부소화관의 이상이 의심된다.

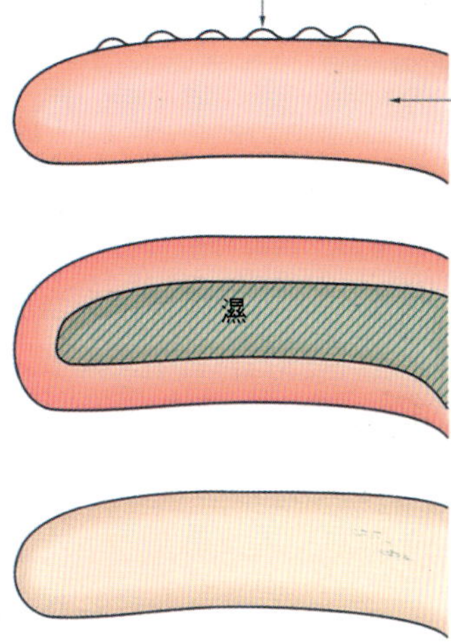

그림 1 혀 진찰방법, 사고방식
(山田光胤 외: 도설동양의학, 학습연구사, 동경, 1979, p.171)

4) 기타 혀의 이상

지도모양 혀: 스트레스에 대한 저항력의 저하
설상의 반점: 말초순환부전, 냉증, 어혈
혀 뒤의 정맥 노출: 어혈, 간 기능저하 등

어혈瘀血이란

「어혈」이라는 것은 현대의학에서 「말초순환장애」라는 말이며, 한방의학에서는 중요한 개념의 가운데 하나이다. 오츠카 케이세츠大塚敬節[1]에 의하면 「어혈은 오래된 피라는 의미가 아니고, 어瘀는 어체瘀滯의 의미이기 때문에 정체된 혈액의 의미이다」라고 설명하고 있다. 어혈증상으로서는,

1. 혀 변연의 암자색, 입술이 푸르고, 치근이 암자색을 나타낸다.
2. 입이 건조하여 입을 축이고 싶지만 마시고 싶지는 않은 상태를 말한다.
3. 피부와 점막에 자반점, 푸른 줄青筋, 피부갑착皮膚甲錯을 나타낸다. 피부의 혈색이 맑지 않고 거무칙칙한 인상을 준다.
4. 손톱의 자색, 암적색, 손바닥의 암적색, 손톱을 눌러도 혈색의 회복이 늦다.
5. 출혈과 일혈의 경향이 있으며, 염증을 일으키기 쉽다.

등이 거론된다.

<참고문헌>

1) 大塚敬節 : 漢方醫學, 創元社, 大阪, 1956, p80.

II
PRIMARY

4 — 치과 치료에서 주의할 점과 안전 확보

환자 상태에 대한 파악

치과치료를 위해 내원한 환자 중에는 과거질환이나 현재 순환기, 혹은 기타 질환으로 치료 중에 있는 경우도 있다. 그리고 생활습관병은 중년 이후 고령자에게 많은 질환이기도 하다. 이 때문에 혈관계 병변을 기초로 하여 중요 장기의 기능장애를 동반하는 환자도 있다.

따라서 안면구강 내 만을 관찰할 것이 아니고, 문진問診에 의하여 과거병력을 기록하고, 수술 전에 내과주치의에게 진료정보 의뢰서를 써서 정확한 상태를 파악하여 둔다.

진료정보 의뢰서를 쓰는 포인트

① 간결할 것.
② 답장은 정확성을 기하기 위해 편지로 받는 것이 바람직하다.
③ 환자의 눈에 띌 가능성을 염두에 둔다.
④ 기승전결로 쓴다.

〈예〉

기 : 환자 A씨가 하악 좌측부위 통증 때문에 당원에 내원했습니다.
승 : 하악 좌측 지치 주위염 진단으로 국소마취를 하여 발치를 할 예정이며, 이것은 약 20 분 정도의 처치시간이 걸립니다.
전 : 고혈압증 때문에 귀원에서 통원가료중이라고 합니다.
결 : 현재 조절상태, 내복약 내용, 기타의 조언에 대하여 알려 주십시오.

치과치료는 환자에 대한 침해적 침습이다. 합병질환의 존재, 정신 심리적 조건(정서장애로 시상하부를 매개로 한 스트레스) 등, 개체 차이에 의하여 반응이 달라진다. 수술 전 검사는 치과치료에 수반하는 환자관리를 위해서이다.

아래와 같은 질환에 주의한다.

1. 순환기질환 : a 허혈성 심장질환, b 심장판막증, c 심부전, d 고혈압증, e 부정맥

2. 호흡기질환 : a 만성기관지염, b 기관지 확장증, c 기관지천식, d 폐기종
3. 뇌혈관장애 : 뇌경색, 뇌출혈, 경막외출혈
4. 대사질환 : 당뇨병
5. 간 질환 : 간염, 간 기능장애, 간암
6. 신장 질환 : 신염, 신우신염, 신증후군
7. 소화기질환 : 위궤양, 십이지장궤양, 췌장염, 담도장애, 소화관암
8. 혈액, 조혈기 질환 : 빈혈, 출혈성질환, 백혈병
9. 내분비질환 : 갑상선기능 항진증, 하수체기능이상, 부신기능이상
10. 알레르기성 질환 : 약물, 금속, 한냉 담마진, 아나필락시스

혈압의 변동을 억제한다

고혈압증 : 뇌와 심장의 혈관장애에 의한 우증상발현이 중요하다.
혈압의 변동이 유인으로 되는 질환에는 다음과 같은 것이 있다.
① 고혈압성 뇌출혈
② 경막외출혈
③ 동맥경색 : 뇌경색과 말초동맥색전, 소공경색
④ 일과성 뇌허혈 발작
⑤ 고혈압성 뇌증
이 변동을 가능한 한 억제하는 것이 치과치료에 있어서 환자관리에 중요.
변동은 ±20% 이하로 한다.

표 1　순환기계 질환의 관리 원칙

혈압	상승시키지 않는다	심근 산소소비량 증대의 방지 뇌혈관파탄의 방지 두개압 항진의 방지
	저하시키지 않는다	관상동맥혈류량 저하의 방지 (심근산소 공급저하) 관상동맥혈류량 저하
심장	박동 수	상승시키지 않는다 (심근산소소비량 증대의 방지)
	리듬	동성(洞性) 리듬을 유지한다.
심근	수축력 크게 증가시키지 않는다	심근산소소비량 증대의 방지
	크게 저하시키지 않는다	심장박출량 저하의 방지 관상동맥혈류량 저하의 방지

(金子 讓 : 치과진료에서 순환기계질환 환자의 관리, 일본치과의사회잡지, 43 : 317-324, 1990)

II PRIMARY

5 — 혀와 구취

구취의 주요 성분

구취의 주요 성분은 휘발성 유황화합물(Volatile Sulfur Compounds; VSC)이라고 한다. VSC에는 많은 화합물이 있다. 주된 것은 황화수소[H_2S], 메틸멜캡탄[CH_3SH], 디메틸설파이드[$(CH_3)_2S$]이고, 이 중에서 황화수소는 설태와 관련되어 있고, 메틸멜캡탄은 치주병과 강하게 연관된다고 한다.

구취의 원인

입에서 약간 냄새나는 것 자체가 이상한 것이라고 할 수 없다. 사람은 모두 제 각각 고유한 체취를 가지고 있다.

병적인 구취는 위염 등의 소화기계 질환, 당뇨 등의 대사계 질환, 간 질환, 코 질환 등의 질병이 원인일 가능성이 많다. 그렇지만 구취를 호소하는 환자에게 있어서 반드시 이런 질환과 관련성이 발견되지 않을 때도 많이 있다. 또한 점막 냄새의 구취 관련성은 반드시 분명한 것도 아니다. 현재로서는 병적 구취의 주요 원인은 치주질환이나 우식이라고 생각하지 않을 수 없다.

설태는 구취의 원인이 되지만, 설태 자체는 반드시 병적인 상태는 아니다. 설태가 병적으로 증가하는 상태는 뇌혈관장애 후유증으로 구강건조가 되었을 때 등에 나타난다. 뇌혈관장애시 타액의 분비가 저하되고, 입 호흡 결과 타액이 마르는 경우가 빈발한다.

혀에서의 구취 생성

VSC는 음식물이나 탈락한 구강점막상피가 세균에 의해 부패함으로써 생성된다. 따라서 VSC 생성은 구강점막과 치아 표면의 모든 부위에서 생길 가능성이 있다. 이때 세균의 수가 많으면 VSC 생성은 많아진다. 구강 내 세균 수는 음식물섭취 후나 세정 후부터 점점 증가해 가기 때문에 구취의 강도는 시간적 경과에 따라 변화한다. 한편, 세균에 분해되는 기질의 양에 따라서도 VSC 생성량은 변하게 된다. 치아 표면의 치석이 많을 경우 VSC 생성은 많아지며, 또한 탈락한 구강점막 상피가 많을 경우 VSC 생성은 많아진다.

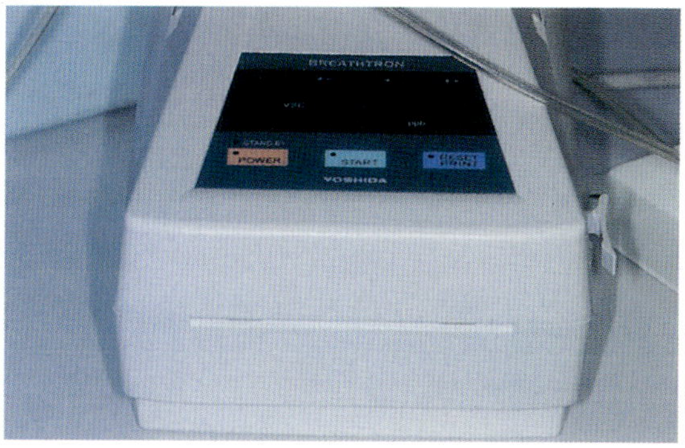

그림 1　BREATHTRON

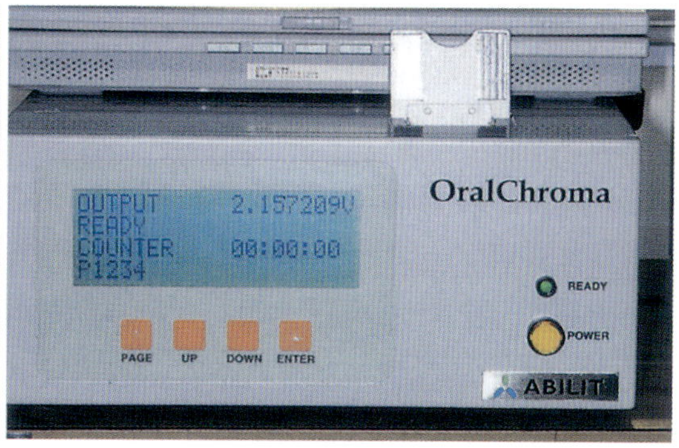

그림 2　Oral Chroma (ABILIT社 제품)

혀 표면은 모상유두로 덮여 있지만 여기에는 본래 음식물을 뒤 섞는 임무가 있기 때문에 그 표면은 각화되어 있다. 어떤 원인으로 모상유두의 각화가 항진하면 모상유두는 늘어나게 되고, 늘어난 모상유두의 사이에는 세균, 박리상피, 때로는 음식물 찌꺼기가 정체하기 쉽게 된다. 이 늘어난 모상유두와 이 주위의 정체물은 통상 백색으로 보이는데, 설태舌苔라고 부른다.

설태가 병적인 것인지 생리적인 것인지의 논의는 차치하고, 어쨌든 박리상피와 세균이 증가하고 있는 상태에서는 VSC 생성량이 증가하기 쉬운 환경임에는 틀림없다. 이와 같은 사실에서 설태가 구취의 주요 원인이 되고 있다. 또한 설태가 병적이 아닐 경우에 설태에서 발생되는 구취를 「생리적 구취」라고 한다.

구취 측정

VSC를 측정하는 장치에는 BREATHTRON (**그림** 1)과 할리미터(Halimeter)가 있고, VSC의 유화수소, 메틸멜캡탄, 디메틸설파이드의 제각각 값을 분석할 수 있는 것이 Oral Chroma (**그림** 2)가 있다.

구취 대처법

구취에 대해서는 주요 원인인 설태의 제거가 중요한다. 혀 브러시 등의 설태 제거용구가 있지만, 너무 강한 기계적인 자극을 가하면 혀의 점막을 손상하기 때문에 주의가 필요하다.

때로는 가글링 액도 유효하다고 한다.

II
PRIMARY

6 — 구강건조와 설진

타액은 구강의 연조직과 치아 등을 보호하기도 하고, 저작 · 연하기능을 돕고 있다. 또한 음식물의 소화준비와 대화 등에서도 역할을 하고 있어, 구강의 건강뿐만 아니고 전신건강에도 기여하고 있다.

구강건조증은 구강점막의 건조증이라는 이미지가 강하지만, 임상적으로는 대부분 구강의 건조감 호소시 나타나는 타액분비 저하에 의한 증상이다. 구강건조감의 자각은 타액분비저하와 구강점막의 보습도 저하, 타액의 점성항진, 기타 질환 등에서도 생긴다. 이 구강건조 혹은 dry mouth라고 부르는 증상은 구강의 건조감뿐만 아니고, 구강의 위화감이나 의치 부적합 등 다양한 경우에 발생한다[1].

임상적으로 나타나는 구강건조증은 타액분비의 저하와 구강점막의 건조에 의한 증상이 주증상이고, 자각증상의 하나로서 구강건조감이 있다. 타액은 타액선 개구부의 위치에서 혀 밑으로 유입되는 경향이 있기 때문에 설하부보다도 혀부 점막과 구개점막부에 건조감을 자각하는 일이 많다. 아울러 설유두 위축 등에 의해 설태가 완전히 보이지 않는 환자에서는 타액을 저장하는 능력이 저하되어 있기 때문에 타액이 존재하여도 혀부 점막의 건조감을 호소하는 일이 있다. 더욱이 구강기능저하와 혀의 긴장 등에 의해 타액을 섞는 능력이 저하되면 타액이 존재함에도 불구하고 구강건조감을 자각하는 일이 있다.

혀에 나타나는 특징

구강건조를 초래하는 원인에는 크게 나누어 타액선에 있어서 분비량의 저하와 분비기능 장애가 있다. 분비량의 저하에서는 체액량의 저하, 예를 들면 이뇨작용이 있는 약제복용의 경우와 탈수, 타액선에 체액공급의 저하 등이 있다. 분비기능의 장애에서는 쇼그렌증후군 등에서 나타나는 분비선기능장애 등이 있다. 이와 같은 경우에는 단일 혀 소견이 아니고, 다양한 혀 소견을 나타낸다.

체액량이 저하되어 있는 경우에는 혈액 중 수분이 감소함으로써 혈액의 농축이 일어나고, 적혈구의 비율이 높아지기 때문에 설질舌質은 홍색을 나타내게 된다. 구강의 건조가 진행하면 설태, 특히 모상유두의 건조가 보이게 된다. 증상이 만성으로 되면 서서히 설태가 적어지고 완전히 보이지 않게 되는 경우도 있다(**그림 1**).

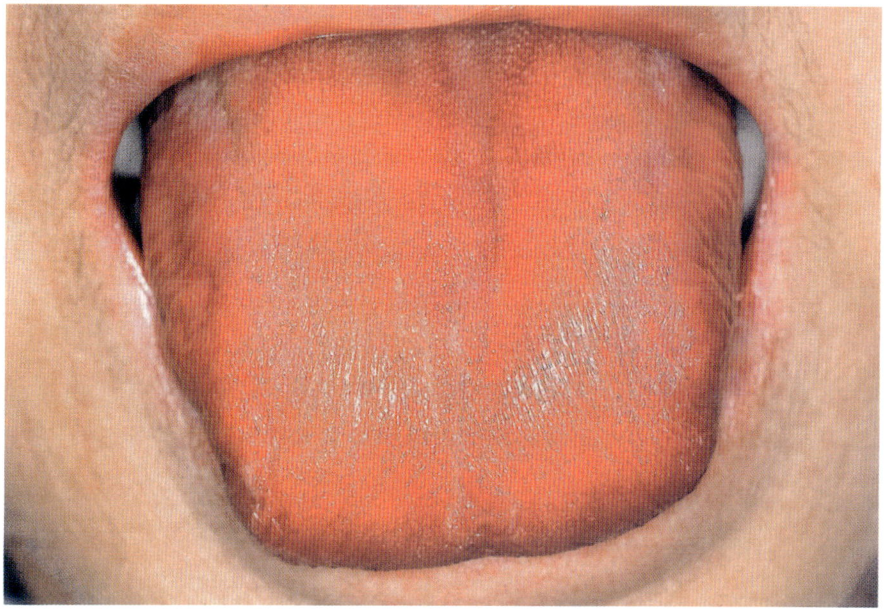

그림 1　홍설紅舌

무태로서, 홍색의 혀, 혀 표면은 건조하여 있고 탈수경향이 보인다.

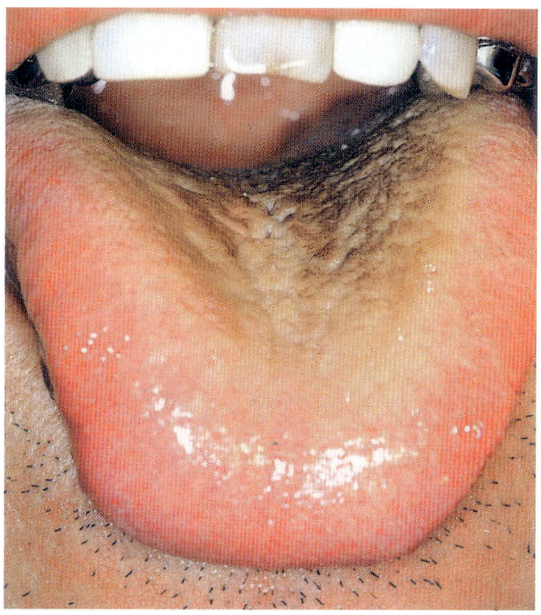

그림 2　흑모설黑毛舌

갈색 혹은 흑색으로 변화한 설태. 구강건조를 치료하면 개선된다.

표 1　구강건조에서 나타나는 혀 소견

건조한 설태
홍설紅舌
무태無苔
치아자국齒痕
황색 설
흑모 설黑毛舌 · 갈색 설
끈적한 침

한편, 체액이 있음에도 불구하고 분비되기 어려운 체질에는 체액저류경향이 있는데, 이와 같은 경우에는 설체(설질)내의 체액저류 때문에 혀 가장자리에 치아 자국이 보이는 일도 있다.

타액량이 저하되면 혀 표면에 점성이 항진된 타액이 보이게 된다. 그리고 타액량이 저하되는 경우는 발열이나 약제성의 구강건조도 있는데, 이와 같은 경우에는 설태의 색깔이 황색에서 갈색으로 변화한다. 이것은 설태 내부의 세균총이 변화해서 황색생성의 세균이 증가하기 때문이다. 또한 구강건조가 급격히 일어나면 설태가 갈색으로 변하여 이른바 흑모 설의 소견을 나타내게 된다(**그림** 2).

구강건조가 있는 환자 중에는 타액이 있음에도 불구하고 건조감을 강하게 자각하는 일이 있다. 이것은 설유두가 위축했기 때문에 타액을 보수保水하는 능력이 저하된 경우 등이다. 이와 같은 경우에는 타액이 설하부에 보여도 설상에 타액을 섞어 저장할 수 없기 때문에 건조감을 호소하게 된다. 더욱이 혀끝에 치흔이 보이는 경우에는 혀끝을 앞니에 눌려 있을 가능성이 높다. 이와 같은 증례에서는 혀의 긴장 때문에 혀의 움직임이 저하되고, 타액을 섞는 능력이 떨어지기 때문에 혀 위의 타액 분포량이 줄어들게 된다.

똑같은 구강건조 환자일지라도 혀 관찰을 함으로써 그 원인을 추측할 수 있기 때문에 적절한 치료가 가능해진다(**표** 1).

<참고문헌>

1) 高北義彦, 大曽根洋 편저 : 일본치과평론 별책, 전신질환을 가진 환자의 대처법, 中川圭介 ; 갑상선 기능장애, 일본치과평론사, 1996, 187-190.

Column Dry Mouth

최근, 스트레스사회에서 매일 긴장의 연속이고 컨디션 불량을 호소하는 사람이 많아지고 있습니다. 정신적으로 긴장이 계속되면 자율신경계의 변조와 호르몬의 불균형을 초래합니다. 특히 교감신경계가 긴장함으로써 아드레날린과 노르아드레날린 등의 카테콜라민 종류의 혈중 농도가 상승하여, 순환기계와 내분비계의 균형이 무너지는 것을 알 수 있습니다. 특히, 구강영역에서는 이들 작용이 타액 분비를 억제하기 때문에 구강건조를 초래하는 결과를 만들어냅니다.

그러면 이제 여러분들이 남 앞에서 스피치를 할 때라든가, 희노喜怒 등으로 흥분하고 있을 때, 무언가에 쫓겨 핀치에 몰렸을 때의 순간 등, 혹은 그런 사람이 있었던 경우를 생각해 보십시오. 이때 동공은 열리고, 눈은 반짝반짝 빛나며, 심장의 고동을 느낄 수 있을 정도로 뛰며, 마른 입술을 자주 혀로 핥으면서 촉촉하게 하려고 합니다. 한편, 피부는 긴장되어 닭살이 되며, 손바닥과 발바닥은 식은땀이 흘러 촉촉해 지는 것을 알게 됩니다. 이러한 사실들을 한스 세리에(Hans Selye, 1907~1982)는 1962년에 스트레스학설로 발표하였으며, 동물의 공격행동과 완전히 같은 반응이라는 것을 깨달았습니다. 요컨대, 앗-하는 순간에 입이 마르는 것은 정상이지만, 1년 내내 긴장의 연속일 때는 언젠가는 질병에 걸리리라는 것을 의심하지 않습니다. 또한 심신의학의 관점에서 스트레스를 피하기 위하여 의사는 향정신약을 환자에게 처방하는 일이 적지 않습니다. 대부분 이 약들은 타액분비 억제작용이 있으며, 심한 경우에는 수 종류의 향정신약을 복용하여 입과 목이 바짝바짝 마르는 일도 있습니다.

Dry Mouth에는 쇼그렌 증후군과 진행성 경피증 등도 있지만, 이들 환자들이 반드시 구강건조를 가지고 있다고 단정 지을 수 없는 일도 종종 있습니다. 즉, 심리적으로 구강건조감이 있는 경우나 약제 등의 인위적 요인에 의한 경우도 적지 않습니다. Dry Mouth 환자는 이러 저러한 원인이 한개 내지 몇 개 연결되어 있기 때문에, 그 원인들을 검토하면서 조급하게 서둘지 말고 끈기 있게 환자를 대하는 것이 요령이 됩니다.

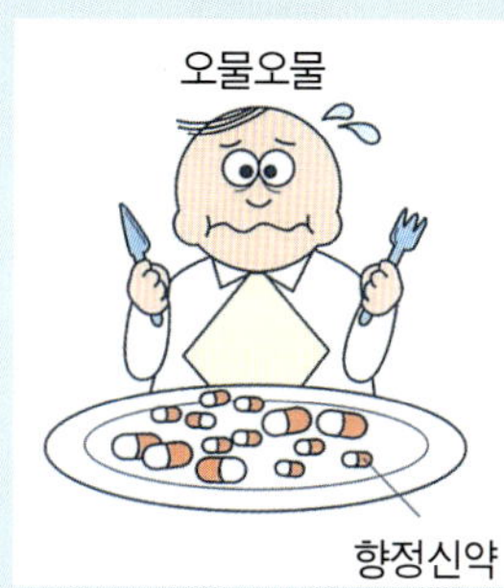

II
PRIMARY

7 — 보철치료를 위한 설진의 응용에 대하여

혀는 저작, 연하, 발음기능에 있어서 중요한 역할을 하기 때문에 혀의 크기와 안정시의 위치, 지지운동에 대하여 진찰할 필요가 있다.

부적절한 의치형태와 인공치아 배열위치에서 저작곤란, 악관절, 근증상, 구강점막의 이상 (압흔이나 욕창성 궤양)이 형성된다.

의치상연義齒床緣, 연결용 막대 등 보철물의 가장자리가 구강점막을 압박하고 상피박리와 혈행장애에 의한 조직괴사를 일으켜 치은협 이행부, 치은구강저 이행부 상연의 압박이 가해지기 쉬운 부분에 궤양이 형성된다.

또한 치관변연, 부적합보철물 등이 반복 마찰하여 혀 옆에 욕창성 궤양이 생기는 경우도 있다. 치료로서는 원인을 제거하면 간단히 치유된다.

그러나 의치성 궤양이나 구내염을 반복하는 환자에게는 점막이 약해지는 전신 변화와 질환을 파악하지 않으면 안 된다. 예를 들면 구강건조가 있기 때문에 의치에 의한 욕창성 궤양이 나타나는 일도 있다. 이것이 계기가 되어 쇼그렌 증후군으로 잘못 진단되는 일도 있다.

무치악 상태를 습관으로 하고 있는 환자에게는 원래는 치아가 덮어야할 틈을 혀가 밖으로 나와 거설巨舌을 보이는 일이 있다. 중간치 결손에서 그대로 두면 그 사이로 혀가 들어가게 되고, 그런 다음 보철물을 넣으면 클래스프(clasp)가 혀에 닿아 접촉통을 느끼는 일이 생긴다.

그리고 장기간 의치를 장착하면서 구강 내 위생상태가 나쁘면 설태에 세균이나 오물이 쌓이는 일도 있다.

<참고문헌>

1) 中澤 勇 者 : 全部床義齒學, 永末書店, 京都, 1986
2) 伊藤秀夫 編 : 구강병변진단 아틀라스, 醫齒藥출판, 1988

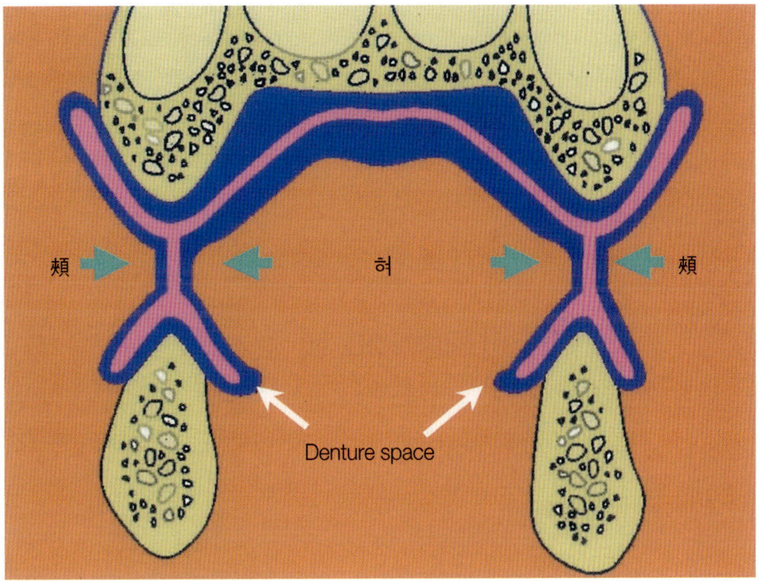

그림 1　Denture space

자연치의 상실로 구강 내에 생긴 틈
혀가 거대화하고 있으면 의치 작성 시, 설계에 고려하여야 한다. 본래 denture space가 혀에 의해 작아지고 있다.

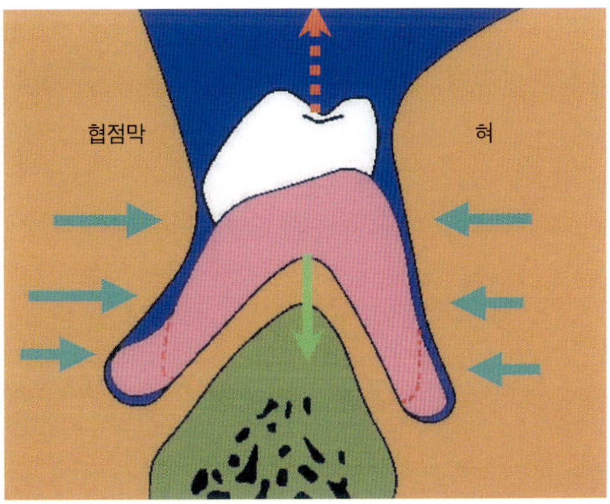

그림 2　하악의 상연床緣 형태

볼록면이면 의치의 유지 · 지지 · 안정을 얻을 수 있지만, 날카로우면 얻을 수 없다.

II
PRIMARY

8 — 치주질환과 치료방침 결정에 대하여

치주질환의 병태와 혀 소견

치주질환은 세균감염에 의한 염증반응이 일어난 결과이며, 이 치료방법은 일반적으로 치태조절, 치석제거, 불량 육아 제거, 치주외과 등 외적인자 제거와 염증부위 제거가 중심이 된다.

지금까지 염증반응인 치주질환에 대한 임상적 대응으로서, 환자 측에서의 내적인자에 대하여 그다지 논의된 적이 없다는 느낌이다. 그러나 실제로는 세균이나 물리화학적 인자 등의 외적인자만이 아니고, 환자인 숙주 측의 저항력이나 면역력 등의 내적인자에 대해서도 충분히 대처할 필요가 있다.

실제 진료에서 치주질환을 치료할 때 혈액검사 등을 하는 일은 거의 없기 때문에 전신상태나 체력, 저항력 등에 대하여 파악할 수단은 없다고 생각된다. 그렇지만, 실제로는 설진에 의한 혀 관찰 등으로 환자의 말초혈액순환 상태와 저항력 등을 파악할 수 있다. 이와 같이 혀를 관찰함으로써 효과적인 치주질환에 대하여 치료방침을 결정할 수 있다.

고령자 등의 혈류가 저하된 환자나 말초순환불량 때문에 치주조직의 혈류가 적어진 환자에서는 치주조직에 염증이 생겨도 생체의 방어력이 낮기 때문에 치은 발적이 생기기 어렵고, 나타나는 것보다 증상이 진행되어 있는 경우도 적지 않다. 한편, 혈류가 풍부한 경우에는 생체의 방어력이 높고 치주질환의 진행도 느리다[1].

혀 관찰에서는 이런 말초혈액순환의 정도와 혈류 상태를 파악할 수 있기 때문에 치주질환에 대한 병태를 이해하기 쉬어 보다 적절한 치료방침을 세울 수 있다. 혈류저하가 있는 경우에는 빈혈과 말초순환부전에 동반하는 혀 소견이 관찰된다. 즉, 담백설淡白舌*, 열구설裂溝舌, 설유두위축, 어점瘀点**, 어반瘀斑** 등이 보인다. 혈류가 풍부한 경우의 혀 색깔은 박홍색薄紅色에서 홍색이 많고, 빈혈과 말초순환불량에 관련된 혀 소견은 보이지 않는다. 다만, 울혈의 경우도 있기 때문에 혀 소견을 참고로 하여 치료방침을 결정하면 임상적으로 효과적이다.

혈류저하나 울혈이 있는 경우에는 치태조절 등의 외적인자만의 대응이 아니고, 치은 마사지 등을 포함한 치주조직의 혈행장애를 개선하는 방법과 영양학적인 접근, 체질개선 등이 중요하다(**그림 1**).

---

* 위축성 설염을 말한다.
**혀의 적색반으로 erythroplakia of tongue이다.

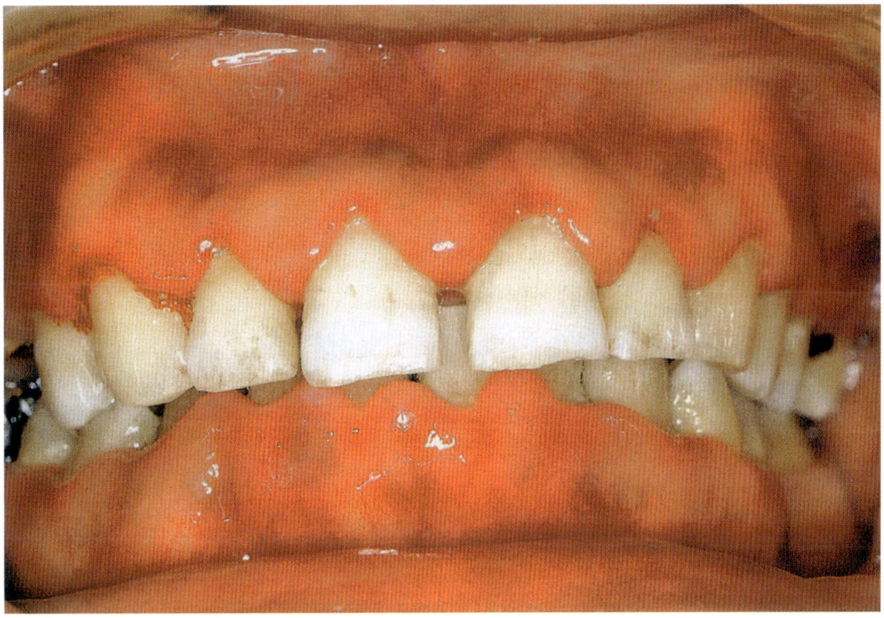

그림 1 울혈경향이 있는 치주질환

치은이 부어있고, 혈행불량 상태가 보이고 있다.

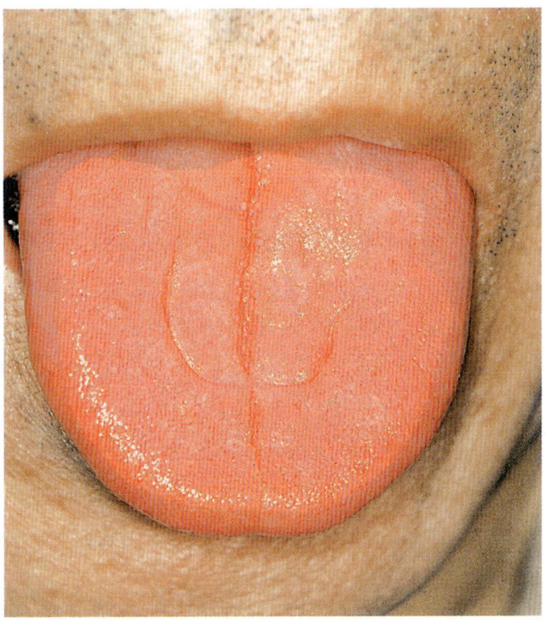

그림 2 혈압강하제를 복용하고 있는 환자의 혀 소견

타액분비저하로 설태가 없고, 열구설裂溝舌의 소견이 보인다. 혀 유두도 위축되어 있고, 약간 청자색을 띤다.

한편, 혈류가 풍부한 경우에는 어느 정도의 저항력을 가지고 있기 때문에, 칫솔질에 의한 프라그 조절과 치석 제거 등의 외적인자 제거에 주안점을 둔 치료를 하게 된다.

혀 소견과 치료방침

최근에는 치과임상에서도 다양한 전신질환을 갖고 있는 환자가 보인다. 이 때문에 복용하고 있는 약제도 많고, 그 영향으로 구강 내, 특히 혀 점막에 나타나는 일도 적지 않다. 예를 들면 분비억제를 초래하는 고혈압 약제는 타액분비저하를 일으키며, 이 때문에 소화관 기능 저하까지 초래하여 혀 점막의 위축과 열구설裂溝舌이 보이는 일도 있다(**그림 2**). 이런 증례에서는 복용약제의 영향을 해소하고 난 다음, 구강질환을 치료하여야 된다.

혀 소견에서 혈행불량으로 생각되는 경우에 이들에 대한 개선을 같이 하게 되면 대부분 보다 좋은 치과 치료결과를 얻을 수 있게 된다. 또한, 혀 점막과 치근점막의 재생력이 저하되어 있는 경우에는 상처가 생기기 쉽고, 의치성 통증도 낫기 어렵다. 그러나 혀 점막의 재생력 개선을 기대하여 치료하게 되면 구강점막에도 상처가 생기기 어렵게 되고, 의치가 안정되어 점막증상이 개선되는 일도 많다.

한편, 지도모양 혀에는 전신상태가 불안정한 상태에 있는 일이 많은데, 이것은 스트레스 등 심인성 인자가 관여되는 일도 있기 때문에, 이들에 대한 개선을 고려한 한방약투여가 구강증상에도 효과적이다.

이와 같이 치과구강질환만이 아니고 혀에 나타난 소견을 이해함으로써 구강 내에 생기는 질환에 대한 치료방침도 달라질 수 있다.

<참고문헌>

1) 柿木保明, 西原達次 편저 : 치과의사, 치과위생사를 위한 설진입문, 새로운 치과의료의 전개, 森田正純 ; 개업현장에서 설진응용, 평론출판사, 동경, 2001, 124-128

Column 어혈瘀血

동양의학에서는 인체의 운영을 담당하고 있는 것에는 3가지가 있는데, 즉 기氣, 혈血, 수水라고 부르고 있습니다. 이들의 균형이 무너짐으로써 질병이 발생한다고 생각되고 있으며, 이 이론은 말하자면 액체병리학으로서 이론이 구축되어 왔습니다. 이 가운데 혈血은 혈관 내를 기氣의 작용에 의해 순환하고 있다고 생각됩니다. 이것은 영양을 운반하는 역할을 하고 있기 때문에 「영혈營血」이라고도 부르고 있으며, 서양의학에서도 동양의학에서도 다 같이 신체구성에서 없어서는 안 되는 것으로 생각하고 있습니다. 동양의학에서 혈血의 이상은 혈허血虛와 어혈瘀血의 두 가지로 나누어 생각합니다. 혈허血虛는 혈액의 양이 부족한 상태로, 이 원인에는 혈 자체의 생산부족에 의한 것과 과도한 소모로 인하여 부족해진 상태가 있습니다.

한편, 혈血의 흐름이 원활하지 않고 정체되는 것을 어혈瘀血이라고 부르고 있습니다. 정체된 혈은 기능을 할 수 없고, 인체에 있어서는 오히려 유해한 요소가 되어 버립니다. 어혈瘀血을 일으키는 원인에는 심신의 스트레스, 변비, 수면부족, 운동부족, 폭식 혹은 외상 등을 생각할 수 있습니다. 그렇게 되면 이차적으로 신체의 이곳저곳에 변조變調가 생기게 됩니다. 어혈瘀血의 증상이 생기기 쉬운 장소와 증상은 안와부眼窩部의 기미, 구순口脣, 치은, 혀의 암적색화와 배꼽 주위, 좌측 하복부의 딱딱함이나 압통과 변비나 치질, 그리고 요통이나 월경이상 등으로서 나타나고, 이들은 비교적 여성들에게 많이 나타나는 증상임을 알 수 있습니다. 이 증상들을 바탕으로 「어혈 스코어」가 고안되어 임상에 응용되고 있습니다. 이와 같이 동양의학의 혈행동태에 대한 관찰은 동맥계는 맥진脈診에 의해 이루어지고, 정맥계에서는 어혈을 중요시하고 있다는 것을 알 수 있을 것입니다.

진단기준 20점 이하 : 비어혈병태, 21점 이상 : 어혈병태, 40점 이상 : 중증의 어혈병태

■ 어혈 스코어 (점수가 높을수록 중증)

소견	남	녀
눈가의 색소침착	10	10
안면의 색소침착	2	2
피부의 갑착甲錯 (거칠어진 피부)	2	5
구순口脣의 암적화	2	2
치은의 암적화	10	5
혀의 암적자화	10	10
세락細絡 (모세혈관 확장)	5	5
피하 일혈	2	10
수장 홍반	2	5

소견	남	녀
제방압통저항 : 좌	5	5
제방압통저항 : 우	10	10
제방압통저항 : 정중	5	5
회맹부압통 · 저항	5	2
S상결장부압통 · 저항	5	5
계륵부압통 · 저항	5	5
치질	10	5
월경장애		10

(표 : 寺澤捷年 : JJN북스, 그림으로 보는 화한진료학, 의학서원, 동경, 1996)

II
PRIMARY

9 — 혀 통증(설통)에 대한 평가법

진료를 하면서 혀가 아프다는 환자를 종종 보게 된다. 혀 표면에 아프타(궤양) 등의 병변이 있는 경우에는 비교적 쉽게 알 수 있지만, 대부분 혀 통증에 대한 감별은 상당히 어렵다. 그러나 혀 통증에 대한 증상은 다양하지만, 환자가 호소하는 통증을 평가한다는 것은 아주 중요한 일이다. 통증의 부위, 혀의 상태를 관찰함으로써 혀 통증을 가볍게 여기는 일 없이 빠른 대처가 필요하다.

대표적인 혀의 통증을 가진 질환

① 아프타 ② 설교증舌咬症 ③ 유주성 지도모양 혀地圖狀 舌* ④ 헌터(Hunter) 설염 ⑤ 상세불명의 혀 통증 ⑥ 편평태선 ⑦ 플러머 빈슨 증후군(Plummer-Vinson syndrome) ⑧ 설종양

설통을 가진 질환의 특징과 증상 (표 1을 참고)

통증의 성질과 평가

국제통증학회(International Association for the Study of Pain ; IASP)에서는 통증을 「실질적 혹은 잠재적인 조직손상에 기인하든지, 혹은 조직손상에서 파생하는 불쾌한 감각적 및 정서적 경험」이라고 정의하고 있다. 통증은 환자 본인밖에 알 수 없는 감각이고, 신체적 및 정신적 측면의 양면에서 평가할 필요가 있다는 것을 강조하고 있다.

[통증의 임상적 측정법][1)]

1. Visual analog scale (VAS)

10cm (100mm)의 선상에 통증의 정도를 환자에게 가리키게 하는 방법으로 가장 아래 단계를 「통증없음」, 가장 위 단계를 「자신의 최고 통증, 즉 견딜 수 없는 통증」으로서 표시한다. 통증 치료 후에 VAS에 의한 측정을 반복 시행하여 통증에 대한 경시적 변화를 관찰함으로써 치료효과를 알 수 있게 된다.

VAS

통증없음 |————————————————| 견딜 수 없는 통증

---

* 유주성 지도상설로서 migratory geographic tongue이다.

표 1 설통을 가진 질환의 특징과 혀 증상

병명	특징	증상
아프타	Behçet병과 포진성구내염 등 여러 질환에서 보인다.	원형의 궤양을 형성. 접촉통
설교통舌咬痛	분명히 깨문 흔적이 확인된다.	창상, 점막의 박리가 보인다.
유주성 지도상설	원인불명. 혀 표면의 담색홍반이 확대 유합하고, 지도 모양을 나타낸다.	설유두의 위축 · 소실에 의해 음식물의 자극으로 통증을 가진다.
Hunter 설염	악성빈혈일 때 생긴다.	빈혈증상. 혀 유두의 위축, 설 표면의 적갈색화, 광택(+).
상세불명 혀 통증	혀에 기질적 변화가 없고, 유인이 되는 질환이 없다.	여러 가지 치료에 저항한다, 만성의 혀의 자발통이 계속.
편평태선扁平苔癬	원인은 불명. 점막의 염증성 각화병변.	협점막에 이어 혀에 호발하고, 백색의 선상, 망상의 각화병변을 갖고, 주위에 염증성 홍반, 미란, 궤양을 동반한다.
플러머 빈슨(Plummer-Vinson) 증후군	철 결핍성 빈혈에 동반하는 증후군.	모상유두의 상실로 평활해지고 적색이며 작열감을 가진다.

(雨宮義弘 감수, 別部智可 편집: 플로차트식; 치과의사를 위한 통증의 진단 · 치료매뉴얼, 의치약출판, 2001)

표 2 범주형 평가법

3단계	무통	아프다	격렬한 통증		
4단계	무통	조금 아프다	아프다	격렬한 통증	
5단계	무통	조금 아프다	아프다	매우 아프다	격렬한 통증

2. Numerical rating scale (NRS)

10점법 혹은 10 단계표를 이용한 평가이다. 「자신의 가장 고통스런 통증을 10으로 하면 현재는 몇인가」라고 질문해서 기록하는 방법이다.

3. 범주형 평가법[1)]

언어의 표현에 의한 방법으로 일반적으로 무통에서 격렬한 통증까지 3단계에서 5단계의 평가가 많다. 주관적인 평가 요소가 많고, 객관성이 부족한 경향이 있다. 단계가 적으면 대충하게 되고, 너무 많으면 분류와 평가가 어려워지기 때문에 목적에 따라 몇 단계의 평가법을 사용할 것이지 선택한다(**표 2**).

4. McGill pain questionnaire (MPQ)

통증은 인격이나 과거의 체험, 문화 등에 의해 좌우된다. 이것은 Melzack 등에 의해 만들어진 것으로 통증을 나타내는 언어 102단어를 sensory, effective, evaluative 의 3가지로 분류하고 각 군 중에서 통증의 정도를 5점 척도로 나타내고 있다. 환자는 질문표 중에서 자신의 통증을 가장 정확하게 표현하고 있는 말을 선택하게 되며, 선택된 그 말에서 통증을 측정할 수 있다.

5. 통증의 일기

환자의 「통증의 정도」「통증의 성질」 등에 대하여 정해진 시간에 기록함으로써, 환자의 통증 변화를 경시적으로 추적하는데 유효하다.

6. The face pain scale

의료인이 환자의 통증을 환자의 「표정」으로 평가하는 것으로, 5단계 또는 그 이상의 scale로 환자 자신의 자기평가와 비교한다. 노인과 소아들의 통증을 평가하는데 유효하다.

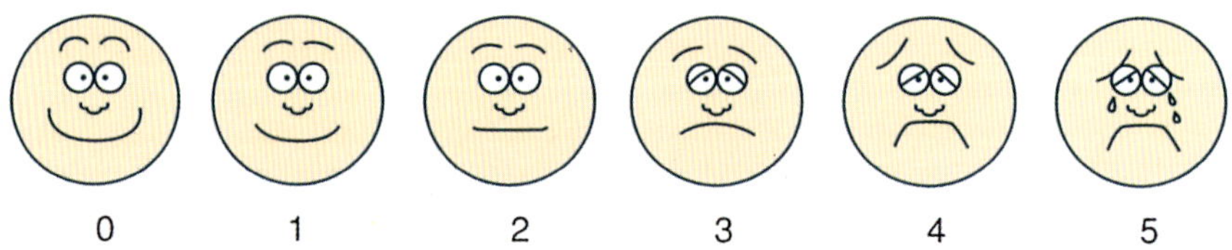

0 : 통증이 완전히 없고, 대단히 행복하다.
1 : 약간 통증이 있다.
2 : 좀 더 아프다.
3 : 더 아프다.
4 : 매우 아프다.
5 : 이 이상을 생각할 수 없을 정도로 심한 통증.

<참고문헌>

1) 雨宮義弘, 別部智司, 見岐 徹 : 플로차트식 ; 치과의를 위한 통증 진료, 치료 매뉴얼, 의치약출판, 2001, 114–120

⑩ 치과 주치의로서 설진 응용

최근 일본 의료제도에서 주치의 진료를 권장하고 있으며, 2002년 4월부터 사회보험제도에서도 도입되고 있다. 치과 주치의란 주민 한 사람 한 사람의 생활양식에 따른 의료 서비스를 가까운 곳에서 제공할 수 있는 치과의사라고 정의하고 있다.

환자에게 좋은 치과의사라는 것은 전신관리의 일환으로서 구강영역에서의 어드바이스가 가능하고, 보다 신뢰가 쌓여 양호한 의료인 - 환자관계가 구축될 수 있다. 이를 위해서는 평소부터 전체를 생각하면서 치과임상에 임하는 것이 중요하며, 설진도 그 지표의 하나로 생각하면 좋다. 원래 설진은 동양의학에서 발전을 이룩한 진단법이기는 하지만, 환자를 보는데 있어서는 서양, 동양의 간격 없이 응용가능하다면 이 보다 더 좋은 것은 없을 것이다.

예를 들면, 환자가 최근 「말이 매끄럽게 되지 않고 있다」는 증상을 호소한 경우에는 고혈압성 뇌증, 뇌혈관 장애, 신경장애, 혹은 구강 국소의 염증이나 종양 등 몇 가지의 가능성을 생각하게 될 것이다. 치과의사로서의 진단수단에는 혈압, 맥박, 호흡수, 좌우 동공상태 외에 설진을 할 수 있다. 혀의 돌출, 쏠림, 설체의 비대칭성, 미각이상, 떨림 등의 변화, 혀의 반대胖大와 치흔, 혀 색의 변화 등 여러 가지 소견이 진단의 지표가 된다. 실제로, 환자의 호소 가운데 혀 증상에 관련하여 진료의뢰서를 써서 진단의뢰를 한 경우, 라쿠나형 뇌경색을 발견하여 크게 문제로 되지 않게 하였던 증례와[1], 고혈압성 뇌증, 구강건조증 등 감별진단이 가능하였던 몇 사례가 있다[2].

이제부터의 의료는 전신질환을 가진 고령자, 유병자를 보는 비율이 급증 일로에 있다. 이 때문에 설진을 포함한 평가는 전신과의 균형을 많이 포함하고 있으므로 치과 주치의로서의 유용성은 크다고 할 수 있다.

<참고문헌>

1) 柿木保明, 西原達次 편저 : 치과의사, 치과위생사를 위한 설진입문, 새로운 치과의료의 전개, 別部智司 ; 신경증상, 평론출판사, 동경, 2001, 124-128

2) 長瀬千秋, 森田正純, 英保武志 : 혀를 관찰하는 눈, 치과진료에서 설진법 활용, 덴탈 다이어몬드, 22(295) : 28-48, 1997

II
PRIMARY

11 — 진료의뢰서에서 설진에 대한 주의할 점

- 설진은 전신상태를 평가하는 하나의 도움 -

설진을 공부한 다음, 진료의뢰서를 가지고 환자를 보는 경우에 주의할 점을 기술한다.

현재, 일본 의료체계에서는 타과에 진료의뢰를 하는 경우에 진료의뢰서를 통해 하는 것이 일반적이다. 이때에 전신상태평가에 일관하여 설진을 할 경우에 다음 사항에 주의하여야 한다.

1. 설진은 아직 일반적이지 않기 때문에 너무 상세하게 기록할 것은 추천하지 않는다. 더구나 이 책의 머리말에서도 말하였듯이 전신상태를 평가하는 하나의 방법이기 때문에, 설진만으로 전신평가를 기록하여 환자를 대하게 하는 것은 논외의 일이다.
2. 동양의학적 소견으로서의 내용은 소개하고자 하는 병의원이 동양의학에 이해가 있고, 설진에도 조예가 깊은 경우에는 문제가 되지 않지만, 동양의학만의 독특한 전문용어나 이론으로 논하는 것은 상대를 곤혹스럽게 할 수 있기 때문에 삼간다.
3. 전신 상태를 설명하면서 설진 내용이 너무 많아지면 초점이 혀의 이상에만 국한하여 상대방 의사에게 받아들여지기 쉽기 때문에 너무 강조하지 않는다.
4. 만약 설진 소견을 기록한다면 의학상식으로서 일반적인 증상으로, 전신소견과 관련하여 기록한다. 예를 들면, 뇌신경 증상으로서 현기증, 휘청거림, 안구증상, 사지마비 등의 증상과 함께 혀에 관한 증상으로서 말투, 대칭성, 운동제한, 이상운동, 미각장애 등의 소견을 서양의학 용어로 기록한다.
5. 설태에 관한 내용은 구강과 상부소화관 질환, 혹은 설태에 특징적으로 변화를 일으키는 질병에서는 문제없지만, 설진을 전문적으로 다루는 의료기관이외에서는 알기 쉽게 기록한다.
6. 혀 뒤 정맥의 상태는 출혈이나 일혈 등의 의학적 소견은 좋지만, 정맥의 상태를 논하거나, 동양의학적 소견보다는 서양의학으로서의 이론적 측면에서 기록하는 편이 소개하고자 하는 병의원에서 이해하기 쉽다.

이상으로 설진은 어디까지나 전신상태를 파악하는 보조수단이라는 것을 잊어서는 안된다. 이와 함께 환자의 정보를 능숙하게 전달하는 것이 요구된다.

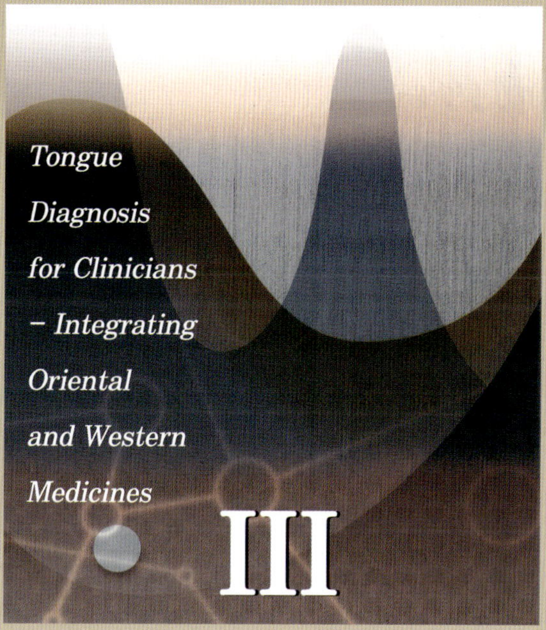

혀의 소견

Tongue Diagnosis for Clinicians – Integrating Oriental and Western Medicines

1. 순환기계 질환 ①

고혈압증

Hypertension

전신 소견

고혈압 상태에서도 자각증상이 나타나지 않는 경우가 많다(무증상 고혈압증). 활동에너지와 「수분」인 음액陰液의 균형이 무너지면 생체는 혈액의 순환을 개선하여 정상적인 기능을 높이고, 균형을 회복하려고 한다. 이 때문에 일시적으로 혈압이 상승하지만, 이것은 정상적인 반응이라고 생각되고, 균형이 정상적으로 돌아오면 혈압도 정상으로 돌아온다. 그러나 균형이 무너져 활동에너지가 상대적으로 항진하면 두중감, 두통, 현기증, 이명, 흥분, 메식거림, 초조, 수족 저림 등의 증상이 나타난다. 나아가 혈압상승이 심하게 되어 이른바 고혈압 뇌증에 빠지면 수족의 탈력감, 저림, 혀의 꼬임, 의식상실, 언어장애 등도 보인다. 그리고 동계動悸, 숨이 차고, 기외수축 등의 부정맥 등이 보이기도 하며, 호흡곤란, 수족의 부종, 흰 거품 같은 가래를 동반하는 기침 등이 관찰되는 일도 있다.

고혈압으로 신장에 장애가 생기면 수족의 부종, 눈에 장애가 생기면 시력저하가 나타난다.

설진

여기서는 전형적인 2개의 타입에 대하여 설명한다[1].

어혈형瘀血型

혈액의 점도가 증가하고, 또한 혈관의 내경이 좁아져 혈액의 흐름이 나빠진 상태를 어혈瘀血이라고 하지만, 이에 대한 개선에는 서양의학에서는 말초혈관확장제나 혈전용해제를 투여한다.

고혈압으로 어혈이 있으면 어깨 결림, 두통, 수족 저림, 흉통, 생리통, 안색이 거무칙칙해진다. 혀의 색은 암적색이 되고 황태黃苔가 끼는 일도 있다. 혀의 붉은색이 짙다고 하는 것은 체내에 열이 가득 차 있다는 것을 의미한다. 일반적으로 구순과 치은은 자색에서 적색이 된다. 혀 뒤 정맥의 노창, 특히 사행蛇行하고 있는 경우도 어혈의 사인이다(**그림** 2 참고).

간양상항형肝陽上亢型

간肝과 신腎의 음陰이 부족하여 양기가 위로 오른 상태이다. 눈의 피로와 초조가 특징이다. 휘청거림, 두통과 현기증, 이명, 안면 홍조, 입이 쓰다고 하는 증상이 나타난다.

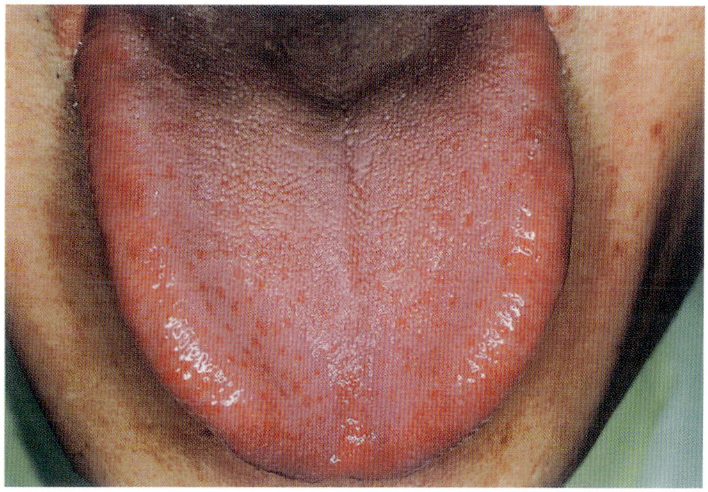

그림 1 고혈압 환자의 혀 소견

혀 색은 암적색이 되고, 황태가 끼는 일도 있다. 혀의 붉은 색이 짙다고 하는 것은 체내에 열이 가득 차 있다는 것을 의미한다.

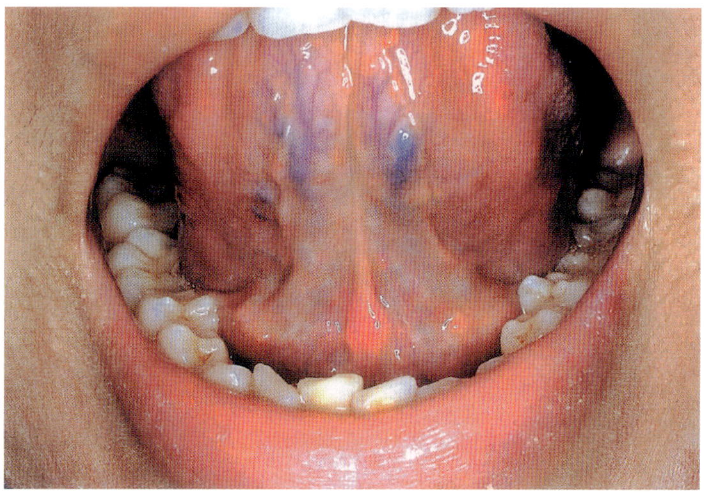

그림 2 고혈압 환자의 혀 뒤 정맥 소견

혀 뒤 정맥의 노창, 특히 사행蛇行하고 있다.

혀는 깊은 홍색이 되고 태苔는 적든가 벗겨져 있다. 맥脈은 가늘고 긴장하며, 맥박수가 많아진다.

<참고문헌>

1) 柿木保明, 西原達次 편저 : 치과의사, 치과위생사를 위한 설진입문, 새로운 치과의료의 전개, 평론출판사, 동경, 2001.

빈혈과 저혈압

Anemia and Hypotension

전신 소견

혈액 안에 포함된 적혈구, 또는 헤모글로빈이 정상치 이하(남성 1dl 중 12g 이하, 여성 10g 이하)로 감소된 상태를 빈혈이라고 한다. 원인의 대부분은 헤모글로빈의 성분인 철분 부족, 적혈구가 작아지기도 하고 붉은색이 엷어진다(철결핍성 빈혈).

혈압이 낮아지면 뇌와 말초의 혈류가 나빠지고, 전신의 권태감, 일어설 때 현기증, 어지러움, 냉증, 어깨 결림, 동계, 식욕부진 등의 자각증상이 일어난다. 일반적으로 수축 시 혈압(최고혈압) 90 mmHg 이하를 저혈압이라고 한다. 덧붙이면 뇌빈혈은 뇌에 혈액 공급이 일시적으로 부족하여 생기는 현기증, 일어설 때 어지러운 증상을 일으키는 것으로, 이것은 일과성 뇌 허혈이므로 빈혈과는 근본적으로 다르다.

동양의학의 입장에서는 저혈압, 빈혈, 냉증은 거의 같은 범주에 있다고 생각한다. 저혈압이나 빈혈도 혈행불량이거나 적혈구 성분이 불량하거나 해서 혈액의 양, 질이 충실하지 않다. 이 결과, 쉽게 피로하고, 아침에는 일어나기 힘들고, 특히 수족이 차다. 빈혈증상을 일으키고, 어지러움, 머리 무거움, 이명, 하복부 통증, 안면이 창백하게 되고, 때로는 두통, 어깨 결림, 구역질을 동반하는 일도 있다.

설진

일반적으로 동양의학에서는 기, 활력의 저하(기허氣虛), 혈액량이 부족한 상태(혈허血虛)에서는 혀는 담백설淡白舌이 된다. 설태는 박백薄白이던가 거의 없다. 위장장애가 있고, 만성 빈혈이 있으면 더욱 야윈 얇은 혀가 된다. 그리고 양허陽虛라고 해서 몸이 냉한 경우도 혀는 희게 된다. 구강점막(**그림 3**), 피부와 손톱(**그림 5**)도 엷은 색이 된다.

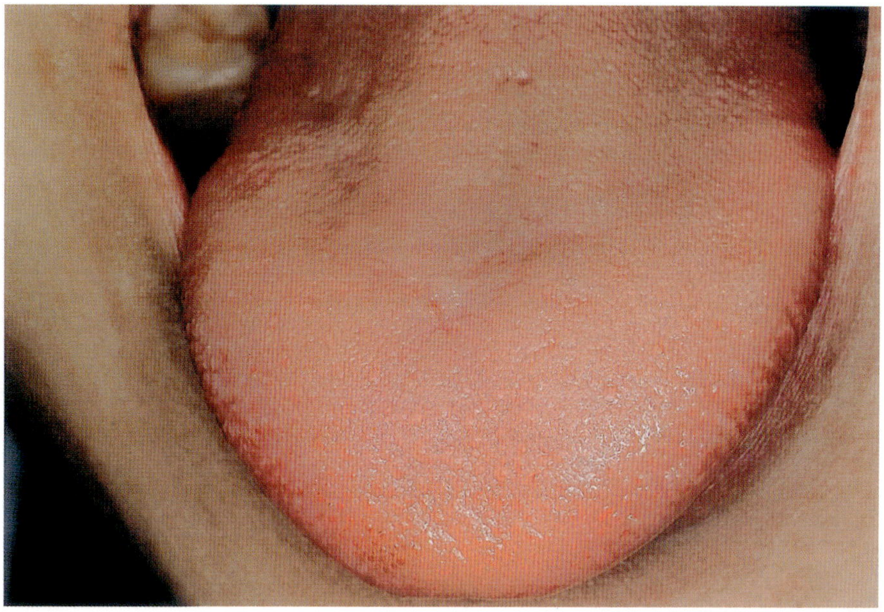

그림 1 저혈압 환자의 혀 소견

담백하고 야윈 얇은 혀, 설태는 박백薄白이다.

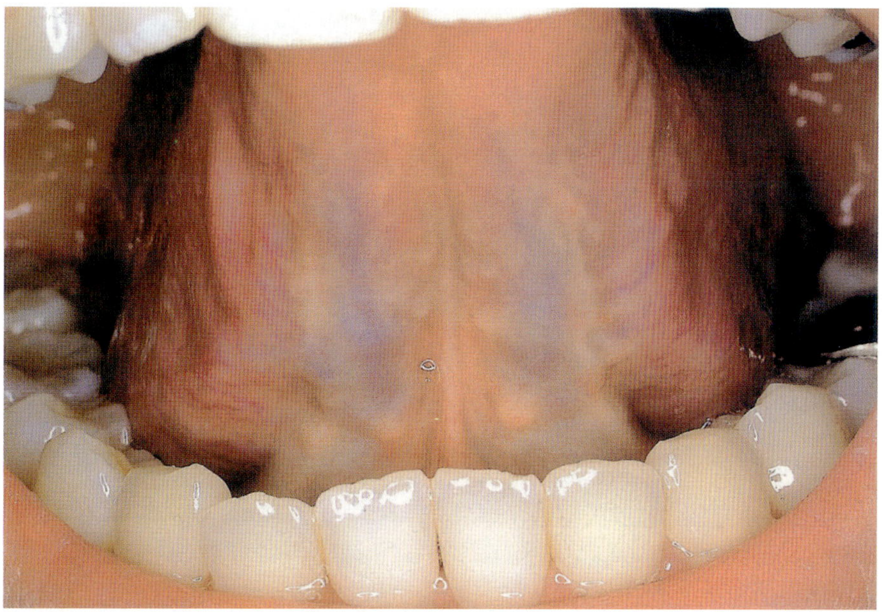

그림 2 저혈압 환자의 혀 뒤 정맥 소견

혀 뒤 정맥도 가늘고, 수축하고 있다.

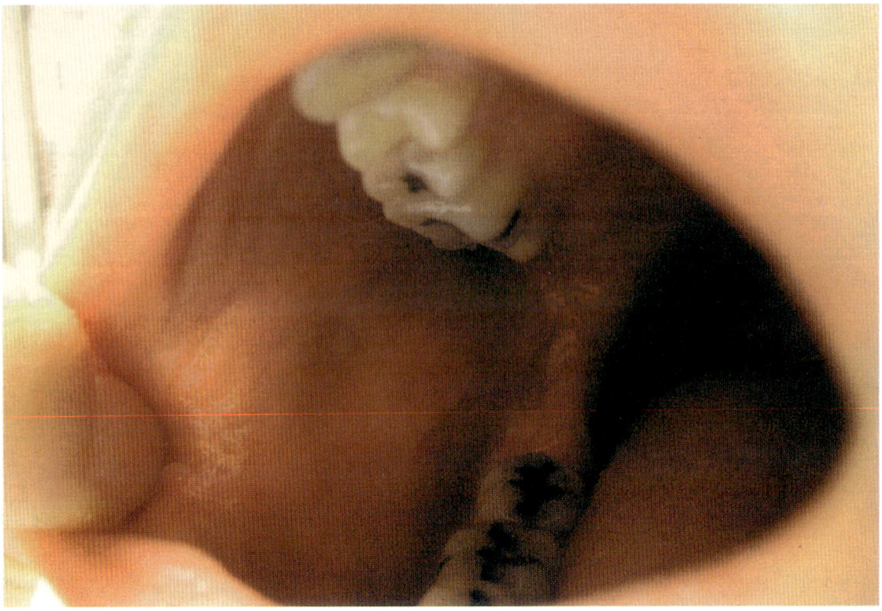

그림 3 빈혈 환자의 구강점막

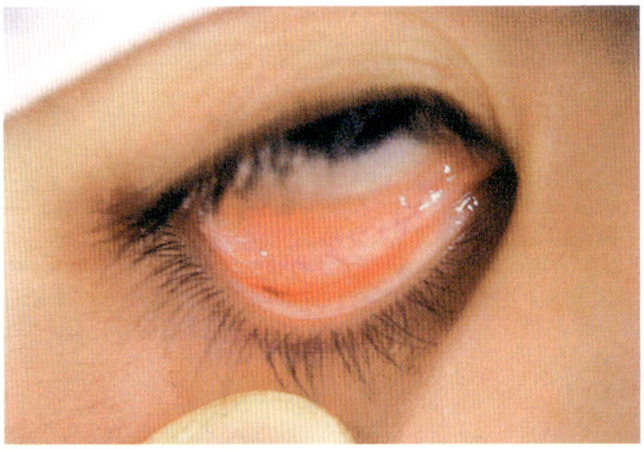

그림 4 빈혈 환자의 안검

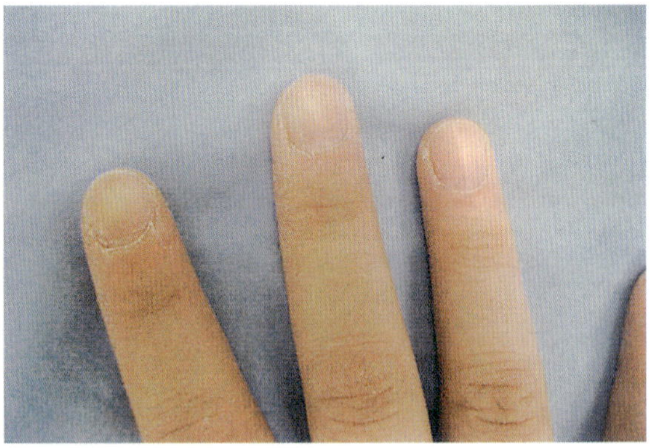

그림 5 빈혈환자의 손가락(손톱)

Column 치흔(치아자국)

혀를 진찰하다 보면, 치열과 나란히 치아의 흔적이 남아 있는 경우를 종종 보게 된다. 이것을 치흔, 즉 치아자국이라고 부르는데, 독자여러분들은 지금까지 이것이 있더라도 그다지 의미를 두지 않았으리라고 생각합니다. 그러나 이 치흔에서 많은 정보를 얻을 수 있습니다. 설진에 대한 공부 방법으로서 자기 자신의 혀를 매일 거울로 보면, 그 변화가 보이게 됩니다. 컨디션이 좋을 때에는 혀의 변화는 그다지 없지만, 몸이 부어 있을 때에는 혀도 붓기 때문에 치흔이 강하게 나타납니다. 또한 말초순환이 좋지 않은 때에도 울혈에 동반하는 치흔이 나타나는 일이 있습니다. 이와 같이 일상생활에서 건강의 바로미터로서 치흔을 보고 설진을 공부하면 비교적 빨리 이해할 수 있습니다.

그런데 총의치를 만들 때 치근이 빈약하면 상대적으로 혀가 커지게 되어 좀처럼 denture space의 결정이 곤란해진다는 것을 이 책에서도 기술하였습니다만, 실제로도 총의치를 장착해 보면 혀가 서서히 조여져 오는 것을 경험합니다. 즉, 의치를 장착하고 있지 않으면 혀는 주위의 압력이 없기 때문에 팽팽하여 있지만, 의치를 장착하게 되면 혀 본래의 크기에 조여 매게 되는 경향이 있게 되는 것 같습니다. 치흔도 처음으로 의치를 장착하게 되면 강하게 나타나는 일이 있지만, 장착하고 나서 어느 정도 시간이 지나면 비교적 가벼워집니다.

생체조직은 제 각각 압력을 가지면서 균형을 이루는 대로 형태를 유지하려고 합니다. 즉, 치흔은 이 균형의 지표가 되고 있다고 할 수 있습니다. 특히 순환기 질환을 가진 환자나 신장질환, 간장질환 등 전해질의 변화를 가진 환자에게는 민감하게 반응합니다. 순환기 질환 중에서 고혈압증, 심장질환, 혈관질환 등 치과치료에서는 바람직하지 않은 뇌출혈이나 심부전 등의 위험으로 직결될 수 있는 질병을 가지고 있는 환자의 안전관리를 생각한다면 치흔 관찰은 중요한 지표가 됩니다.

최근 주치의의 중요성이 새삼 강조되고 있는데, 즉 환자를 전인적으로 진찰하는 습관을 익히는 것이야말로 그 무엇보다 중요해지고 있습니다. 치과치료 시 문제점으로서 가장 주의하지 않으면 안 되는 것은 다양하게 변화하기 쉬운 순환기 질환임을 유의하여야 하는데, 그 지표의 하나로서 치흔의 변화를 살펴 볼 것을 다시 한 번 강조하고자 합니다.

1. 순환기계 질환 ③

허혈성 심장질환

Ischemic heart disease

전신 소견

허혈성 심장질환은 관상동맥 증후군이라고도 하는데, 급성인 경우에는 응급치료가 필요하므로 주의가 필요하다. 과거병력으로서 흉통의 에피소드가 있고, 20분 이상 계속되는 흉골 뒤쪽에 교액감이 있는 흉통인 경우는 심근허혈의 가능성이 높으므로 재빠르게 전문의에게 소개해야 한다. 또한 만성적인 흉통은 발작은 비교적 짧고, 안정을 취하든가 니트로글리세린을 복용하면 곧 바로 소실된다. 흉통발작의 완화가 5분이상이나 걸리면 다른 질환을 고려한다. 과거병력으로서 심전도의 이상이나 잦은 흉통발작을 가진 환자, 당뇨병, 고혈압, 흡연력은 요주의 사항이다.

설진

만성 관상 동맥증후군의 설진은 어렵다. 잦은 흉통 발작이 있더라도, 대부분 환자들은 증상이 없을 때는 거의 보통 생활을 하게 되며, 혀의 증상에는 그다지 변화가 없는 것도 많다. 그러나 심근허혈의 발작 시에는 설태가 증가하는 일이 많으며, 심근경색의 발병초기에는 두꺼운 황태가 있고 회복함에 따라 태가 적어지는 특징이 있다.

진료에서 주의할 점

허혈성 심장질환의 흉통은 다양한 요인으로 증상발현 한다. 정신적인 스트레스와 통증 등에 의해서도 증상발현 하기 때문에 치과 치료 중이라도 주의가 필요하다. 관상동맥증후군의 치과치료에 있어서 가장 주의해야 할 점은 항응고요법이다. 항혈소판제제(아스피린 등)를 복용하고 있으면 출혈을 동반하는 치료는 해서는 안 된다. 내복약에 주의!

주의를 요하는 약제

아래의 약을 내복하고 있는 경우에는 주의가 필요하다.

- 항혈소판제(아스피린), β 차단제, ACE저해제

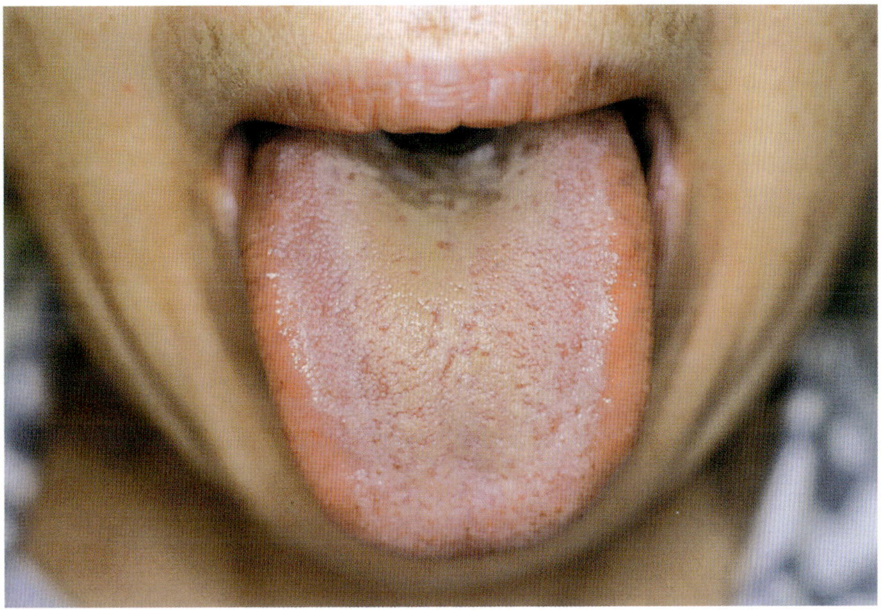

그림 1 **협심증 (72세, 여성)**

잦은 협심증 발작을 일으키고 있지만, 현재는 니트로글리세린으로 안정하고 있다. 설체는 약간 두껍고, 설태가 혀 전체에 보인다. 설근부에는 황태가 발견된다.

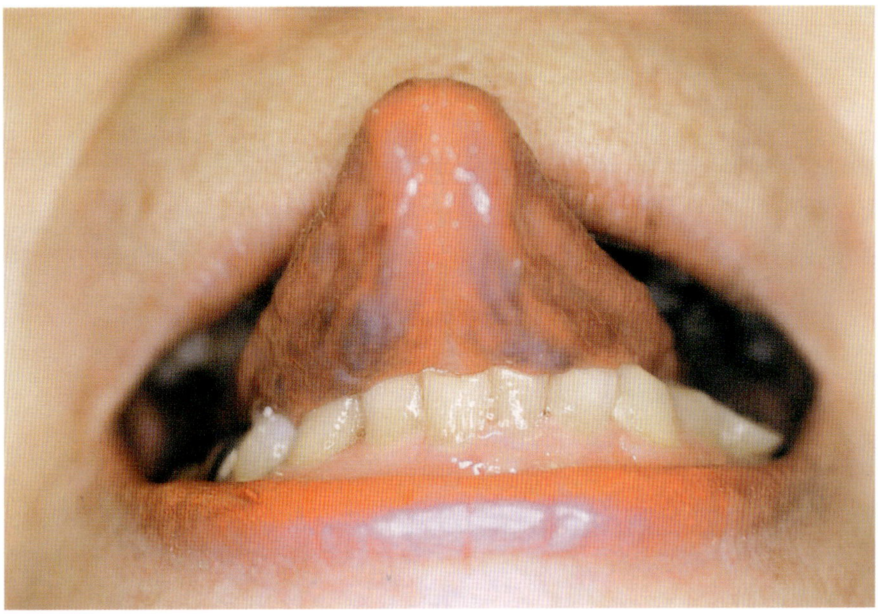

그림 2 혀 뒤 정맥의 노창은 발견되지 않고, 어혈은 심하지 않다.

1. 순환기계 질환 ④

심부전

Heart failure

전신 소견

심부전이란 인체가 필요로 하는 충분한 심박출량을 유지할 수 없게 된 상태이고, 특징적인 임상증상이 보인다. 그러나 만성 심부전은 보상기전이 작용하여 대부분 증상도 그다지 눈에 띄지 않기 때문에 주의를 요한다. 급성인 경우에는 빈맥과 기좌호흡이 나타나고, 만성인 경우는 동계, 숨이 차는 등 이 외에 말초부위 부종과 피로감, 전신권태 등의 증상이 나타난다. 심부전의 원인에는 많은 질환이 생각되지만 주된 것은 **표 1**을 참고하기 바란다.

설진

「심心은 혈맥을 담당 한다」고 하는데, 심부전의 경우에는 심장의 혈액구축력이 약해져 혈액순환이 약화됨으로 정맥의 어혈이 일어난다. 혀 뒤 정맥이란 혀 아래의 설소대의 양쪽에 있는 정맥을 말하는데, 심맥어혈이 일어나면 혀 뒤 정맥의 색은 짙어지고 확장하게 된다. 혀 뒤 정맥의 이상과 함께 하지 부종, 부정맥, 입술과 손톱의 청색증도 출현하는 일이 있다.

진료에서 유의하여야 할 점

비스테로이드 항염증제(NSAIDs)는 체액저류를 초래하기 쉽기 때문에, 심부전 환자가 이와 같은 약을 복용하게 되면 증상을 악화시킬 위험성이 있으므로 주의를 요한다.

급성 심부전 징후가 나타나면 곧 바로 전문의에게 의뢰한다. 동계나 숨이 차고, 수족부종이 나타나는 경우에는 만성 심부전을 의심하고, 치과치료 시에는 산소 준비 등 신중한 대응이 필요해진다.

주의를 요하는 약제

아래의 약을 내복하고 있는 경우에는 주의가 필요하다.

- 이뇨제
- β 차단제
- 디곡신
- 안지오텐신 변환효소(ACE)저해제

표 1 심부전의 원인

1. 일반적인 심장질환
1) 판막질환
2) 심막질한
3) 선천성 심장질환
4) 감염증 (바이러스, 리켓차, 기생충, 세균, 진균)
5) 중독 (알코올, 코카인, 금속, 이산화탄소, 저산소)

2. 심근증
1) 확장형 심근증
특발성
이차성 (교원병, 자가면역성, 신경근질환)
2) 비대형 심근증
3) 구속형 심근증

3. 허혈성 심장질환

4. 고혈압
1) 체 고혈압
2) 폐 고혈압

5. 대사성 질환
1) 갑상선 기능장애
2) 각기

6. 약물
1) β 차단제
2) Ca 길항제
3) 항부정맥약

(杉本恒明, 小俣政男편: 내과학. 篠山重威; 심부전의 원인. 朝倉서점, 동경, 2000, 474.)

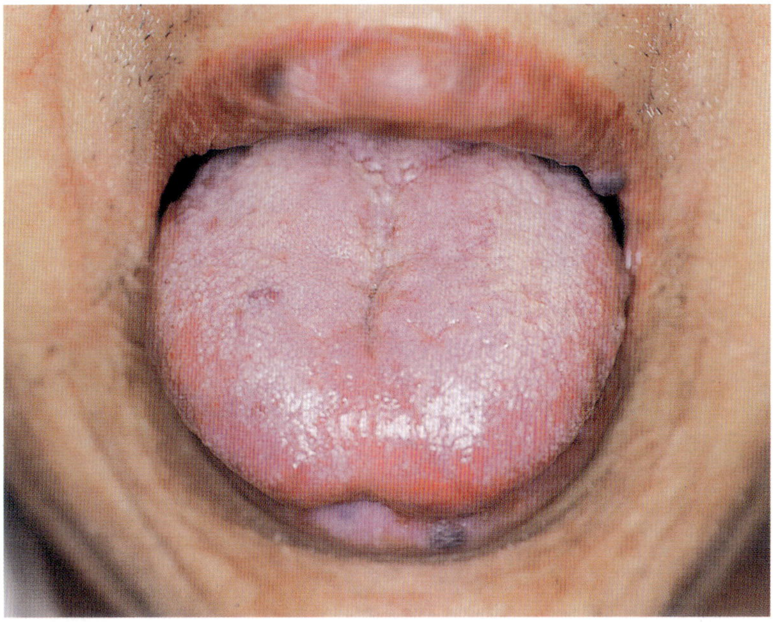

그림 1 심부전 (70세, 남성)

설체는 비대하고, 설색은 짙은 적색으로, 열문裂紋이 발견된다. 기음양허氣陰兩虛로 생각된다. 설태도 혀 전체에 얇게 발견되지만, 황색은 아니다.

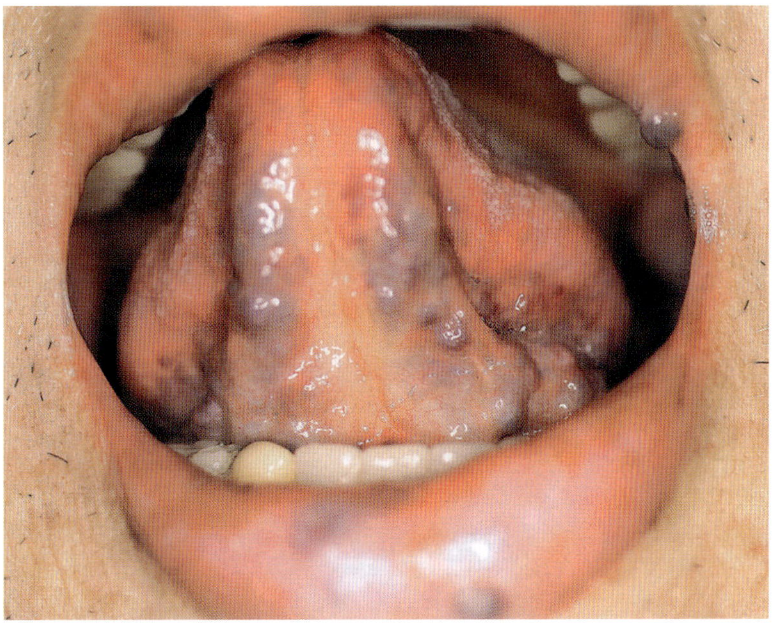

그림 2 혀 뒤 정맥정맥의 노창이 현저하고, 심한 기체혈어氣滯血瘀라고 생각된다.

선천성 심질환

Congenital heart disease

전신 소견

선천성 심질환을 가진 환자는 심부전증상과 함께 청색증 등의 다양한 증상이 보인다. 또한 부정맥은 고빈도로 나타나기 때문에 치과의라고 하여도 맥을 짚는 습관을 가지는 편이 좋다. 일부 심방 중격 결손증 환자와 같이 성인이 될 때까지 심장질환을 가지고 있는지 모르고 지나는 경우도 있으므로 주의를 요한다.

설진

선천성 심질환은 빈혈, 청색증, 심부전 등 다양한 증상을 나타낸다. 설진도 마찬가지로 일정하지 않고 기허수독氣虛水毒에 의한 반대설胖大舌과 위장증상의 설태, 영양장애에 의한 열문裂紋, 심맥어혈증, 기혈양허의 수박설瘦薄舌 등이 보인다.

진료에서 주의할 점

오늘날에는 선천성 심질환은 대부분 출생 시에 발견되는 일이 많고, 또한 조기에 수술을 시행하게 되었다. 선천성 심질환의 과거병력을 말하지 않고 치과치료를 받는 환자는 없다고 생각되지만, 그래도 주의를 게을리 해서는 안 된다. 선천성 심질환의 빈도는 약 1%정도 인데, 즉 출생 100명에 1명의 비율로 생긴다. 심실성 중격결손이 가장 많지만, 자연폐쇄도 많아서, 성인에서는 심방 중격결손이 가장 많다. 「북채 손가락」이라고 부르는 손가락증상은 폐암 등에서 많이 보이지만, Fallot 4징후 등의 청색증성 선천성 심질환에서도 나타난다. 성인의 청색증성 선천성 심질환 중에서 Fallot 4징후가 가장 많다는 것을 생각하면 간과해서는 안 된다. 치과치료에서 문제점으로서는 급격한 스트레스를 주어서는 안 되며, 심부전을 일으킬 수 있으므로 주의를 하여야 한다.

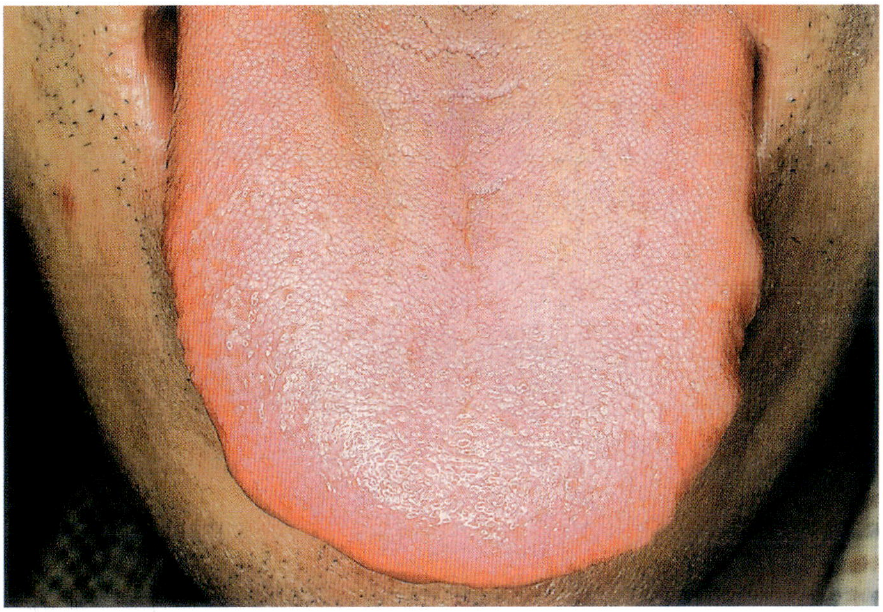

그림 1 47세 남성. 출생 때부터 심실중격결손(VSD)이라고 진단받았지만, 이대로 경과관찰 중임. 현재는 심장증상은 없다. 과거병력으로서는 고혈압증이 있다. 설진은 담홍설이고, 설체는 약간 반대胖大이며, 설태가 있고 설연에는 치흔이 보인다. 기허氣虛의 소견이 보인다.(三浦一惠 선생 사진 제공)

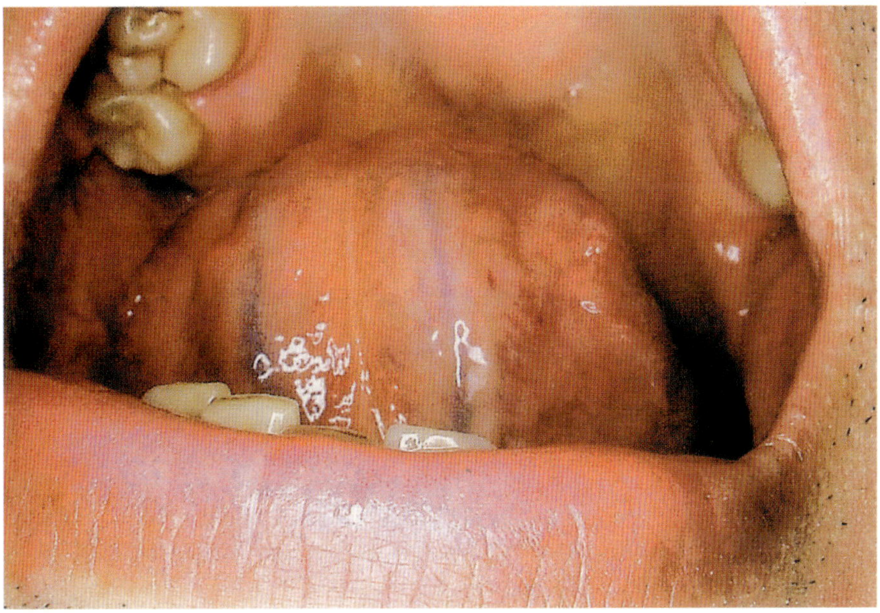

그림 2 혀 뒤 정맥은 현저하게 보이지는 않는다.(三浦一惠 선생 사진 제공)

소화기 질환

Digestive disease

전신 소견

일반적으로 소화기라고 하면 구강에서 직장, 항문까지를 말한다. 증상으로서는 가슴앓이, 가슴 답답한 느낌, 상하복부통, 구역질, 구토, 설사, 변비, 때로는 등의 통증 등 다양한 증상을 나타낸다. 소화기 질환은 일본인에게 특히 많은 질병이고, 증상이 가벼워도 결코 가볍게 여겨서는 안 된다. 치과치료에 직접 영향을 미치는 병태는 적다고 생각하기 쉽지만, 충분한 저작咀嚼을 못해서 생긴 위장장애 등 치과영역과 소화기와의 관련도 의외로 많다. 환자의 소화기증상에 대한 과거병력 조사와 환자의 구취와 설태 관찰 등을 통하여 비교적 쉽게 위장상태를 파악할 수 있기 때문에, 치료할 때는 물론이고 치과치료 후에 내복약의 투여 시에도 주의사항을 추가할 수 있다.

설진

혀는 「혀는 비위脾胃의 외후外候(체표의 표현)」라고도 표현하듯이, 소화영양기능과 관련되어 있으며 소화기의 이상에 대해서 다양한 양상을 보인다. 혀 증상에 의해 특정 병명까지 붙이는 것은 곤란하지만, 소화기의 이상을 아는 좋은 단서가 될 수 있다는 것을 염두에 두어야 할 것이다. 만약 비위의 기능이 저하되어 수水, 습濕의 정체를 초래하면 영양부족에 의해 설태가 두껍게 끈적이게 되기 때문에 식욕을 절제하지 않으면 안 된다. 그리고 수水의 정체가 현저해지면 혀는 비대해지고 치흔이 나타난다. 순환기능의 허탈 등에 의한 기혈양허氣血兩虛가 되면 전신의 영양상태 결핍에 의해 설체와 설색이 엷어지고, 이울러 태苔도 생기기 어려워져 이른바 태가 전혀 없는 경면설鏡面舌이라고 부르는 상태가 된다. 경면설이 되면 증상도 중하여지고, 전신쇠약이 심하여진다고 생각해도 좋다.

사진이나 혀의 상태를 참고로 하여 반복 검증함으로써 혀와 소화기의 관련을 보다 잘 이해할 수 있을 것이다. 혀 증상에 의해 환자의 소화기 상태를 파악하는 것은 환자와의 커뮤니케이션을 얻는다는 의미에서도 앞으로 치과치료에 참고가 될 것은 틀림없다.

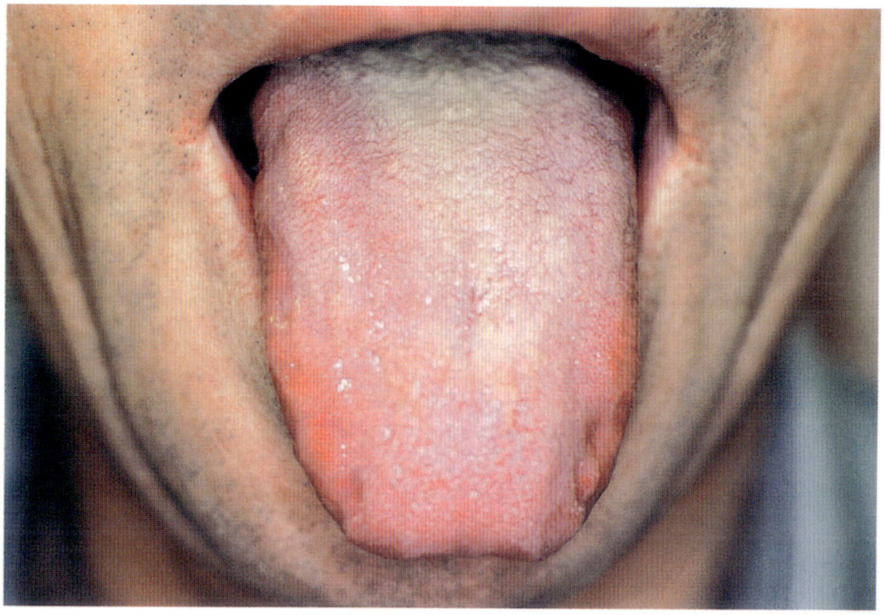

그림 1 위축성 위염 (62세, 남성)

설체는 약간 두껍고 설연에 치흔이 발견된다. 설태는 비위脾胃의 영역에서 발견되고, 특히 설근부에 두껍다. 이 증례는 진액津液의 이상과 함께 비위의 기능장애로 생각된다.

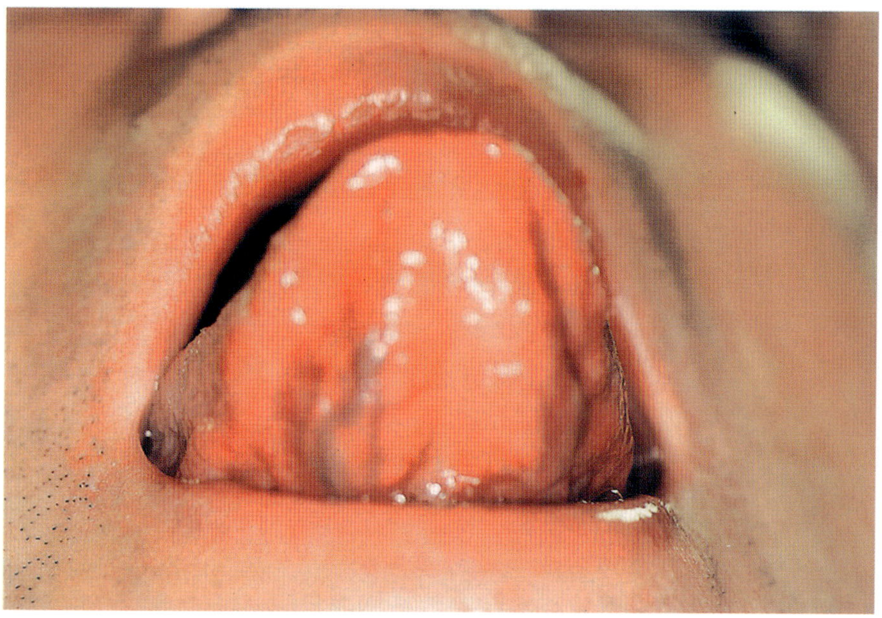

그림 2 혀가 취약하지만 혀 뒤 정맥에 의한 어혈은 발견되지 않는다.

뇌졸중 1

Stroke 1

뇌졸중이란 급성 뇌 순환장애로 두 개 내에서 일어나는 뇌출혈이나 혈전 등으로 일어나는 뇌경색이다. 여기서는 증례를 가지고 설명한다.

증례 1 (뇌출혈)

뇌출혈 증상발현 후 3년 경과한 40세 남성. 자립적인 일상생활을 하고 있으며, 집안의 일을 돕고 있다. 그러나 좌측 상하지와 안면에 감각마비가 있고, 구갈, 권태감, 어깨 결림, 두부 저림 등의 제 증상을 끊임없이 호소하고 있다.

생활리듬은 외출할 기회는 그다지 가지지 않으며, 차를 즐겨 자택에서는 목이 마를 리가 없지만 일을 하면서도 자주 차를 마시고 있다. 투약은 2년 전부터 받고 있다.

설진

부운 반대胖大의 인상을 가지고 있고, 자색을 띠고 있다(자설紫舌, 청자설青紫舌 **그림** 1). 체내에 수분이 정체하고 있는 상황이다. 수분을 충분히 섭취하고 있는데 비해서 운동량이 적기 때문에, 수분 흡수 · 배설의 대사불량을 일으키고 있을 가능성이 있다. 혀 뒤 정맥소견에서는 설맥이 불명료하고, 안색과 같이 담백한 설색이기 때문에 빈혈경향, 기 부족이라고 추측된다(**그림** 2).

구갈은 수분부족에서 생기지만, 오히려 수분이 과다한 경우에도 수분인 진액津液의 순환에 지나친 부담이 강요되기 때문에 생기는 일이 있다. 수분과다에 의한 구갈은 물을 섭취해도 구갈이 그치지 않게 되고, 오히려 기분이 나빠지는 사실에서 진단할 수 있다.

진료에서 주의할 점

운동에 의한 에너지 소비와 발한량이 부족한데 비해서 수분섭취가 많기 때문에, 수분 대사불량을 일으키고 있는 것으로 생각된다. 일상생활 중에 스트레칭이나 기공 등 무리하지 않는 범위에서 시작할 것을 고려한다.

본 증례의 경우, 구갈을 비롯한 부정수소不定愁訴는 운동량의 증가와 서클 등 사회에 참가하는 기회를 늘림으로써 감소되어 질 수 있다.

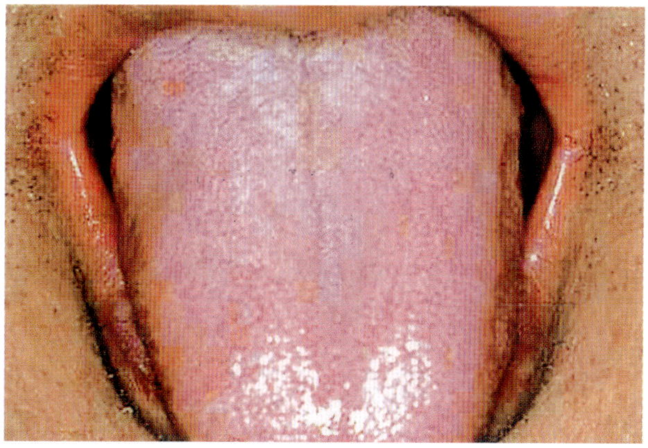

그림 1 혀소견

반대胖大를 나타내고, 자설의 양상을 보이고 있다. 수분 대사불량을 일으키고 있을 가능성이 있다.

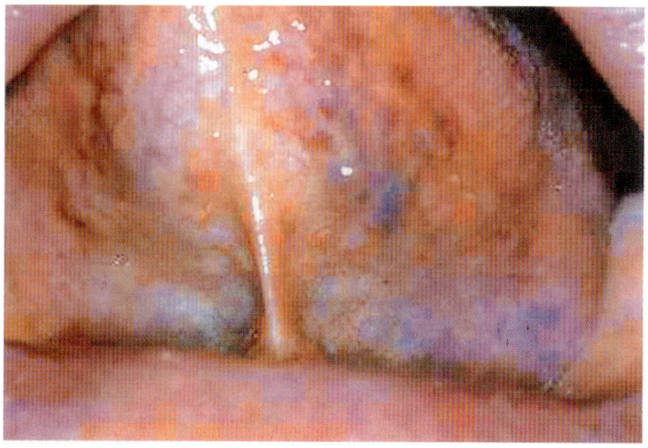

그림 2 혀 뒤 정맥소견

담백한 설색으로 설맥이 불명료하기 때문에 빈혈경향, 기의 부족으로 추측된다.

표 1 뇌졸중의 분류

출혈성 뇌혈관장애	폐색성 뇌혈관장애
1. 고혈압성 뇌내출혈 2. 거미막하 출혈 3. 기타 1) 혈소판감소증 2) 백혈병 3) 두부 외상 4) 뇌 기형	1. 뇌경색 1) 뇌혈전증 2) 뇌색전증 2. 일과성 허혈성 발작 3. 가역성 허혈성 신경탈락증

뇌혈관의 폐색이나 협착에 의해 혈관이 지배하는 영역의 조직이 허혈상태가 되어 괴사가 일어난 상태가 뇌경색이다. 예전의 일본은 뇌출혈로 인한 사망률이 뇌경색보다 많았지만, 1974년을 경계로 하여 뇌경색이 역전하였다. 식생활과 생활환경의 변화가 영향을 미쳤다고 생각되지만, 설진의 확실성을 높이기 위해서도 끊임없이 환자를 둘러싼 환경과 생활양식에 대하여 고려할 필요가 있다.

뇌졸중 2

Stroke 2

증례 2 (뇌경색)

뇌졸중, 오른쪽 편마비, 75세 남성. 이동은 휠체어를 사용하고 있다. 1년 전에 요양시설에 들어간 다음, 보통 때는 남과 대화할 기회를 갖지 못하고 있으며, 낮에는 복도에서 휠체어에 앉은 채 거의 움직이지 않고 지내고 있다(**그림 1**).

식사는 죽, 야채를 섭취하고 있고, 식사 중 입가에서 먹다가 흘리기도 하며, 구강 내 우측에 음식물이 낀 것이 눈에 띈다(**그림 2**).

설진

혀를 내밀었을 때 혀가 마비 쪽(오른쪽)으로 쏠린다(**그림 3**). 중추성 장애에서는 이와 같이 병소와 반대쪽으로 혀가 쏠린다(위축은 확인되지 않는다). 설하신경은 혀를 전방으로 내미는 기능을 가진 아래턱 설근을 지배하고 있다. 본 증례에는 설하신경의 우측이 마비되어 있다는 것을 가리키고 있으며, 혀의 운동장애가 있다는 것을 확인할 수 있다.

설체는 야위어 있는 인상을 나타내고 있다. 체내의 수분부족, 혹은 패기가 없는 상태이다. 자택과 요양시설에서의 장기 요양자, 혹은 대부분 침대나 휠체어에서 시간을 보내며, 생활이 단조로운 경우에 만나는 소견이다.

진료에서 유의할 점

섭식 · 연하에 있어서 저작시의 장애가 의심된다. 혀에 의한 음식물과 타액과의 혼합, 음식물 덩어리형성이 불량하다. 구음훈련, 혀 스트레칭 · 능동적 저항운동 등이 기능개선에 유효하다.

운동량이 부족한 관계로 목마름은 호소하지 않기 때문에 자연적으로 수분이 부족하게 된다. 아울러 수분이 공급된다고 하여도 적절한 운동량이 없기 때문에 대사불량이 생기기 쉽다. 외출 기회를 주고 요양시설의 레크레이션에 참가하는 등, 하루의 생활에서 약간의 강약조절이 필요하다. 이렇게 하여 기氣, 진액津液의 정체를 막는 방법을 검토하여야 한다.

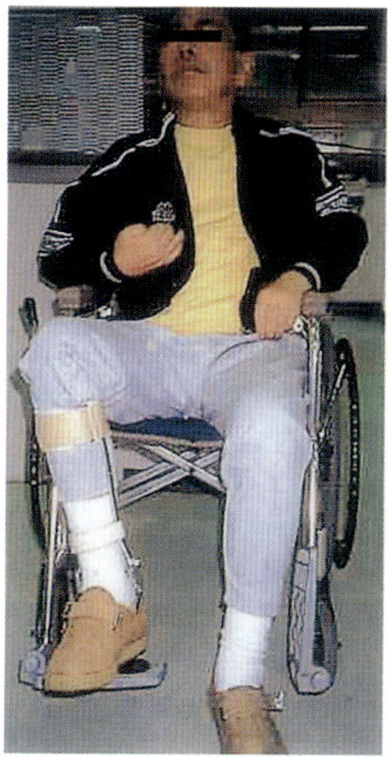

그림 1 전신 소견

70세 남성, 우측 마비. 낮에는 휠체어에 앉아 있을 뿐이고, 거의 다른 사람과 교류를 갖지 않는다.

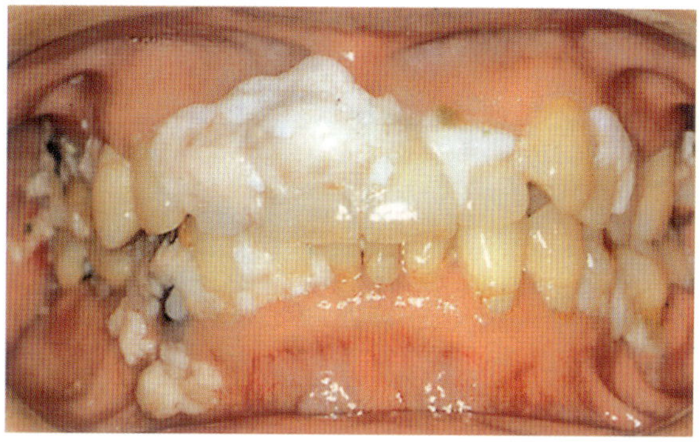

그림 2 구강 내 소견

음식물 찌꺼기는 마비쪽(우측)에 붙어있다.

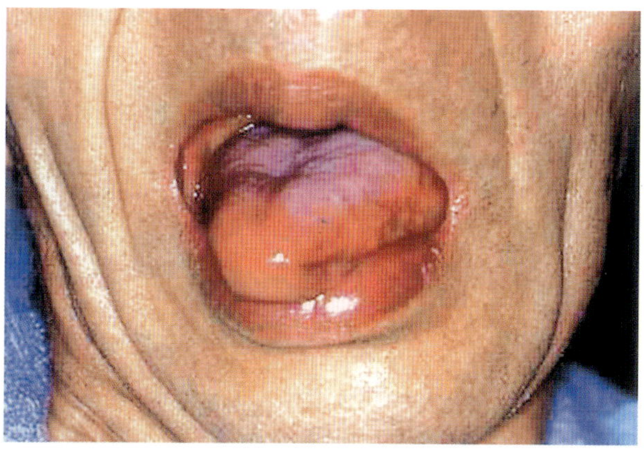

그림 3 혀 소견

혀를 내밀었을 때에 마비 쪽으로 쏠리는 현상에서 저작 장애라는 것을 알 수 있다. 설체는 야위어 있고, 활력이 없는 상태이다.

파킨슨병

Parkinson's disease

전신 소견

파킨슨병은 50~60대에 많고, 연령과 함께 증상이 진행하여 죽음에 이르는 난치병이다. 인구 10만명 당 40~50명의 발병률이다. 증상으로서는 근육이 굳어지면서 위축된다. 이 때문에 운동성 저하와 손 떨림, 보행 장애, 전신동작 완만, 가면 같은 얼굴, 뚜렷하지 않은 언어가 나타난다. 그러나 지적활동은 손상되지 않 는다[1].

병태로서는 중뇌의 흑질과 대뇌의 뇌 기저핵의 신경세포에 변성이 발견되고, 신경세포 수의 감소와, 나머지 신경세포 가운데 레비(Lewy)소체라고 하는 이상한 물질이 보인다. 파킨슨병의 증상은 흑질에 있는 신경세포의 수가 감소하는 것이 원인으로 일어난다. 이 세포는 도파민을 뇌의 기저핵이라고 부르는 부분에 있는 선조체에 보내어, 원활한 수의 운동을 하기 위해서 중요한 기능을 담당하고 있다. 선조체 가운데서는 신경전달물질인 아세틸콜린이 다른 신경세포에 자극을 보내어, 정상적인 수의운동에 중요한 역할을 하고 있다. 파킨슨병에서는 이 신경세포에는 이상이 없지만, 상대적으로 아세틸콜린을 사용하는 신경세포 활동의 균형이 무너진 상태이다. 아울러 이 신경세포가 장애를 받아 흑질의 검은 색이 옅어진다. 그리고 도파민도 감소한다.

혀 소견

혀 소견으로서는 근육의 위축에 동반하여 혀의 작용도 저하된다. 이 때문에 설유두의 위축에 의한 평활설平滑舌이 보이기도 하고, 빈혈경향의 소견도 잘 나타난다. 또한 진행하면 혀의 작용이 장애를 받아 연하력이 저하됨으로써 훨씬 많이 끈적해진 타액이 설점막에 보이는 일도 있다(**그림 1, 그림 2**).

치료

치료로서는 주로 L-dopa제가 사용된다. L-dopa제는 증상을 완화시키지만, 진행을 멈추게 하지는 않는다. 남성의 성행동 자극작용이 있다. 한방약 치료로서는 근육의 진전振戰 · 고축固縮을 동양의학에서 말하는 간肝의 실조로 받아들여, 제일선택으로서 억간산抑肝散이 이용된다. 진전 · 고축이 심하면 작약을, 무동無動이나 억울抑鬱이 강하면 후박厚朴을 더 한다[2].

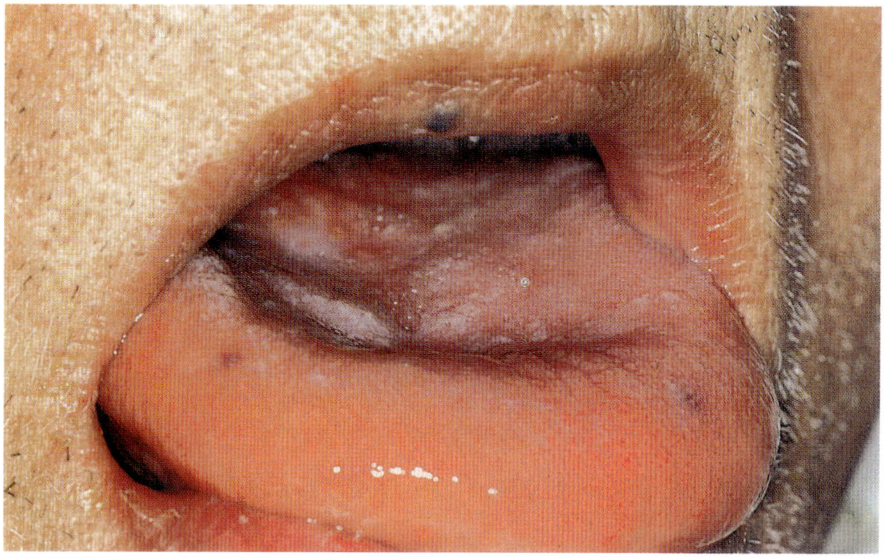

그림 1 파킨슨 병 환자의 혀 소견

점성타액이 고여 있다. 혀의 색깔도 약간 담백설을 보이고, 움직임이 적다.

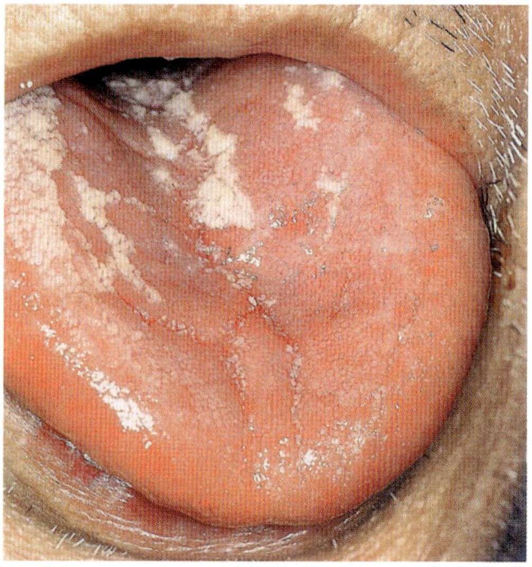

그림 2 파킨슨병 환자

혀의 움직임이 저하되어 있다. 지도모양 혀地圖狀舌의 소견도 있고 설유두도 위축 경향이다.

<참고문헌>

1) 개호지원 전문원 텍스트 편집위원회 편 : 개호지원전문원 기본텍스트 제2권, 장수사회개발 센터, 東京, 2000, 32
2) 일본동양의학회 학술교육위원회 편 : 입문한방의학, 南江堂, 東京, 2003, 201-202

정신분열증 환자

Schizophrenia

전신 소견

육체적인 면, 심리적인 면에서는 대부분 콘트롤되고 있기 때문에 뭔가 보통 사람과 다른 바가 없지만, 가료 중에 있거나, 행동불안이거나, 무언가에 불편을 나타내는 일이 많다.

설진

정신질환을 가진 구강증상의 특징으로서 대부분의 경우는 향정신약의 영향으로 구갈을 나타내고, 이 구강건조 때문에 다발성 우식, 치주병을 가진다. 설진 소견에서는 ①설질(설체)는 힘이 없고, 색깔은 담백에서 핑크로 광택이 없으며, 비대하여 골溝이 많고 깊다. 유두는 위축경향을 보이고, 움직임은 완만하여 정지 시에는 진전振戰을 보이기도 하고, 이상운동증을 가지는 경우가 있다. ② 설태는 무태에서 황색 혹은 흑색이태로 건조하다. ③ 혀 뒤 정맥은 일정치 않지만, 빈혈을 동반하는 허혈경향을 나타낸다든지, 혹은 어혈을 동반하여 노창경향을 나타낸다.

진료에서 주의할 점

향정신약에는 국소마취약에 들어가는 혈관수축약 등 에피네프린과의 관계가 나쁜 것이 있다. 이것은 혈중농도의 상승에 의한 빈맥, 이상 고혈압, 정신증상의 악화 등 원인이 되기 때문에 세심하게 주의하여야 한다. 특히 이들 약제들은 정신분열증, 우울병, 우울증상 등에서 고빈도로 대량 처방되는 일이 있다.

주의를 요하는 약제

- 페노티아딘 유도체
- 부틸페논 유도체
- 항우울제
- 항불안제
- 불면증 치료약

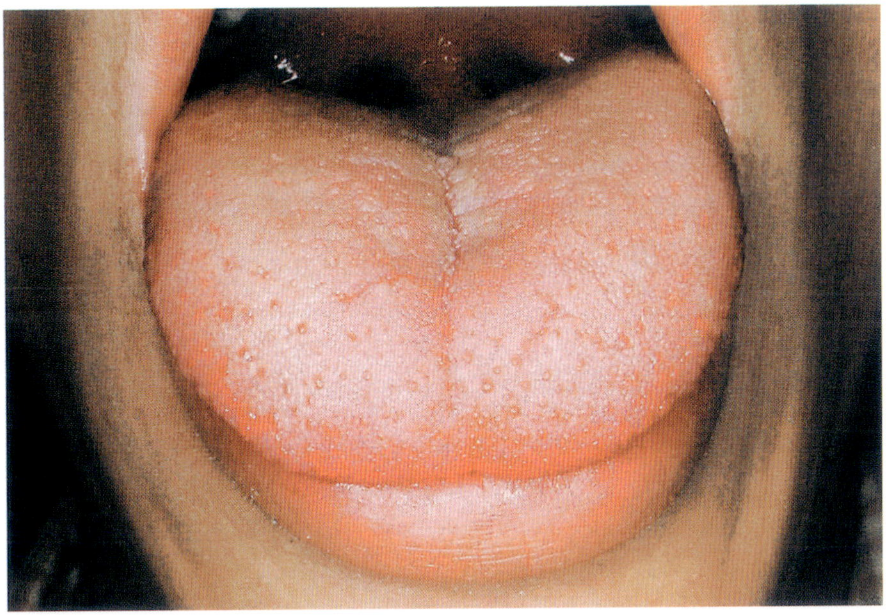

그림 1 환자는 통합실조증 때문에 향정신약을 정신과에서 7종류 처방받고 있으며, 장기 복용으로 구강건조를 가지고 있다. 증상이 좋아지면 치과치료를 위해 내원하였다. 혀를 날름거리는 농설벽弄舌癖도 있고, 설첨과 혀 가에 건조에 의한 염증증상이 보인다.

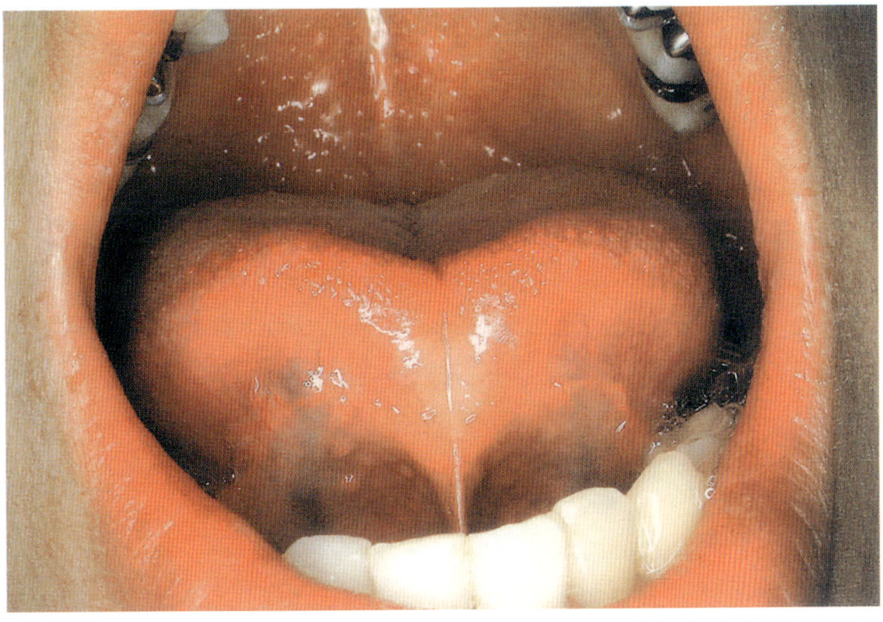

그림 2 본 증례에서는 설소대가 짧아 혀의 거상이 잘 되지 않고 있다. 혀 뒤 정맥은 뚜렷하게는 보이지 않지만, 구강전체가 복용하고 있는 약의 부작용으로 생각되는 건조를 나타내고 있는 탓인지 점막전체가 발적되어 있다.

구강 이상운동증

Oral dyskinesia

특징

고령자에게 나타나는 혀, 구순을 끊임없이 불규칙적으로 움직이고 있는 불수의 운동을 총칭한다. 이것은 말초적인 원인과 중추적인 원인, 그리고 그 혼합, 약제의 부작용으로서도 나타나는 일이 있다. 자연발생적으로 일어나는 경우는 동맥경화에 의한 뇌의 기저핵 병변으로 추측 된다[1]. 약제로서는 향정신약, 혈압강하제, L-dopa제, 항콜린계 항파킨슨제 등에서 유발된다. 항파킨슨약의 L-dopa제의 부작용으로 나타나는 빈도가 높고, 의치를 장착하고 있는 환자에게는 성가신 현상이다.

설진

불수의 운동은 혀, 구순 또는 안면의 기묘한 운동으로, 사지와 어깨의 춤추는 것 같은 운동을 동반하는 일이 있다. 따라서 심한 경우에는 구순과 혀의 깨 물은 흔적을 보는 일이 있다. 혀를 입 밖으로 내밀라고 하여도 생각대로 내밀 수가 없어 진단을 곤란하게 하는 일이 있다. 혀를 내밀 수 있어도 완전히 자기 의사에 반하여 혀를 위로 치켜들거나 하여, 거의 입 밖으로 내미는 것이 불가능하게 되는 일도 있다. 이런 경우에는 무리하게 요구하지 않는다.

증례

70세 여성. 극도로 야위어 있고 아주 심한 파킨슨병으로 자택 요양 중인데, 왕진으로 치과진료를 의뢰하였다. 초진 시 환자는 불수의 운동 때문에 의자에 등을 기대고 앉은 채 끈으로 묶여있었다. 얼굴을 고정할 수 없어 보조자의 손으로 머리를 고정한 채 혀를 내밀라고 하여도 좀처럼 할 수 없었다. 문진을 하는 중에 차츰 긴장이 풀어져 겨우 혀를 내밀 수 있게 되었다(**그림 1, 2**).

치아는 몇 개 구강 내에 있었지만, 치석과 다발성 우식이 보이고, 청소상태는 극히 불량하였다. 이런 경우에는 보호자가 구강청소를 가르쳐 조금이라도 구강환경을 청결히 유지하도록 하여야 한다.

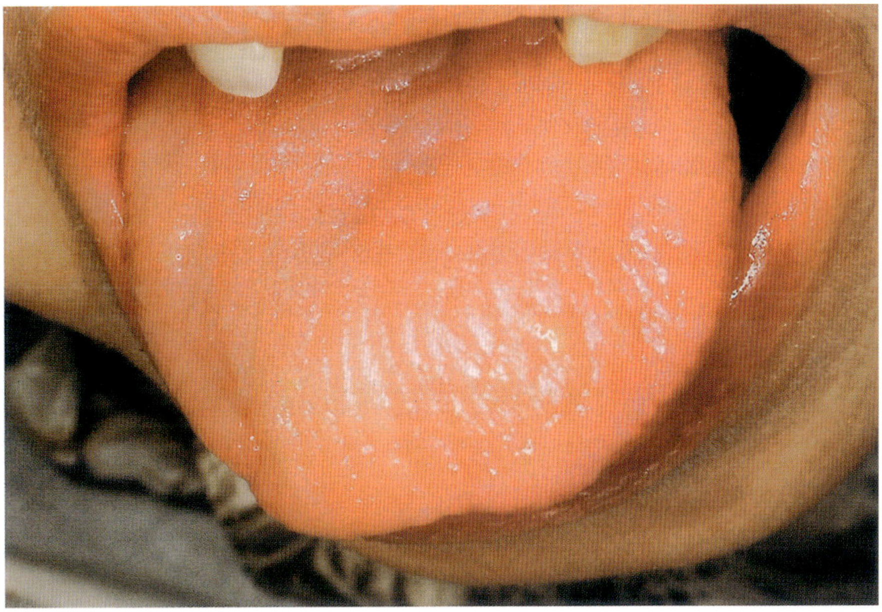

그림 1 구강 이상운동증 환자의 설진 소견

혀는 좌우비대칭이고, 설질은 빈혈 기미가 있으며, 설유두는 위축되어 부분적으로 보이지 않고, 아주 심한 구강건조를 나타내고 있다.

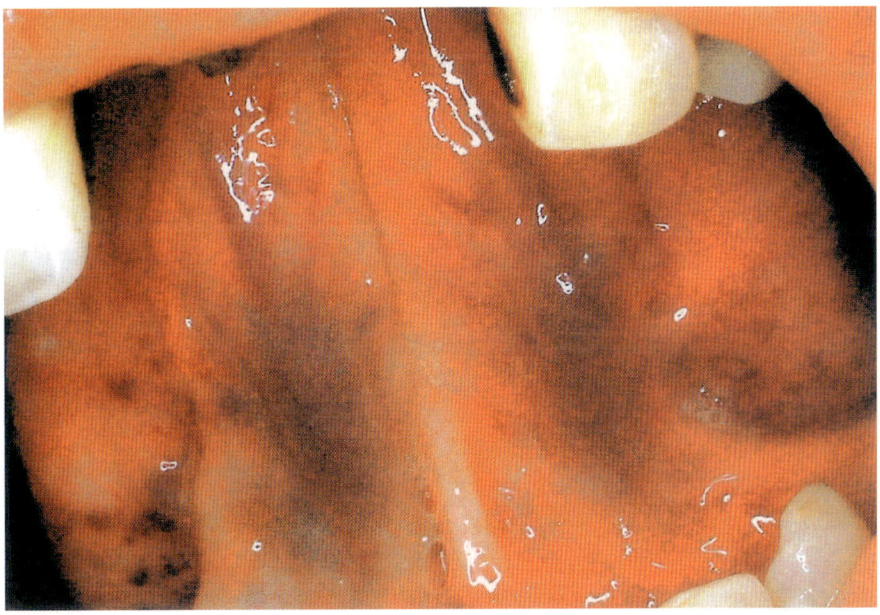

그림 2 설하면은 정맥의 노창이 보이지만, 여러 군데에 어혈이 보이기 때문에 말초순환부전이 시사되었다.

<참고문헌>

1) 白川正順, 古屋英毅 : 질환을 가진 사람의 치과 핸드북, 퀀텍센스 출판, 동경, 2001, 61-62

갑상선기능 저하증

Hypothyroidism

갑상선은 경부후두 바로 아래에 있으면서, 체내 대사를 콘트롤하고, 칼슘 균형을 조절하는 호르몬을 여러 종류 분비하고 있다. 이 호르몬들은 타이록신(T_4), 트리요오드타이로닌(T_3), 칼시토닌 등이다.

전신 소견

갑상선기능 저하증은 갑상선 호르몬의 합성, 분비가 저하되어 발병하는 것으로, 선천적으로 갑상선호르몬이 결핍되는 크레틴병과 피부에 특이적인 변화가 일어나는 점액수종을 주요 증상으로 하는 성인 갑상선기능 저하증이 있다. 갑상선기능저하는 하시모토橋本병에서도 생기는 일이 있다. 점액수종은 피하에 글리코사미노글리칸이 축적되고, 압박하여도 압흔을 남기지 않는 상태로 성인형의 전형적인 증상이다. 증상은 가벼운 것에서 심한 것까지 다양하며, 가장 심한 증상을 점액수종이라 부르며 응급치료를 요한다. 심장질환을 합병하여 심장면역력의 저하와 심부전 상태를 나타내는 일도 많다[1].

초기증상으로서는 탈력감과 피로, 추위에 견디기 어려운 한냉 불내증, 체중증가, 우울, 관절 혹은 근육통, 얇게 쪼개지기 쉬운 손톱, 얇아지는 두발, 창백한 안색 등이 있다. 초기를 지나면 보통 속도로 말할 수 없고, 건조하여 잘 벗겨지는 피부와 혹은 피부가 두꺼워지는 것이 보인다. 그리고 얼굴과 수족의 부종과 미각저하, 취각저하 등도 나타나게 된다.

이 질병에 관련하여 발생할 가능성이 있는 증상으로서 혀의 꼬임, 전신 종창, 거무칙칙한 안색, 부자연스런 몸동작, 관절경직, 난청, 고혈압, 식욕부진 등이 있다.

구강 내 소견

구강소견으로서는 구강 내 건조와 혀 비대 등도 보이는 일이 있다.

치료

치료로서는 레보치록신나트륨(T_4)와 리오치로닌나트륨(T_3) 등이 사용되고, 한방제제로서는 대사의 저하에 대하여 보중익기탕補中益氣湯이나 진무탕眞武湯, 냉증과 혈행불량에 대해서 당귀작약산當歸芍藥散이나 계지복령환桂枝茯苓丸 등이 응용 된다[2].

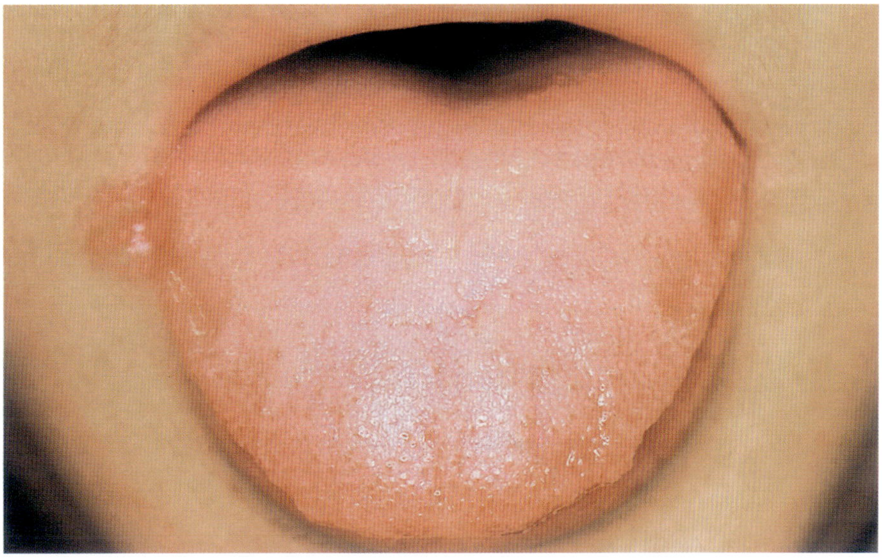

그림 1 40세 여성. 하시모토병으로 갑상선기능저하를 병발하고 있었다. 빈혈, 저혈압, 서맥, 권태감, 아침 기상이 괴롭고 언제나 졸음을 가지고 있다. 체형은 물살의 양상을 띠고 있다. 설진에서는 설질은 반대胖大하고 치흔을 가지며, 혀 가에는 어혈을 보이고 있다. 구각염이 잘 생기고, 치료가 잘 되지 않는다.

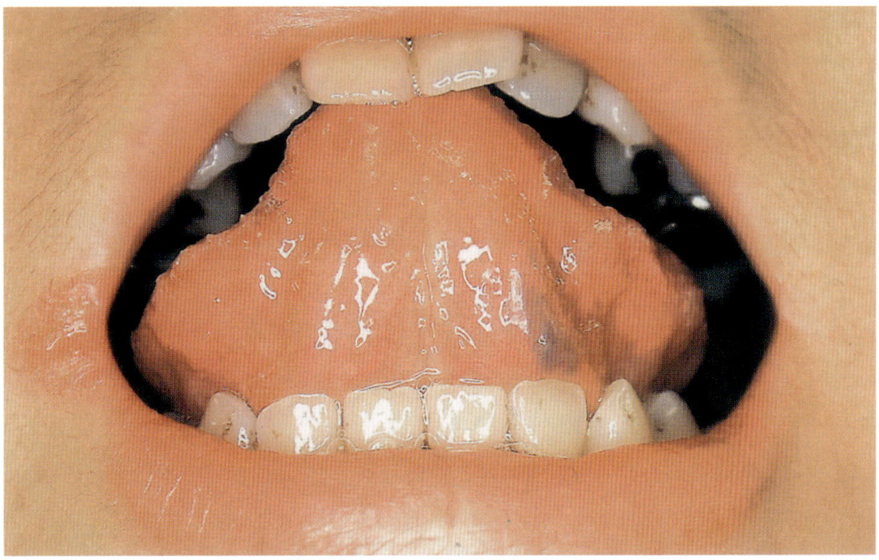

그림 2 혀 뒤 정맥은 눈에 띄지 않고, 환류가 나쁘며, 혀 뒤 전체 점막하 조직은 부종양상으로 투명해 보이는 모습을 보이고 있다. 혀를 내밀거나 돌리는 등의 요구에 대하여 민첩성이 부족하다는 느낌이 있었다.

<참고문헌>

1) 高北義彦, 大曽根洋 편저 : 일본치과평론 별책, 전신질환을 가진 환자의 대처법, 中川圭介 ; 갑상선기능장애, 일본치과평론사, 東京, 1996, 187−190

2) 花輪壽彦 편저 : 한방진료 레슨, 金原出版, 東京, 1995, 133

5. 내분비 질환 ②

갑상선기능 항진증

Hyperthyroidism

전신 소견

갑상선기능 항진증은 갑상선에서 갑상선 호르몬이 너무 많이 나오기 때문에 전신 세포의 신진대사가 이상하게 높아지는 질병이다. 정상에서는 갑상선호르몬의 양은 뇌하수체에서 나오는 갑상선 자극호르몬(TSH)이라는 호르몬의 양으로 조정되어, 갑상선 호르몬이 적절한 양이 되도록 콘트롤되고 있다.

혈중의 갑상선 호르몬 농도가 높아지면 갑상선 중독증을 초래한다. 대부분은 바세도우병으로 여성에게 호발 한다. 갑상선 중독증이 급성으로 악화된 갑상선 발증(thyrotoxic crisis)은 그 자체가 드물기는 하지만, 사망률이 높다. 임상증상은 갑상선의 비대, 안구돌출, 빈맥의 3대 징후가 된다[1].

대부분의 갑상선기능 항진증은 갑상선세포의 표면에 있는 갑상선자극호르몬 수용체에 대한 항체(갑상선 수용체 항체)가 생기면서 일어나는 자가면역질환으로 알려져 있다. 이 갑상선수용체 항체(TBII, TRAb)라는 병적인 단백은 갑상선 호르몬을 많이 내도록 자극한다.

바세도우병은 남녀비 1 : 5 로, 여성에게 많으며, 발병은 20~40대에 많다고 알려져 있다.

증상

증상으로서는 동계, 빈맥, 땀 흘림, 습한 피부, 많이 먹는데도 야윔, 손가락이 떨린다, 쉽게 피로하다, 더위를 많이 탄다, 초조해서 안정이 안 된다, 변비 · 설사 경향, 불면증 등이 있다. 월경과소, 무 월경으로 되기 쉽다. 빈맥이 계속되면 맥이 흐트러지고, 나아가 심부전을 일으키는 일도 있다. 안구돌출이나 눈빛이 예리해진다는 등은 유명한 증상들이고, 골다공증으로도 되기 쉽다. 남성에서는 약 10%에 주기성 사지마비가 보인다. 대부분 갑상선은 부어서 커져 있지만, 붓는 정도와 질병의 중증도와는 반드시 일치하지는 않는다.

구강 내 소견

구강 내에서 특유의 소견은 보이지 않지만, 혀 떨림이 나타나는 일이 있다.

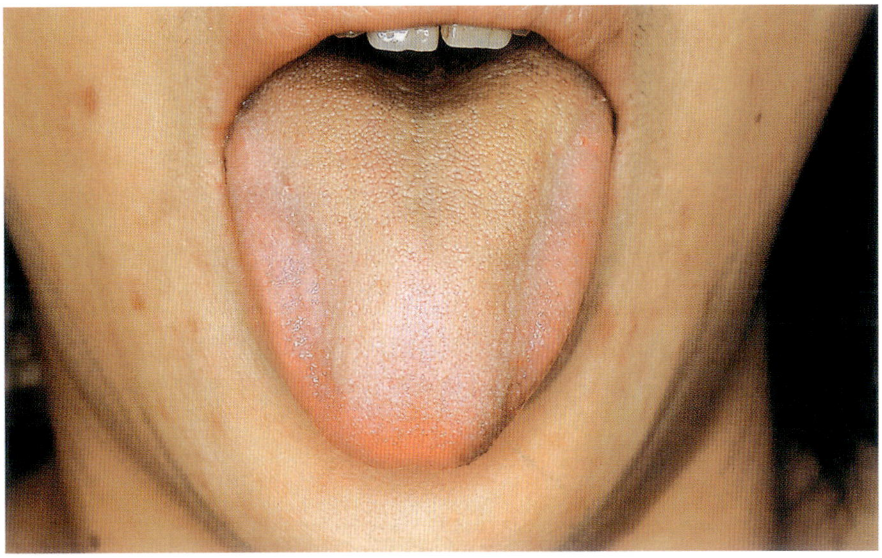

그림 1 49세의 여성으로 원래부터 편두통을 가지고 있었지만, 수개월 전부터 동계, 숨참, 빈맥, 손도 떨리게 되었다. 혀 소견에서 설질은 약간 야위어 있고, 황설태를 갖는다. 전경부前頸部는 약간 종창腫脹되어 보인다. 내과에 의뢰하였더니 갑상선기능항진증으로 판명되었다.

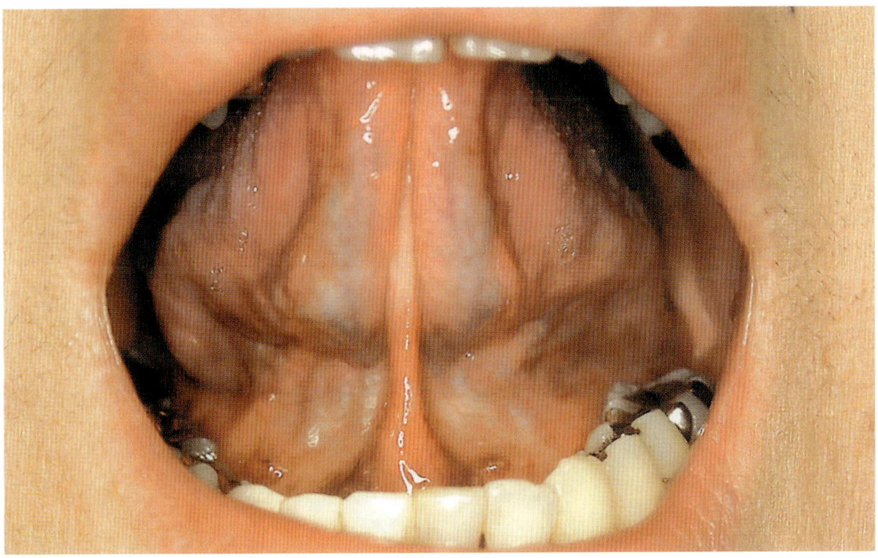

그림 2 혀 뒤 정맥은 노창되어 나타나지는 않지만, 야위어 있고, 약간의 떨림이 보인다. 내과에서 메티마졸TM을 처방받아 증상의 개선이 나타나고 있다.

<참고문헌>

1) 高北義彦, 大曾根洋 편저 : 일본치과평론 별책, 전신질환을 가진 환자의 대처법, 中川圭介 ; 갑상선 기능장애, 일본치과평론사, 東京, 1996, 187-190

6. 대사계 질환 ①

당뇨병

Diabetes

당뇨병은 인슐린 분비장애와 인슐린 기능 장애가 원인으로 생기는 대사 장애이며, 고혈당을 특징으로 하는 증후군이다. 증상으로서는 구갈, 다뇨, 다음多飮, 전신권태감이 있고, 심해지면 체중감소, 의식장애, 혼수 등이 나타난다. 합병증은 피할 수 없으며, 시력장애, 신경통, 동맥경화, 하지통 등이 심각하게 된다.

증례

그림 1은 70세 여성, **그림** 2는 74세 여성으로 둘 다 10년째 당뇨병 치료를 받고 있다. 당뇨병약 이외에 혈압강하제, 수면제, 위장약, 완화제 등 10종류의 약제를 복용하고 있으며, **그림** 2는 인슐린으로 혈당을 콘트롤하고 있다.

설진

그림 1의 혀는 중앙에서 앞부분으로 습윤한 얇은 흰 태가 보인다(백이태白膩苔). 이것은 소화기관 계통에 장애가 일어나고 있는 상황이다. 또한 설질(혀 가장자리)은 홍설의 양상을 띠고 있으며, 이것은 열이 체내에 있다는 것을 나타내고 있다. 마찬가지로 **그림** 2도 백이태의 양상을 보이고 있으며, 설질은 담백설이다. **그림** 1보다도 기氣가 부족하여 있어, 병태로서는 이쪽이 중증이다.

양자에게 공통된 점은 설후방에 흑록색의 설태가 있다는 점과, 혀 뒤 정맥 소견으로서는 좌우 비대칭의 혀 뒤 정맥과 노창이 관찰되는 것이다(**그림** 3). 당뇨병은 많은 장기에 장애를 일으키지만, 초기 단계에서는 소화기관에 영향이 나타나기 때문에 우선 백태가 생긴다. 더 나아가면 소모성질환의 양상이 심해지고, 혀 안쪽에서 흑태가 관찰되게 된다. 설질은 당뇨병의 중증도에 따라 한결같지는 않지만, 증상이 진행 중일 때는 홍설을 띤다. 병상이 더 진행하여 야위게 되면 담백설의 양상을 보이는 인상이 있다.

진료에서 유의할 점

당뇨병 환자는 여러 증상이 있기 때문에 많은 약제를 복용하고 있는 경우가 많다. 그러나 장기간 복용으로 부작용이 눈에 띄는 예가 있는 것도 부인할 수 없다. 구강기능에 관

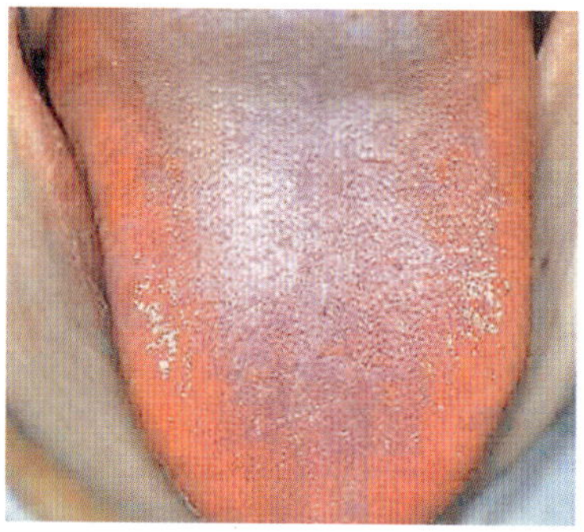

그림 1 **혀 소견**

70세 여성, 10년째 당뇨병 치료를 받고 있다. 백이태를 확인하고, 설질은 홍설의 양상을 보이고 있으며, 이것은 열이 체내에 있다는 것이 의심된다.

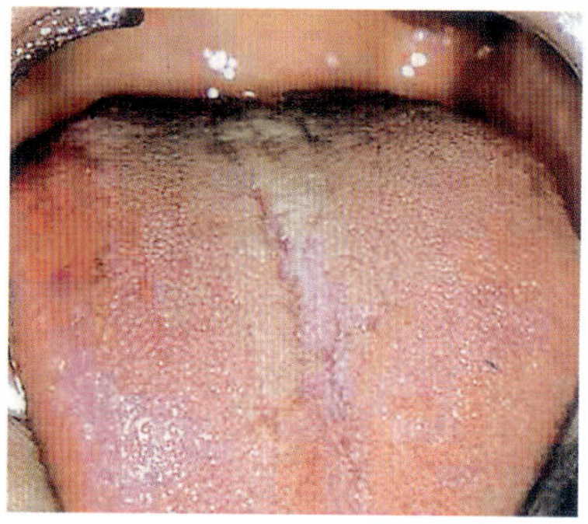

그림 2 **혀 소견**

74세 여성, 그림 1과 같이 10년째 당뇨병 치료를 받고 있다. 백이태이지만, 설질은 담홍색이고, 기가 부족하여 있고, 증상으로서는 중증임을 추측할 수 있다.

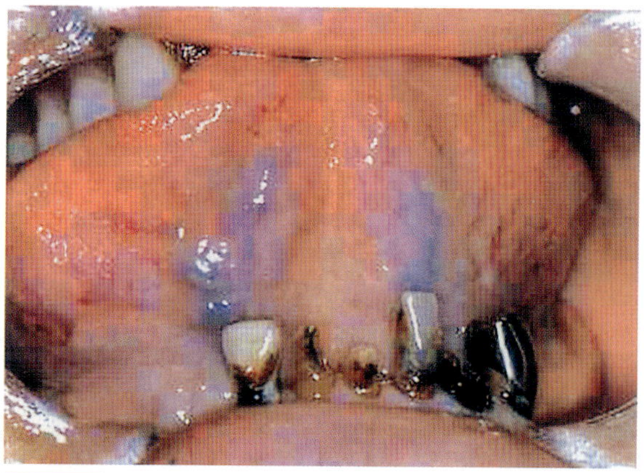

그림 3 **혀 뒤 정맥舌裏靜脈 소견**

좌우비대칭인 혀 뒤 정맥과 노창이 관찰된다. 또한 구강 청소상태가 나쁘면 당뇨병환자에서는 우식의 진행도 빠르고, 때로는 아주 심한 우식이 보이는 일도 많다.

해서는 구갈, 미각장애, 혀의 감각이상 등이 일어나게 된다. 또한 수면장애, 위장장애, 배설장애 등 환자의 호소는 끊이지 않으며, 증상호소 만큼 더 많은 약제가 처방되고 있다.

치과에서는 설진을 참고로 하여 병태의 진행을 파악하고, 구강기능에 뚜렷이 본래 당뇨병 증상과는 다른 수반증상이 발견되면 주치의에게 약제의 재검토를 말하든가, 아니면 환자에게 임의로 약제 콘트롤을 제안하여야 한다.

비만과 수면무호흡증후군

Obesity and Sleep-apnea Syndrome

전신 소견

비만 : 비만의 원인은 극히 특수한 경우를 제외하고 일반적으로 과식이 최대의 요인이다. 비만의 지표에 BMI (Body Mass Index)=체중(kg)÷신장(m)×신장(m)을 이용하는 경우가 많다.

BMI는 22를 평균(표준적)으로 하여 그 이하를 야윈 형, 그 이상을 비만형으로 한다. 그러나 BMI에서는 물살이라든가, 지방 살이라든가 하는 것은 불분명하다.

동양의학적으로는 비만을 수독水毒, 식독食毒에 의한 것으로서 해석한다. 그리고 음양허실한열, 어혈과 변비 등도 고려하여 진찰한다. 비만의 대부분은 실증경향을 보인다.

중의학에서는 비만체질을 주로 신腎과 비脾의 두 장기에서 일어난다고 생각한다. 과식하게 되는 것은 위胃의 열이 왕성하다고 생각된다.

또 하나는 「기허氣虛」의 물살 타입의 비만. 이것은 신체 기능이 전체적으로 나빠서, 먹은 것이 대사되지 않는 상태이다.

수면무호흡증후군 : 수면 1시간 당 10초 이상의 무호흡 상태가 5회 이상 일어나든가, 아니면 하룻밤(7시간) 수면 중에 무호흡 상태가 30회 이상 일어나는 경우를 수면무호흡증후군(SAS ; Sleep Apnea Syndrome)이라고 진단한다. SAS는 폐색형, 중추형, 혼합형으로 분류한다. 가장 많은 것이 폐색형인데, 즉 상기도의 폐색으로 무호흡, 저호흡이 일어난다. 원인으로서는 비용鼻茸, 비중격 만곡증, 코 알레르기, 아데노이드 증식증, 구개편도비대, 구협口峽형태 이상, 거대설, 소악小顎증 등이 거론된다.

비만, 다운증후군, 갑상선기능 저하증에서는 거대설이 자주 보이는데, 이는 설근 침하로 상기도가 폐색되기 쉽고, 수면장애의 원인이 된다. 중추형은 뇌 호흡중추의 활동저하가 원인으로 호흡근 운동이 정지되는 타입이다. 이것은 일반적으로 뇌간의 호흡중추기능 저하가 원인이 된다. 혀의 크기는 정상인 경우가 많다.

설진

비만자와 폐색성 수면무호흡증후군에서는 설체가 정상보다 두꺼워, 대부분 구강 내를 점령하고 있는 양상을 띤다. 이 경우, 치흔이 보이는 경우도 많다.

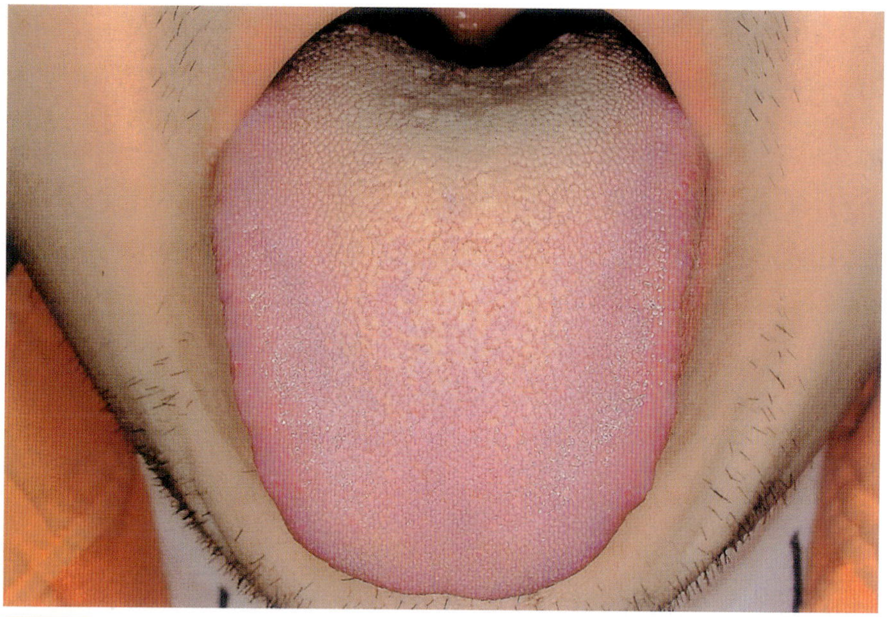

그림 1 비만증의 혀 소견

혀는 크고, 치흔이 보인다.

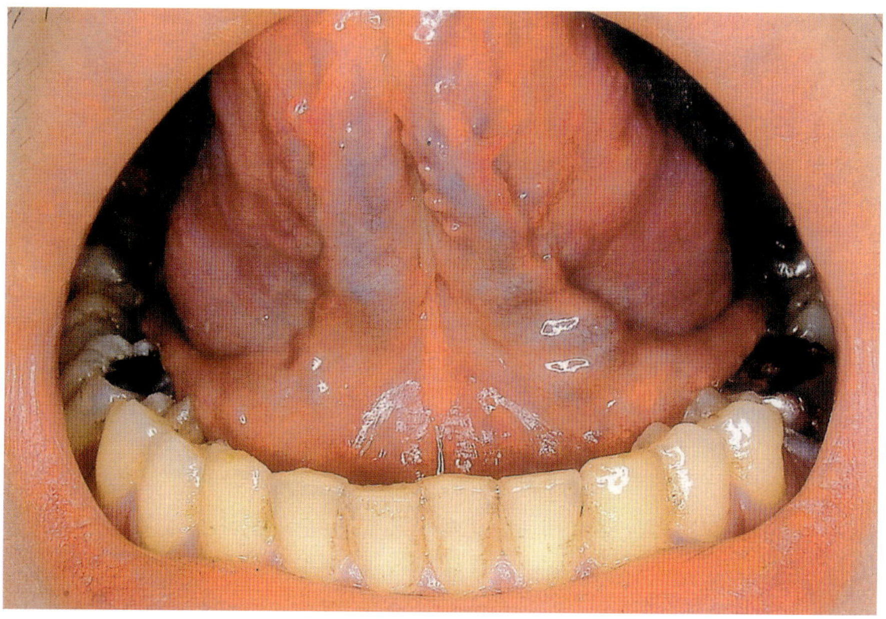

그림 2 비만증의 혀 뒤 정맥 소견

혀 뒤 정맥은 노장하고 있다.

상기도염

Upper respiratory inflammation

전신 소견

상기도의 감염증 중, 만날 기회가 많은 것은 이른바 감기에서 급성 비염, 급성 인두염의 형태이다. 상기도는 비강, 인두, 후두에 일어나는 염증이다. 콧물, 코 막힘, 기침발열, 인두부 통증, 호흡음의 천명喘鳴, 혀에도 변화가 일어난다. 경부 림프절 종창, 구토, 설사 등을 동반하는 일도 있다. 더 진행되면 중이염, 부비동염, 이 보다 더 진행하면 기관지염, 폐렴 등을 병발하는 일도 있다. 원인으로는 일반적으로 90%가 바이러스에 의한 것이고, 나머지 10%는 세균에 의한 것이다. 바이러스로서는 인플루엔자, 파라인플루엔자, RS, 아데노, 에코, 콕사키헤르페스, EB 등의 보고가 있다. 세균으로서는 용연균溶連菌, 폐렴구균, 인플루엔자균이 알려져 있다.

설진

초기증상 : 혀끝만 붉다(**그림** 1).

발열이 있는 경우 : 황태. 설첨부도 붉은색이 늘어난다.

식욕이 떨어지고 있을 때 : 소화기능이 떨어지면 엷은 황색태가 형성된다(**그림** 2).

열이 내려지더라도 혀끝이 붉게 되는 경우가 있다.

진료에서 유의할 점

혀를 진찰함과 동시에 인두를 살펴볼 것을 권한다. 이른바 상기도염이란 일반적으로 코감기이지만, 염증증상이 심하게 나타나면 인두부, 편도선 등이 붉게 붓고, 발열하여 체력 소모도 크다. 특히 소아환자에서는 중태에 빠지면 의식장애나 죽음에 이르는 경우도 있기 때문에 재빠른 대응이 중요하다.

따라서 설근부는 인두부를 포함하여 림프선이 풍부하게 있기 때문에, 혀뿐만 아니고 인두를 포함하여 전체를 관찰할 필요가 있다. 소견에 따라서는 환자에 대한 병태를 설명하고 타과로의 의뢰, 주치의로서의 조언을 하면 좋다. 경부 림프절의 종대에도 주의를 한다.

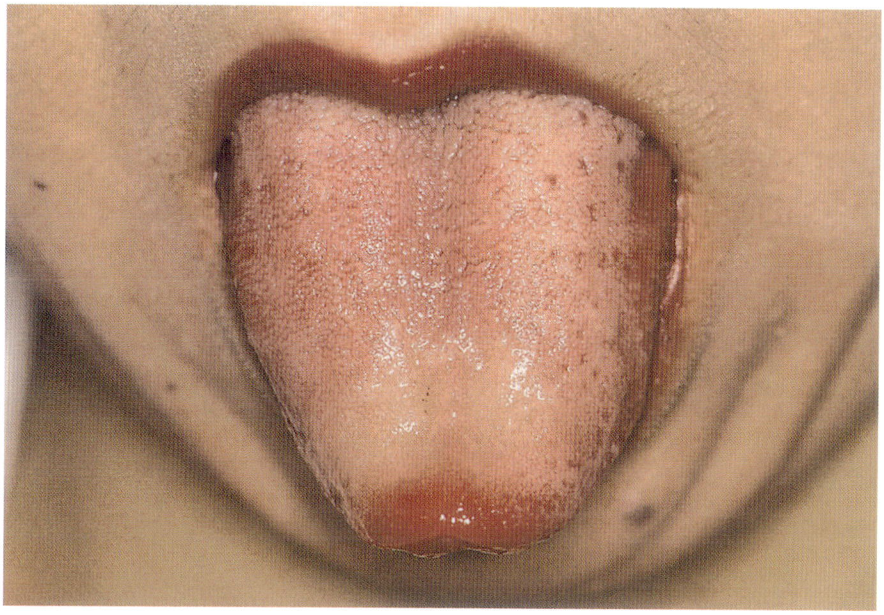

그림 1 초기증상

설첨부만 붉다.

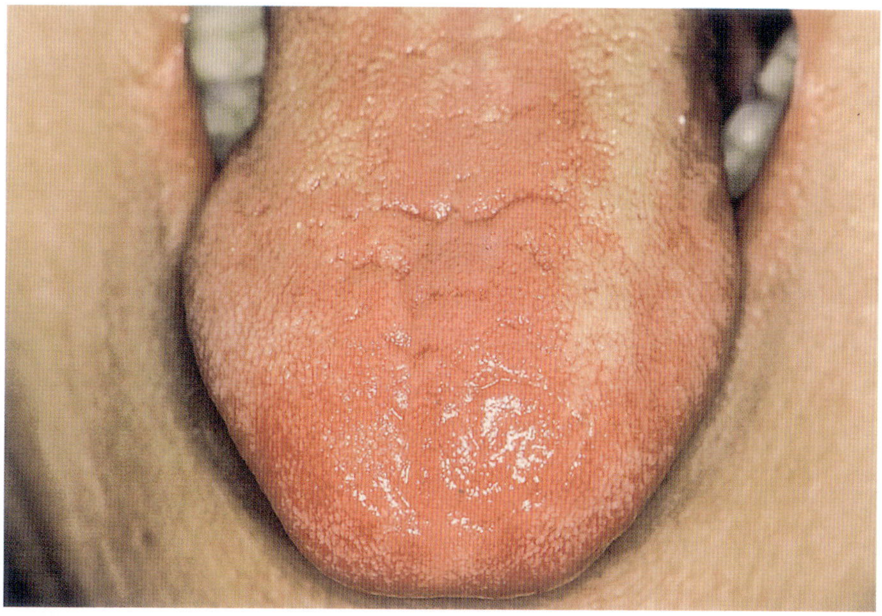

그림 2 소화기능이 떨어지면 엷은 황색태가 형성된다.

기관지천식

Bronchial asthma

1992년 International Consensus Report (ICR)에서는 「천식은 비만세포, 호산구 등 많은 세포가 관여하는 기도의 만성 염증질환이다. 소인이 있는 환자에게는 기도의 염증이 광범위하게 걸쳐 있으며, 변화하는 기도폐색에 의하여 증상을 일으킨다. 기도폐색은 종종 자연적으로 또는 치료에 의해 가역적이다. 기도염증은 각종 자극에 대한 기도반응성의 항진을 동반 한다」고 하고 있다.

전신 소견

기관지천식은 기도 중, 특히 기관지가 발작적으로 협착하여 돌발적으로 호흡곤란에 빠지는 증상을 반복하는 질병이다. 발작이 일어나면 대부분의 경우는 「쌕쌕, 휴휴」하고 천명喘鳴을 듣게 된다. 그리고 끈적한 투명한 담, 심한 기침, 흉부의 압박감, 숨쉬기가 괴로움, 호흡증가 등이 계속되지만, 증상이 없을 때에는 정상 상태로 되는 것이 특징이다. 기도염증이 만성적으로 계속되면 기도 벽이 비후해 짐으로 기관내강이 좁아지게 되고, 증상 개선이 어려워진다.

설진

지도모양 혀와 같이 태가 있는 부분과 태가 벗겨진 것이 함께 나타난다. 지도모양 혀는 전신상태의 불안정, 피로와 정신적 스트레스, 부신기능과 깊은 관련이 있다.

스테로이드 부작용이 있는 경우에는 moon face에 동반하여 혀의 반대胖大를 발견하는 일도 있다. 아울러 칸디다가 증식하는 칸디다증을 병발하는 일도 있다.

진료에서 주의할 점

- 천식증상이 없는 시기에 치료를 하고, 발작이 많은 시기는 피한다.
- 발작은 밤중에서 아침에 많기 때문에 시간적으로는 오후가 좋다.
- 흡입약을 휴대하고 있는 경우에는 곧 사용할 수 있도록 해 둔다.
- 발작이 증상발현할 때는 복식호흡, 산소흡입, 휴대약을 흡입 혹은 내복하게 한다.
- 탈脫감작요법 / 감減감작요법

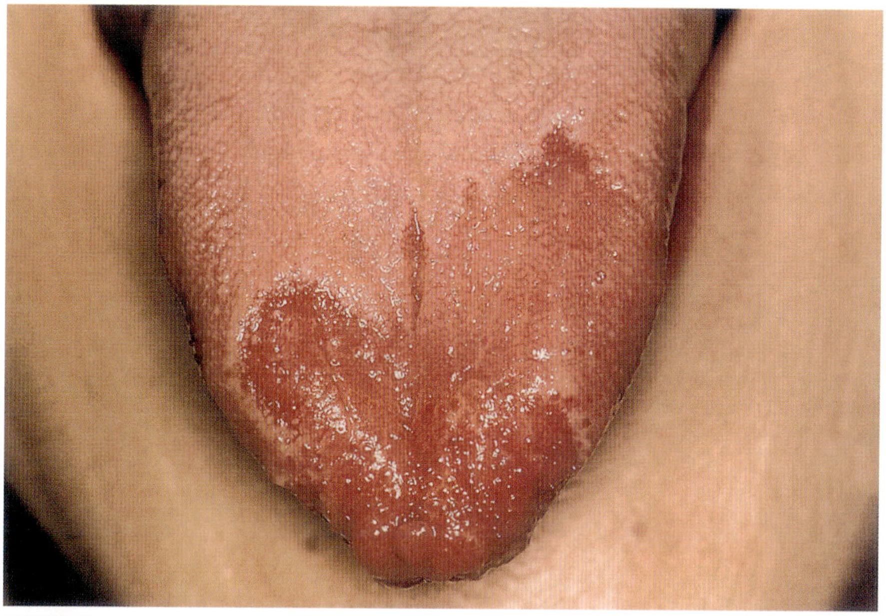

그림 1 지도모양 혀가 보인다.

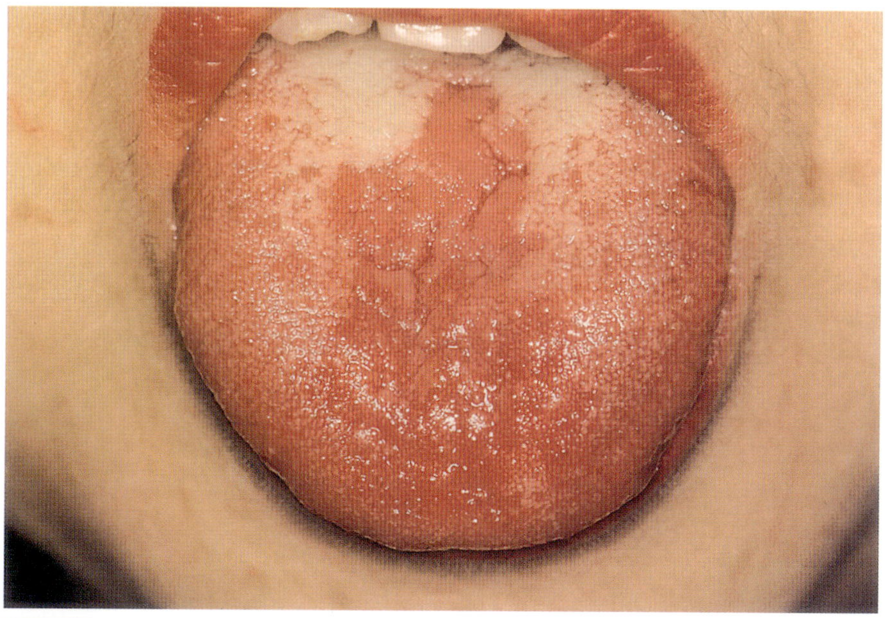

그림 2 지도모양 혀가 보인다.

• 스테로이드 흡입요법, 스테로이드 내복, 항알레르기약 투여, 기관지확장제, 항염증제 등을 투여한다.

연하장애

Dysphagia

전신 소견

주치의로부터 질환명은 좌측 뇌교 출혈로, 장애명은 우편마비라고 진단받은 65세 남성이다. 식사 중 자주 사래가 들리고, 침이 잘 흐르며, 언어가 불명료하다. 반년마다 1회의 비율로 폐렴이 일어나고 있지만, 그때마다 상태가 개선되어 경구섭취를 재개하고 있었다.

이마의 주름은 좌측에 잡히지 않고 있으며(**그림 1**), 따라서 사지는 우마비, 안면은 좌마비의 교대성 편마비임을 알 수 있다.

설진

연하중추는 뇌간부의 연수에 있다. 여기에 병소가 있으면 오연誤嚥을 동반하는 연하장애가 일어난다. 본 증례와 같이 신경핵이라든지, 그보다 말초성 장애에서는 병소와 같은 쪽에 혀는 편위되어 있고, 게다가 위축이나 섬유성 연축이 발견된다(**그림 2**).

본 증례가 컨디션이 나빠질 때, 설질은 자색을 띠는 경우가 많다(자설, 청자설). 자설은 혈류 불량이나 조직의 산소결핍으로 호흡기능의 정체, 순환기 장애 등을 의심하게 한다.

진료에서 유의할 점

본 증례는 연수병변은 아니지만, 혀가 분명하게 병소 쪽으로 편위되어 있고, 위축이나 섬유성 연축攣縮이 발견되는 경우, 오연誤嚥을 동반하는 섭식 · 연하장애를 가지고 있을 가능성이 크다. 연하조영 등으로 확정 진단을 받을 필요가 있지만, 오연誤嚥이 발견되더라도 음식물의 성상이나 수분의 끈적거림 등에 대한 아이디어로 안전한 경구섭취의 가능성을 찾는다. 그리고 인두부에 잔류가 있는 경우에는 호흡이 불규칙해지기 쉽기 때문에 컨디션불량으로 설질이 자설이 되면 일시적으로 링거 등으로 영양상태의 개선에 노력하여야 한다.

구마비球麻痺는 연하중추인 연수의 병변으로 생기기 때문에 연하반사가 장애받는다. 따라서 오연誤嚥이 생기기 때문에 처음에는 섭식기능요법으로 음식물을 사용하지 않고, 주로 간접훈련 통하여 이루어져야 한다.

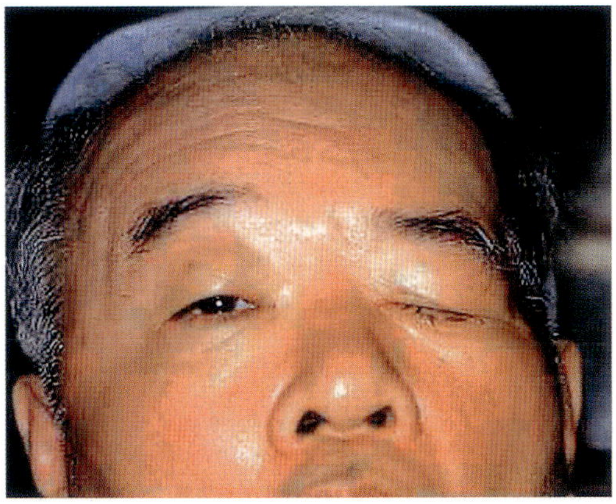

그림 1 전신 소견(연하장애)

좌측 이마에 주름을 잡을 수 없다. 상하지는 우마비, 안면은 좌마비이므로 교대성 편마비이다. 뇌간부 병변임을 알 수 있다.

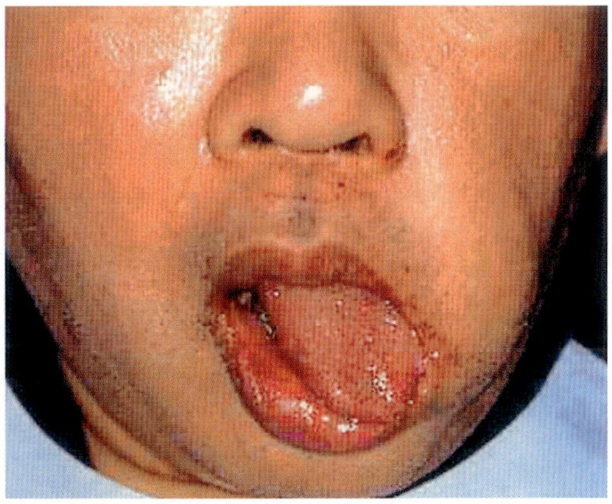

그림 2 혀소견

연하중추(연수)이든가, 아니면 그보다 하위의 말초신경장애에서는 병소와 같은 쪽에 혀는 편위되고, 게다가 위축이나 섬유성 연축攣縮이 발견된다. 오연誤嚥의 의심을 가질 필요가 있다.

표 1 섭식 · 연하와 장애와의 관계

섭식 · 연하의 5 단계		장애 및 병태
선행기(인지기)	무엇을 어떻게 먹을지 판단하는 시기	섭식행위에 문제가 있고, 음식물에 대한 인지장애 때문에 걸신들린 듯 먹기도 하고, 혹은 음식물을 봐도 반응하지 않기도 한다.
준비기(저작기)	음식물을 저작하고, 음식물덩어리를 형성하는 시기	저작장애, 음식물덩어리 형성불량. 구순폐쇄불량에 의한 유연流涎. 음식물이 치아표면, 구개, 혹은 혀에 부착한 채로 있다.
구강기(연하 제1기)	음식물덩어리를 구강에서 인두로 보내는 시기	연하반사의 지연, 설근부, 인두후벽, 구개궁의 지각마비로 연하반사가 약해진다.
인두기(연하 제2기)	음식물덩어리를 인두에서 식도로 보내는 시기	후두거상불량과 연하기관의 동태 타이밍의 어긋남. 음식물덩어리와 가래 등의 인두부 잔류 혹은 오연. 오연성 폐렴의 증상발현
식도기(연하 제3기)	음식물덩어리를 인두에서 위로 보내는 시기	식도 입구부의 크기 불완전, 연동운동 불량. 연동운동불량에 의한 식도-위 역류, 역류성 오연.

가성 구마비는 연수병변이 아니기 때문에 연하반사는 이론적으로 일어나지만, 양측성 대뇌병변 때문에 구강이 장애받고, 연하의 타이밍이 어긋나서 오연誤嚥을 일으킬 가능성도 높다. 섭식기능요법으로서는 섭식자세, 음식물 성상, 섭식환경의 구축에 섬세한 배려가 필요하다(**표 1**).

신장병

Nephropathy

특징

비뇨기환자의 특징은 선천성 및 후천성 신장장애와 함께, 피부색이 대체로 검은 인상이라는 것이다. 이것은 동양의학에서도 예로부터 관찰되고 있는 것으로, 아주 도움이 되는 소견이다.

신장의 기능이 정상의 30% 이하로 떨어진 상태를 신부전이라고 한다. 신부전을 가진 환자에게 치료가 이루어지고 있지 않으면, 전체적으로 부종 양상을 보이고, 마지막 단계에서는 요독증으로 빠진다.

증상은 피로감, 오심으로 시작하고, 고혈압, 심부전, 폐수종 등은 대부분의 환자에게 나타난다. 더 나아가 정신이상, 골연화증, 출혈경향도 나타남에 따라, 그 결과 아주 다양한 증상을 일으킨다. 치료를 위해 투여되는 장기간 스테로이드 요법으로 환자는 moon face를 나타내는 일이 있다. 대부분의 경우 에리스로포이에틴(erythropoietin) 분비저하로 빈혈을 나타낸다. 이것이 심해지면 요독증으로 혈액이 파괴되기도 하고, 출혈하기도 하며, 식사를 못하게 됨에 따라 빈혈이 조장되기도 한다. 또한 투석환자에서는 동정맥 션트가 있다(**그림 1**).

설진

대부분의 경우, 빈혈을 나타내고 있기 때문에 설체는 흰색이 있고, 힘없이 반대胖大해서 부종을 나타낸다. 그리고 치흔을 발견하는 일이 많다. 설태는 구강 내 건조가 확인되는 경우에는 황색이태를 나타내지만, 빈혈이 심한 경우에는 표면은 활택滑澤하다(**그림 2, 3**). 또한 출혈경향이 있는 경우에는 구강점막에 출혈반이 나타나는 일이 있다.

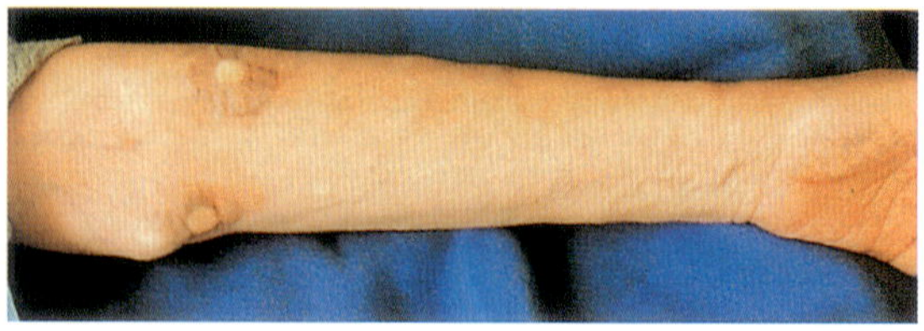

그림 1 션트

투석을 받기위해 동정맥을 문합해서 정맥을 노창시켜 둔다. 이렇게 하여 일주일에 수회 이루어지는 인공투석을 쉽게 할 수 있다. 이 사진은 투석 후에 내원한 것으로 션트부에 반창고가 붙어 있다.

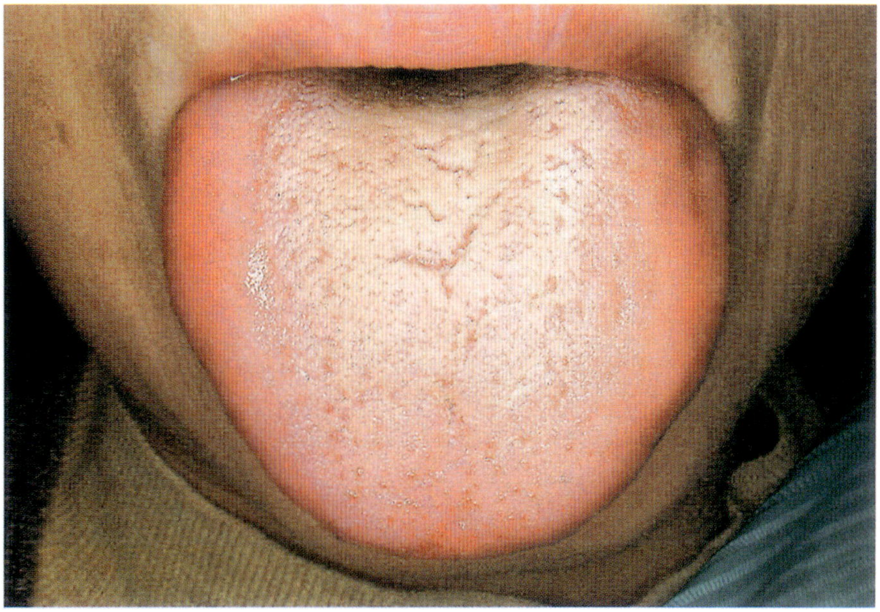

그림 2 설진소견

설질은 빈혈로 약간 엷은 핑크색이고, 반대胖大로 치흔이 발견된다. 또한 황색이태가 발견되고, 만성적인 탈수를 엿 볼 수 있다. 얼굴을 쳐다보면 거무스름해진 인상에도 주목할 것.

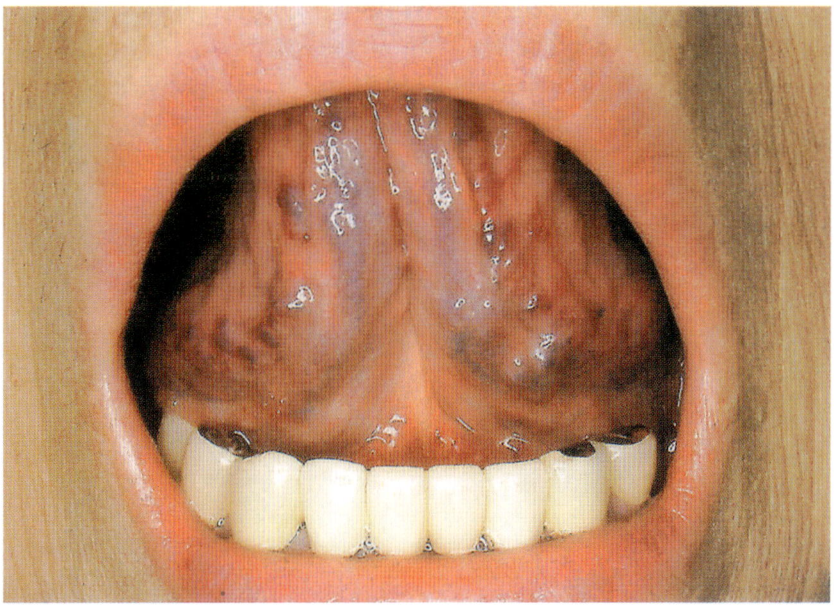

그림 3 혀 뒤 정맥은 야위고 가늘며, 혀 가장자리 가까이에는 내출혈이 몇 군데 발견된다.

9. 혈액 · 조혈기 질환 ①

빈혈

Anemia

전신 소견

빈혈은 원인이 되는 기초질환에 의하지만, 다양한 증상을 나타내고, 대부분 경증의 빈혈에서는 외관상 특이 소견이 발견되지 않는다. 외래 진찰 중, 빈혈을 알 수 있는 소견이 눈에 띄게 되면 빈혈은 상당히 진행하고 있다고 생각하여야 한다. 일반적인 빈혈증상을 **표 1**에 나타낸다. 수반증상으로서는 전신권태, 피로감과 손발 등의 말초 부종 등이 생기기 쉽다.

표 1 빈혈의 공통 증상과 신체소견

부위	증상(소견)
전신상태	피로감, 권태감, 미열
피부 및 점막	창백
호흡	숨참, 촉박促迫
순환기	동계, 빈맥, 수축기 심장 잡음, 정맥 잡음(venous hum)
정신 · 신경계	식욕부진, 오심, 복부불쾌감
생식기	무월경

(杉本恒明, 小俣政男편: 내과학. 堀田知光; 빈혈. 朝倉서점, 동경, 2000)

설진

빈혈은 한방에서는 「혈허血虛」라고 하는 상태로, 만성이 되면 「기허氣虛」도 더불어 나타나는 「기혈양허」가 된다. 혀는 정상보다 얇고 작아진 「수박설瘦薄舌」이 되기 쉽다. 설색은 엷은 색이 되고 더욱이 어혈을 동반하면 혀는 푸른색을 띠게 된다. 한편, 철결핍성 빈혈에서는 설염증상을 보이는 일이 있는데, 이 경우에는 혀의 발적, 반대가 발견된다. 그리고 설태가 있으면 빈혈 외에도 소화기 증상 등을 동반하는 일이 많기 때문에 주의를 요한다.

진료에서 주의할 점

빈혈은 생리학적 이상이며, 진단명은 아니어서 빈혈의 기초질환을 확인해 둘 필요가 있다. 일어설 때 어지러움이나 현기증 등의 증상을 보이는 일이 있기 때문에 치과치료 후의 이동시에 넘어지는 일에 주의가 필요하다.

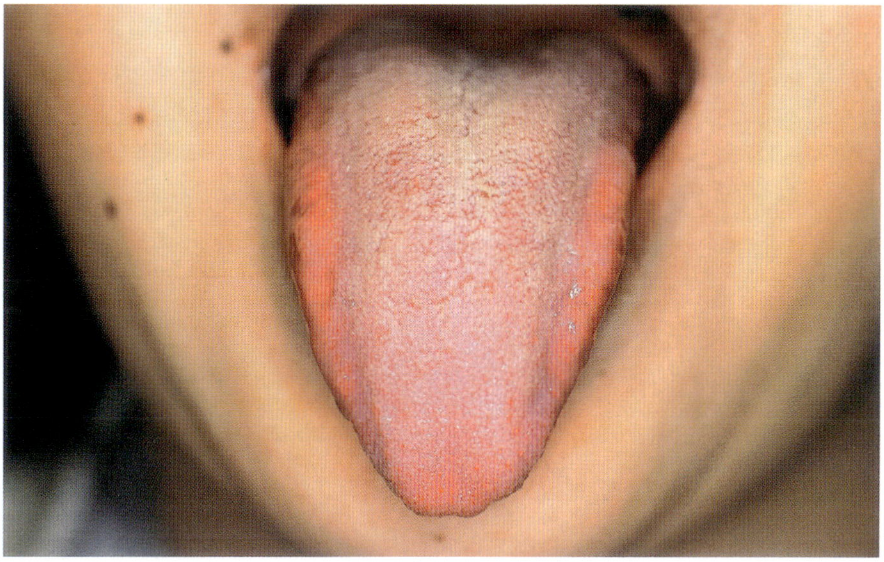

그림 1 **철 결핍성 빈혈(28세, 여성)**

설체가 얇고 수박설이며 영양불량이다. 설색은 엷고 약간 푸른색을 띠며 혈허로 생각된다.

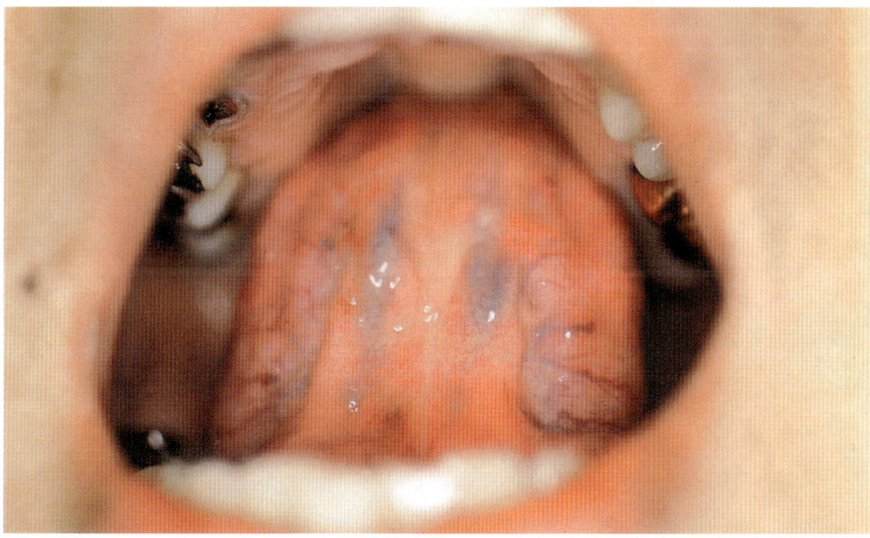

그림 2 설맥에 특별히 이상은 발견되지 않는다.

주의를 요하는 약제

아래의 약을 내복하고 있는 경우에는 주의를 요한다.

- 경구 철분제, 비타민 B12, 엽산

백혈병

Leukemia

전신 소견

백혈병은 골수의 악성종양이고, 급성과 만성의 2 타입이 있다. 급성 백혈병의 림프구계는 소아에게 많고, 골수구계는 연령이 진행함에 따라 고빈도가 된다. 한편 만성백혈병의 발병은 연령과 함께 높아지는 경향이 있다. 초증상발현상으로서 체중감소, 전신권태, 발한, 식욕부진 등이 보인다. 기타 증상으로서는 피부 자반과 치은 출혈, 빈혈에 의해 숨이 차고, 비장종대 의한 복통 등이 나타난다.

설진

관해기에서는 대부분 혀에 특별히 큰 변화는 보이지 않는다. 그러나 일반적으로 빈혈 등에 의한 「혈허血虛」가 많고, 기혈부족에 의한 「수박설瘦薄舌」이며, 또한 담백설이 많고, 백태를 동반하는 경우도 있다. 더욱이 혓바닥이 매끄럽게 되면 「기혈양허」가 중증으로 된다는 것을 가리키고 있다. 「수박설」은 허증의 심볼이며, 영양불량으로 일어난다고 생각된다.

진료에서 주의할 점

급성인 경우에는 창백이나 자반, 출혈 등의 국소증상과 함께 피로감, 빈혈에 의해 숨이 차는 것 등을 환자가 호소하는 일이 많다. 만성인 경우는 혈액검사로 처음 진단되는 경우도 있지만, 빈혈증상에 더하여 림프절의 종창과 발열, 식은땀 등의 전신증상이 관찰된다. 치과치료 과정 중에서 치은 출혈이나 급격한 피로감과 체중감소, 미열이 지속되는 경우는 요주의이다.

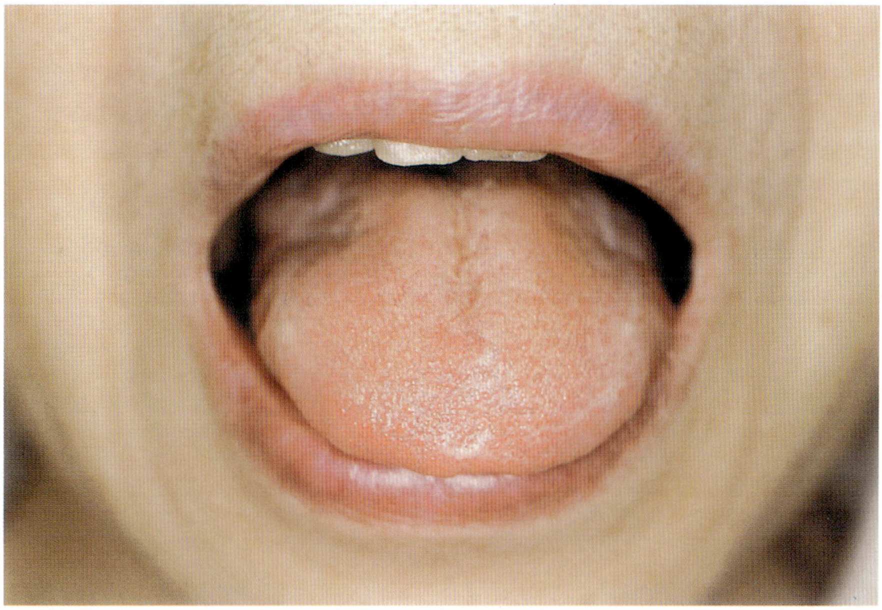

그림 1 **만성 백혈병 (60세, 여성)**

혀는 약간 작고, 얇다(수박설). 설색은 담백淡白하여, 양허陽虛라고 생각된다. 치흔도 보임에 따라 수독水毒을 동반하고 있다.

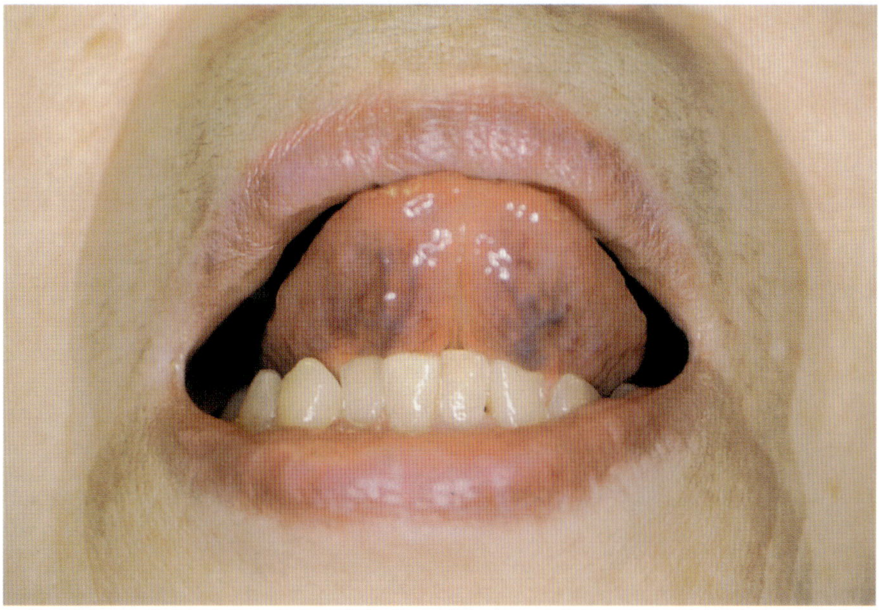

그림 2 혀 뒷면은 색도 엷고, 혀의 움직임도 나쁘다. 설맥의 어혈증상은 발견되지 않는다.

자반병

Purpura

일반적 주의

자반병紫斑病이란 피부, 가시점막에 대소의 점상, 반상의 출혈반과 함께 일혈반을 주 특징으로 하는 전신성 출혈경향의 총칭이다[1]. 환자가 내원하면 외견상, 이상의 유무에 대해서 평소에도 주의하여야 되지만, 쉽게 출혈되는 증상의 확인은 중요하다. 쉽게 출혈되는 환자는 아래의 것을 포인트로 하여 진단한다.

문진 시 출혈성 경향의 유무, 특히 출혈되면 피가 멈추기 어려운지, 혹은 과거에 조혈기능의 저하나 백혈병 등의 출혈성 질환의 유무, 경색성 질환이나 심장혈관외과 후의 항응고요법 유무 및 페니실린계, 세펨계 등의 항생제와 진통제에서 혈소판기능 억제를 갖는 약물의 복용[2] 등이 중요한 포인트로 된다.

대표 질환을 들면[2]

1) 혈관벽의 이상 : 단순성 자반병, 노인성 자반병
2) 혈소판의 이상 : 특발성 혈소판 감소성 자반병, 재생불량성 빈혈, 급성 백혈병
3) 혈액응고의 이상 : 혈우병, 비타민K 결핍증, 약제에 의한 것
4) 섬유소용해계의 이상 : 플라스민인히비터 결핍증
5) 복합이상 : 간장질환, 파종성 혈관내 응고(DIC)
6) 항응고요법 : 와파린, 아스피린, 헤파린, 파나루딘

이들 외에도 쉽게 출혈되는 원인을 가지고 있는 것도 있기 때문에 주의하여야 한다.

시진에서 사지와 노출된 피부에 실제로 내출혈이나 흔적이 있으면 쉽게 출혈되는 것이라고 의심하여야 한다.

증례

본 증례는 수술 전에 대충 청취를 하여 특별히 문제가 없었지만, 설진으로 좌측 측연에 혈종이 있고, 설하 면에도 단발성의 점상출혈반이 보였기 때문에 다시 문진을 하였다(**그림** 1, 2). 팔다리에는 내출혈의 흔적이 끊이지 않고, 가벼운 충격에도 피하에 혈종을 형성하는 일이 밝혀졌다(**그림** 3). 후에 내과 진료에서 혈관벽의 취약화에 의한 노인성 자반병으로 판명되었다[3].

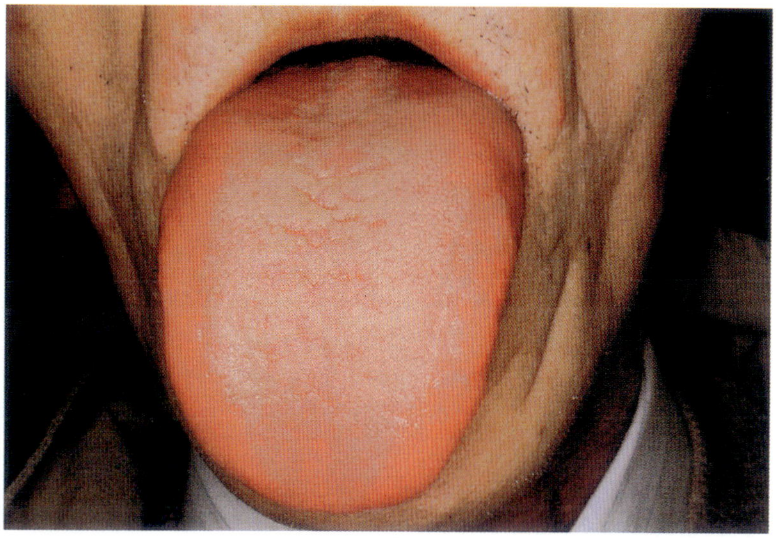

그림 1 좌측 측연에 혈종이 있어서 이상하게 생각하고 출혈경향의 유무에 대하여 좀더 자세히 물었더니 가벼운 외력으로도 자주 내출혈을 일으킨다는 사실을 알 수 있었다. 더 확실히 하기 위하여 내과진료를 의뢰한 바, 혈관벽의 취약성에 의한 노인성 자반병임을 알게 되었다.

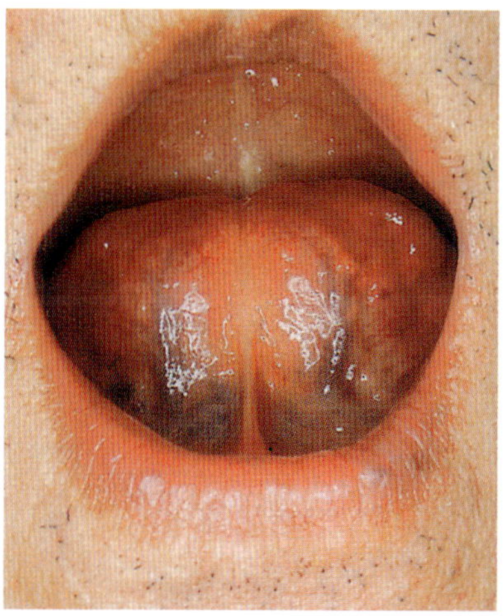

그림 2 설하면 좌측에는 부분적으로 출혈점이 보여 출혈성 소인의 의심을 나타내고 있다.

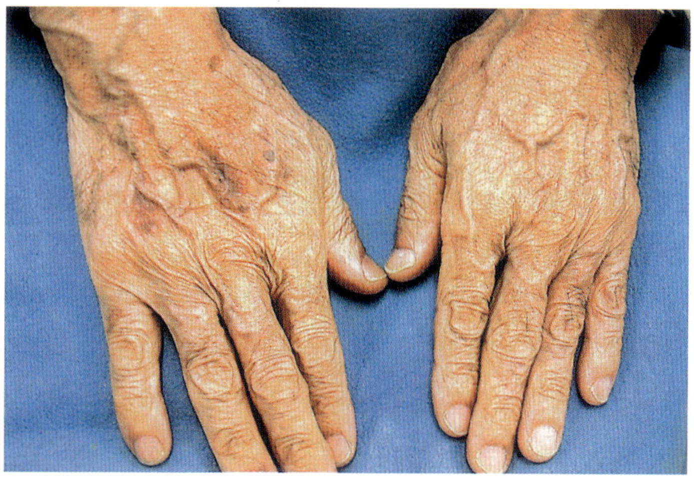

그림 3 손등은 종종 내출혈을 일으키기 때문에 자반이 끊임없다. 본증에서는 오른손 등에 자반이 몇 개 보인다.

<참고문헌>

1) 佐佐木次郎, 西田紘一, 鳥居正雄, 吉田清幸 : 자반병의 이모저모, 치과의가 알아 두어야 할 의학상식 103 선, 덴탈다이아몬드, 동경, 1990, 96-97.
2) 酒井 信明, 植松 宏 : 장애자의 치과의료 제1판, 의학정보사, 1998, 103-105
3) 井村裕夫 외 : 피부질환, 최신 내과학 대전 제1판, 中山서점, 동경, 1993, 60

림프관 질환

Lymphadenopathy

전신 소견

국재성 림프절 종창은 국소의 감염과 악성종양에 의한 것이 많다. 그러나 전신성 림프절 종창은 아래와 같이 다양하게 감별하여야 할 질환이 많기 때문에 주의를 요한다.

- 악성종양 (악성림프종 ; 비Hodgkin림프종, Hodgkin병 등)
- 전신성 홍반성 낭창(SLE) 등의 자가면역질환
- 감염증으로서의 바이러스, 스피로헤타, 원충류 등

림프절 종창과 함께 급격한 체중감소, 권태감의 지속과 원인불명의 발한 등이 있는 경우에는 악성질환을 의심하여야 한다.

설진

림프절 종창을 나타내는 질환에서는 대부분 열을 가지고 있고, 혀에도 열증의 병태를 보인다. 설색은 정상보다 붉고, 태는 황색을 띠고 있는 경우가 많다. 열이 높아지면 설색의 적색이 증가함과 동시에 점차 건조해지고, 혓바닥에는 갈라진 것이 나타난다.

진료에서 주의할 점

림프절 종창은 환자본인의 호소가 없으면 확인하는 것은 상당히 어렵다. 악성 림프종의 초증상발현상은 경부, 겨드랑이, 서경부 등에서 표재 림프절 종창이 많고, 무통성이며, 진행성이다. 국소 염증에 의한 림프절 종창과의 감별이 중요하다. 일반적으로 감염성 림프절 종창은 부드럽고, 대부분 압통이 있다. 악성인 경우는 크고 딱딱한 림프절이 많다. 전신 권태감과 발열, 체중감소 등의 증상이 짧은 기간에 증상발현 하였다면 요주의이다.

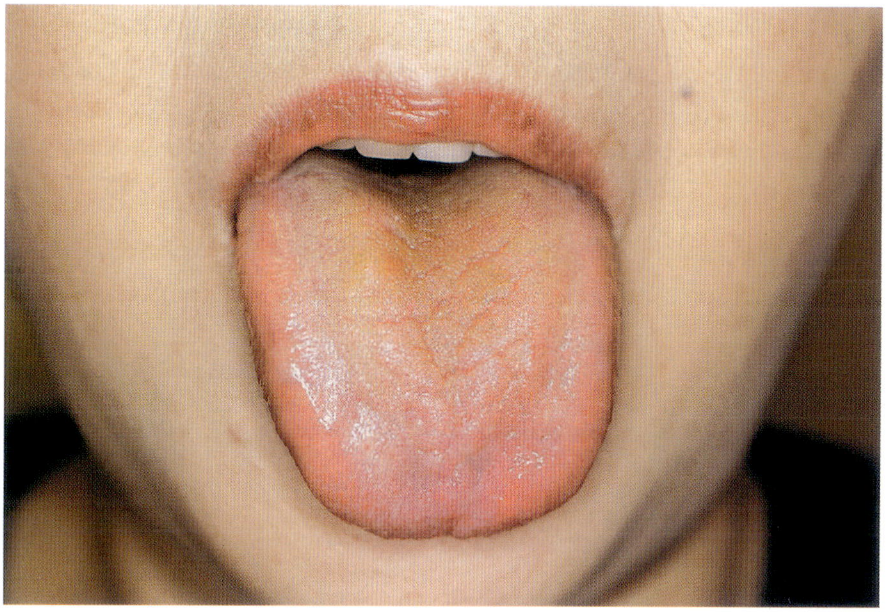

그림 1 전신성 홍반성 낭창 (SLE) ; (42세, 여성)

설색은 붉지만, 가장자리는 청색을 띠고 있어 어혈증상도 발견된다. 갈라져 있으며, 설체는 황색을 띠고 있다. 내열상음內熱傷陰 [체내의 열로 음액(수분)이 소모되고 있다]을 나타낸다.

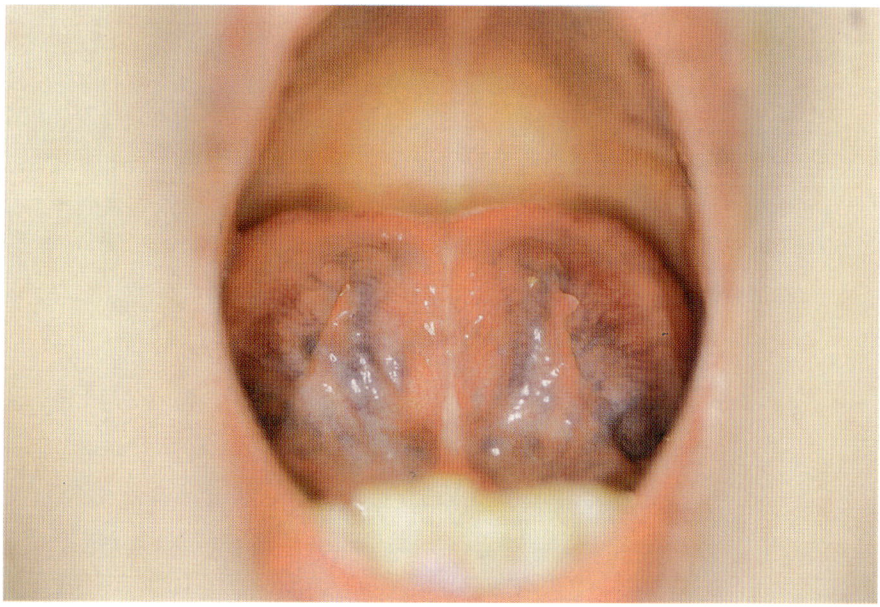

그림 2 설맥의 노창이 발견되어 어혈을 확인할 수 있다.

알레르기 질환

Allergy

특징

알레르기는 4타입으로 분류되고 있다. 주로 치과에 관계되는 것은 즉시형 알레르기(아나필락시형)의 I형과 지연형 알레르기의 IV형이다.

알레르겐의 침입으로 과잉된 IgE항체가 다시 알레르겐이 침입함으로써 반응을 일으키는데, 즉시형은 알레르겐의 침입에서 15분 ~ 12시간 정도까지의 짧은 시간에 일어난다. 주된 원인은 음식물 알레르기, 아토피성 피부염, 기관지 천식, 알레르기성 비염 등을 들 수 있다.

지연형은 알레르겐이 체내에 들어와서 T림프구가 일으키는 알레르기로, 반일 ~ 수일 걸려 증상발현하고, 주로 접촉성 피부염을 일으킨다.

금속 알레르기는 원인이 되는 금속 (니켈, 크롬, 코발트, 수은, 파라듐, 구리, 백금 등)은 생활 환경에 널리 존재하고 감작되기 쉽다. 치과용 합금은 금속 알레르기의 원인이 되기 때문에, 이상이 있으면 원인의 하나로 고려하는 것이 중요하다. 함유물질이 약간 다른 경우가 있기 때문에 피부과나 알레르기 외래 등에 의뢰하여 피부 패치테스트(첩포검사) 등을 권한다(**그림** 1).

설진

혀가 알레르겐의 금속에 접촉되면 국소는 종종 발적, 종창, 감각이상, 통증, 수포를 형성한다. 심한 경우에는 미란, 궤양 등을 보이는 일이 있다. 접촉하고 있는 구강점막도 같은 변화를 보인다. 아울러 전신에 영향을 미치는 경우도 있다.

증례 및 치료

본 증례는 미리 알레르기 체질이라고 하였지만, 구강 내에 이미 금속수복물이 있었기 때문에 같은 종류의 금속수복을 하였다. 1주일 후의 내원에서 혀 및 접촉점막에 발적, 부종 및 신체의 소양감을 호소해 왔다(**그림** 2, 3). 환자의 희망에 의해 수복물을 제거하였으며, 제거 후 1주일 지나자 증상은 소실되었다. 재수복 시에는 포세린(porcelain), 레진(resin) 등을 고려하여야 한다.

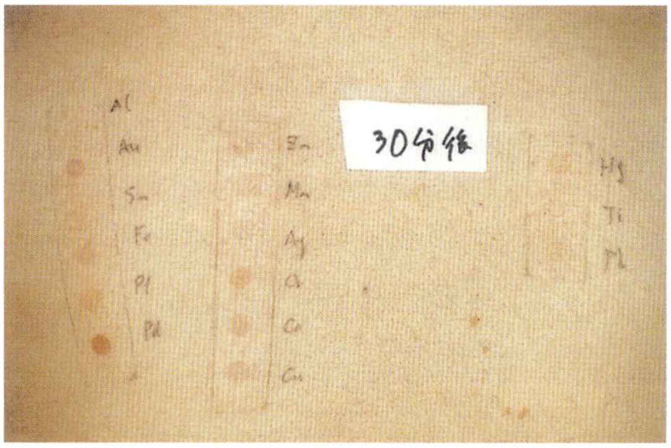

그림 1 **패치 테스트**

환자의 등에 알레르겐이 의심되는 물질을 집어 넣은 검체를 테이프로 고정한 다음, 24~48시간 후에 홍반 혹은 수포가 발생하면 양성으로 판정한다.

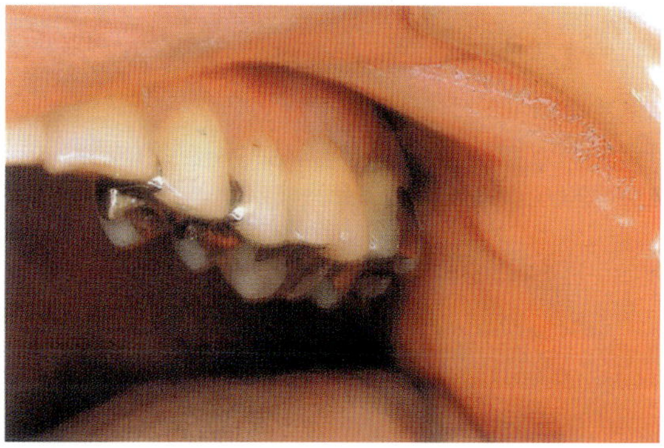

그림 2 상악 제2대구치가 대응하는 뺨 점막에 발적을 발견하였다.

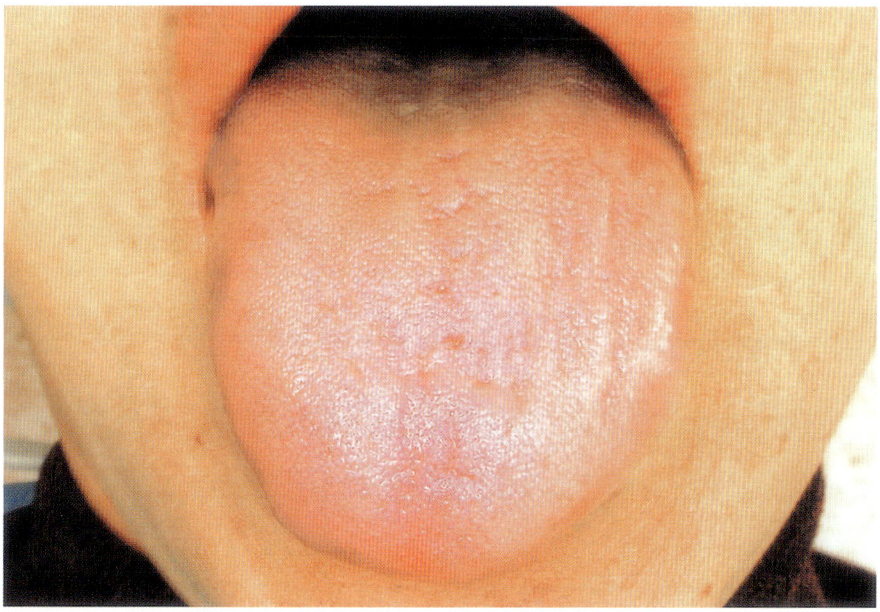

그림 3 **설진**

좌측 상악 제2대구치의 파라듐 합금제의 인레이를 장착한 다음, 1주일 후의 설진소견. 혀는 좌우 비대칭으로 좌측 설연에 울혈 및 부종 양상을 보이고, 얼얼한 위화감이 있었다.

쇼그렌 증후군

Sjögren Syndrome

쇼그렌 증후군이란

쇼그렌 증후군은 주로 타액선과 누선 등의 외분비선이 파괴되어 생기는 만성염증성 전신질환이다. 만성관절 류마티스와 전신성 홍반성 낭창 등의 교원병에 합병하는 2차성(속발성) 쇼그렌 증후군과 이들의 합병증이 없는 1차성(원발성) 쇼그렌 증후군으로 대별된다.

혀의 소견

이것이 있으면 쇼그렌 증후군으로 진단할 수 있다고 하는 특이적인 혀의 소견은 없다. 쇼그렌 증후군 환자에게 잘 보이는 혀의 징후는 건조, 발적, 설유두 위축, 혀의 균열이다. 발적과 설유두 위축은 타액분비량 감소 때문에 혀의 표면이 기계적 자극을 받기 쉬워 마모되고, 이와 함께 자정작용의 저하로 인하여 칸디다가 증가함으로써 생긴다.

쇼그렌 증후군에 대한 치료

1) 구강건조에 대하여

쇼그렌 증후군은 원인요법이 없기 때문에 대증요법을 쓴다.

(1) 타액분비 자극약

(2) 미각, 저작, 근육기능요법 등에 의한 타액분비 자극요법

(3) 구강점막의 보습

타액분비 자극약에는 염산세비멜린, 아네톨트리치온이 있다. 점막의 보습에는 인공타액 외에 다양한 보습제(습윤제)를 사용한다.

2) 전신 합병증에 대하여

외분비선 이외의 합병증 가능성으로서 관절염, 간질성 폐렴, 간질성 신염, 악성 림프종 등이 있다. 이 중에는 생명에 관계되는 질환도 있기 때문에 전문 의료기관에 진찰을 의뢰할 필요가 있다.

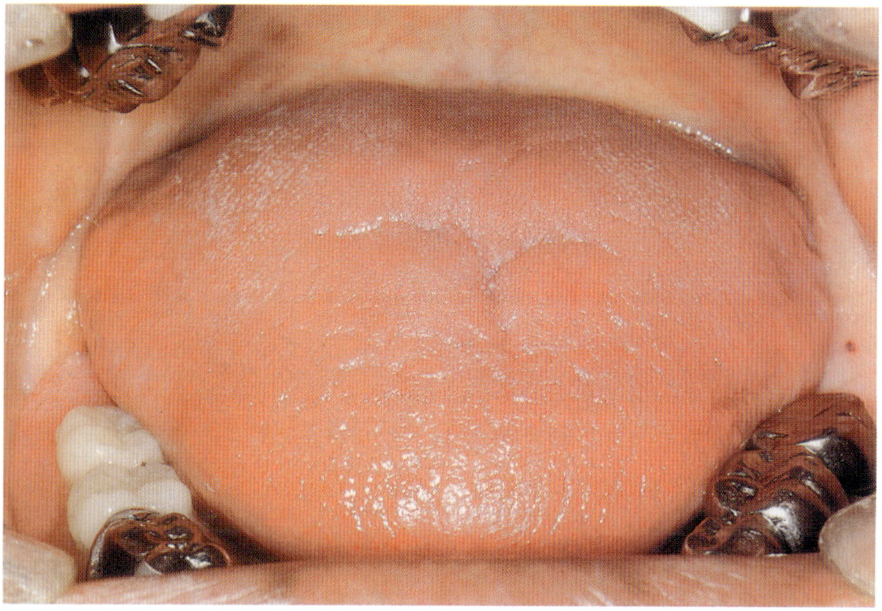

그림 1 쇼그렌 증후군 환자의 혀 소견

혀의 건조와 설유두의 위축을 발견한다.

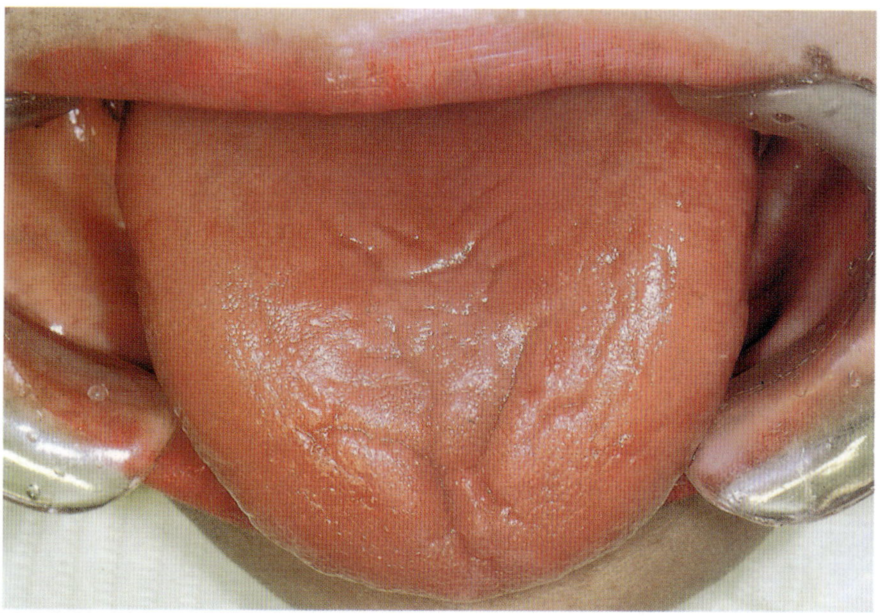

그림 2 쇼그렌 증후군 환자의 혀 소견

혓바닥의 발적, 설유두의 위축, 혀의 건조를 발견한다.

바이러스 간염

Virus hepatitis

특징

바이러스성 간염은 주요 전파경로에 따라 A, E형 간염 같이 분변을 통한 감염, B, C, D형 간염 등의 혈액유래 감염의 2가지로 대별된다. 증상 혹은 신체소견만으로 이들 서로간의 감별은 곤란하고, 대부분은 혈청학적 검사를 필요로 한다.

A형 간염은 유행성 간염이고, 환경개선으로 젊은이의 보유율은 낮아지고 있다. B형 바이러스는 감염력이 강하고, 안정성도 높기 때문에 실온에서 7일 이상 생존한다는 보고도 있다. C형 간염 바이러스 감염자 수는 추정으로 220만 명이라고 하는데, 그 중에서 160만 명이 만성 간염이라고 한다.

D형 간염은 델타 바이러스라는 바이러스가 B형 간염 바이러스 존재 하에서 중복 감염되어 중증화한다고 한다. E형 간염은 A형 간염과 유사하다[1].

바이러스 간염이 진행하여 간세포 장애가 생기면 간 기능 저하에 의한 단백 합성장애와 황달, 문맥압 항진에 의한 식도정맥류 형성과 피하정맥확장 등이 생긴다.

바이러스 간염이 진행하여 간 경화가 되면 혈소판의 감소와 프로트롬빈 시간의 저하로 출혈이 잘 일어난다. 이른바 급성간염으로 부르는 증상에서는 황달 발현과 함께 발열, 식욕저하, 전신권태감, 구토 등이 증상발현한다.

혀 소견

혀 소견으로서는 간 기능이 저하하여 문맥압 항진이 생기기 쉽고, 설하부의 정맥이 확대하는 일이 있다. 또한 설하부의 모세혈관이 확장된 소견을 보이기도 한다(**그림 1**).

치료

치료로서는 입원에 의한 안정이 기본이다. 영양, 식사 등으로 간장의 회복을 촉진한다. C형 간염에서는 항바이러스 요법을 한다.

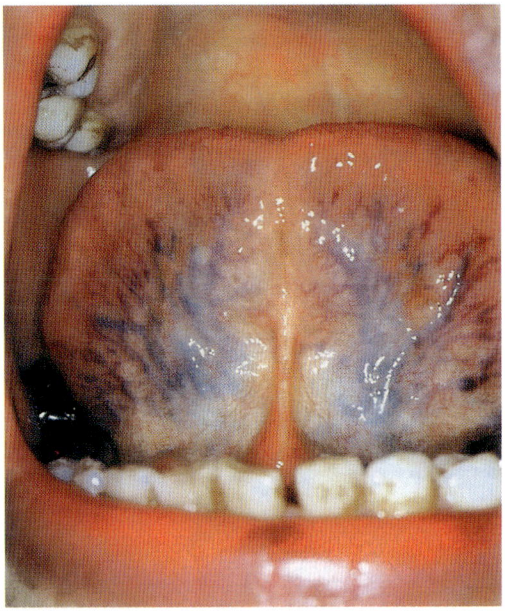

그림 1 B형 간염 바이러스 항원 양성 환자에게 보이는 혀 소견

설하부의 정맥이 약간 확대되어 있고, 가장자리에 가까운 모세혈관의 확장도 보인다.

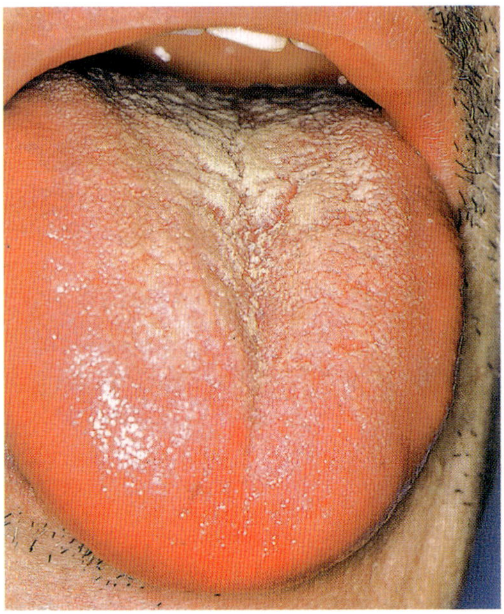

그림 2 C형 간염 환자의 혀 소견

설체는 전체적으로 약간 홍설이고, 설첨부에 발적이 보인다. 설상의 타액도 적고 전체적으로 수분 저하 경향이 있다. 후방부에는 백태가 보이고, 골이 생긴 혀의 소견도 있다. 소화관의 기능저하와 영양상태 저하를 생각할 수 있다.

<참고문헌>

1) 高北義彦, 大曾根洋 편저 : 일본치과평론 별책, 전신질환을 가진 환자의 대처법, 河內四郎 ; 만성 간염, 일본치과평론사, 東京, 1996, 159-163

단순 헤르페스

Herpes simplex

단순 헤르페스의 원인은 바이러스(헤르페스 바이러스 1 또는 2형)로서 피부와 점막의 접촉으로 체내에 잠입한다. 구순 헤르페스는 주로 헤르페스 바이러스 1형이라고 한다. 바이러스에 감염되어도 곧 발병하지 않고 신경세포 안에 잠복 감염한다.

전신 소견

단순성 포진 바이러스에 의한 급성감염증으로 전신증상을 동반한다. 점막에 발진을 형성하는 초기 감염과 잠복 바이러스의 재활성화에 의한 재발형으로 나누어진다. 재발형은 구순 헤르페스로 잘 알려져 있는 질환이지만, 치은과 구강점막에도 다발한다. 이 바이러스는 대부분이 불현성 감염으로 되고, 증상발현은 수%가 된다.

설진

이 바이러스에 의한 포진성 치은구내염은 구순을 비롯하여 구강 내 점막에 아프타를 동반하는 구내염으로 나타나고, 쉽게 출혈성 미란으로 되며 구취가 심해진다. 악하림프절이 통증으로 종창한다[1].

재발형의 경우는 구순의 피부점막 이행부에 집족성集簇性의 작은 수포로서 국한하여 생기고, 재발성으로 성인에게 많이 보인다. 설 점막에도 소원형의 수포가 생기는 일이 있다. 대부분 재발성은 체력이 떨어지고, 신체의 저항력이 저하된 때에 발병한다.

치료

단순 헤르페스에 대한 치료는 일반적으로 헤르페스 바이러스에 효과가 있는 연고를 외용으로 사용하는 것이 일반적이다. 심할 경우에는 경구투여 혹은 항바이러스제의 링거액 등을 시행한다.

<참고문헌>

1) 都溫彦, 香月武他 편저 : 의학을 배우는 사람의 치과 구강외과 텍스트, 龜山忠光 : 감염증, 의학정보사, 東京, 1996, 133-137

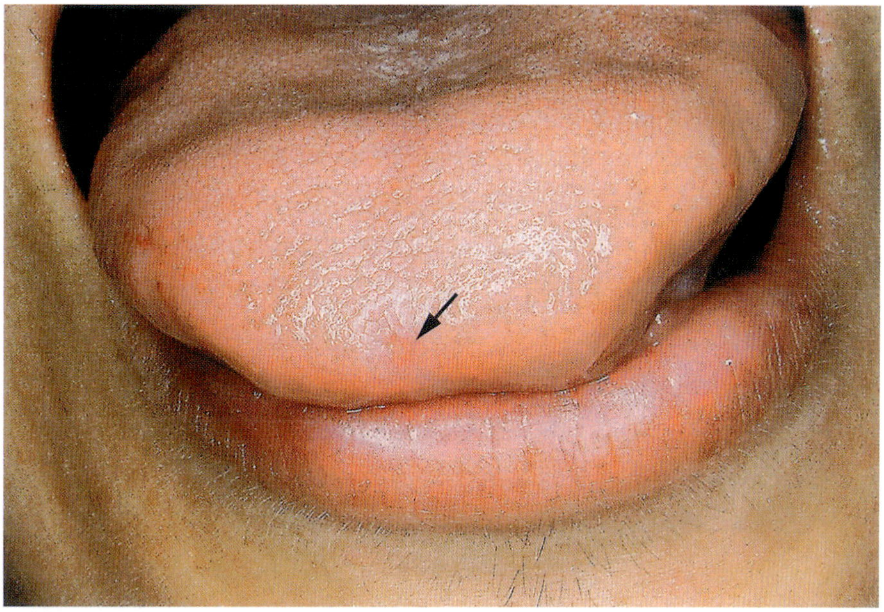

그림 1 60세의 여성. 수일 전부터 설첨부(화살표) 및 설하에 고립성의 주위에 홍반을 동반한 유주성의 작은 수포가 증상발현하여 저절로 사라지고, 식사나 대화 시에 통증을 동반했다. 그 후에는 미란이 위막으로 덮여 서서히 축소되어 약 1주일 만에 거의 소실되었다.(別部智司 선생 사진 제공)

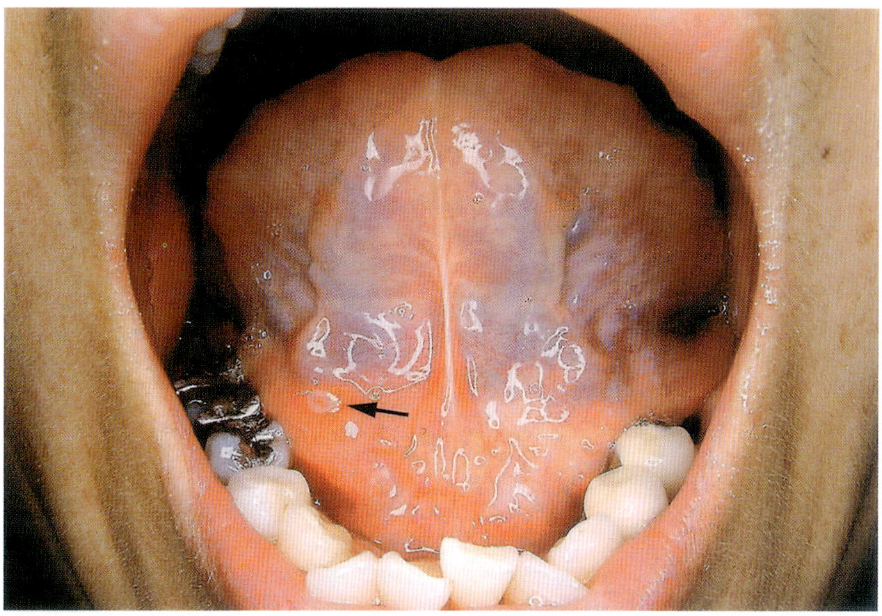

그림 2 설하부의 소견에서는 구강저부에 헤르페스의 병변을 형성하고 있다. 단순 헤르페스의 호발부위는 구순부 혹은 점막피부 이행부이지만, 드물게는 혀에도 증상발현한다. 이것은 종종 아프타성 구내염으로서 진단되는 일이 있다.(別部智司 선생 사진 제공)

12. 바이러스성 질환 ③

대상포진

Herpes zoster

전신 소견

대상포진은 소아기에 이환한 수두 · 대상포진 바이러스가 신경절에 잠복하여 있다가 체력저하나 면역력 저하 시에 재활성화 되어, 극도의 통증과 흉척수신경 지배영역에 일치하여 특징적인 편측성 발진이 발현한다. 흉부와 경부에 많이 증상발현하고, 다음으로는 삼차신경영역에도 호발한다. 삼차신경에서는 제일지에 많고, 안면신경의 슬신경절을 합병한 것을 Hunt 증후군이라고 부른다[1].

Hunt증후군은 귀 대상포진에 안면신경마비와 난청 · 이명 · 현기증 등의 청신경증상이 합병한 것으로 일종의 다발신경염이다.

일반적으로 처음 2, 3일은 미열과 신경통 같은 증상이 나타나고, 피부증상은 그 후에 나타난다. 피부증상으로서는 홍반이 생기고, 그 후 수포가 생기며, 7~10일 정도 지나면 수포가 가피화痂皮化되고, 대부분 증상발현 후 3~4주에 피부증상도 신경통도 자연스럽게 낫게 된다. 그러나 바이러스가 체내에서 활성화하여 증식하기 시작하면 신경을 파괴하고, 파괴된 신경은 회복되지 않는다. 이 때문에 자연 치유만을 기다리고 있으면, 신경통의 후유증이 남을 가능성이 높아진다. 신경파괴를 적게 하기 위해서는 가능한 한 조기치료가 바람직하다.

만일, 대상포진 후 신경통이 된 경우에는 신경블록 등의 대증요법으로 통증을 가볍게 하는 치료가 이루어지지만, 통증의 원인을 근본적으로 없앨 수는 없다.

치료

치료는 항바이러스제, 넌스테로이드계 진통소염제, 항우울제와 비타민 B_{12}, 항생제 등의 투여가 이루어진다. 국소의 피진皮疹에 대해서는 일반적으로 항바이러스제 연고가 사용된다.

한방약으로서는 수포기에 오령산五苓散이나 월비가출탕越婢加朮湯 등이 응용된다. 만성화되면 십전대보탕十全大補湯 등을 응용한다.

<참고문헌>

1) 都溫彦, 香月武他 편저 : 의학을 배우는 사람의 치과 구강외과 텍스트, 龜山忠光 ; 감염증, 의학정보사, 東京, 1996, 133-137

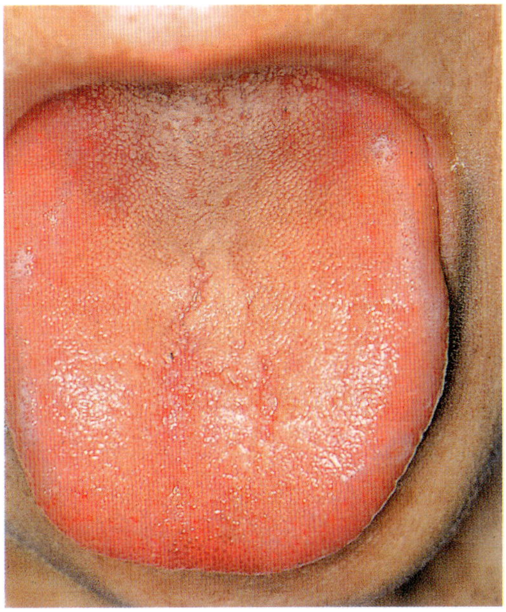

그림 1 **대상포진 후의 혀 소견**

67세 여성. 좌측 삼차신경 제1지부의 대상포진 후에 삼차신경통 증상이 증상발현. 혀 변연부에는 신경주위의 수분대사 장애와도 관련 있다고 생각되는 타액분비저하에 의한 타액의 미세한 거품 띠가 보인다.

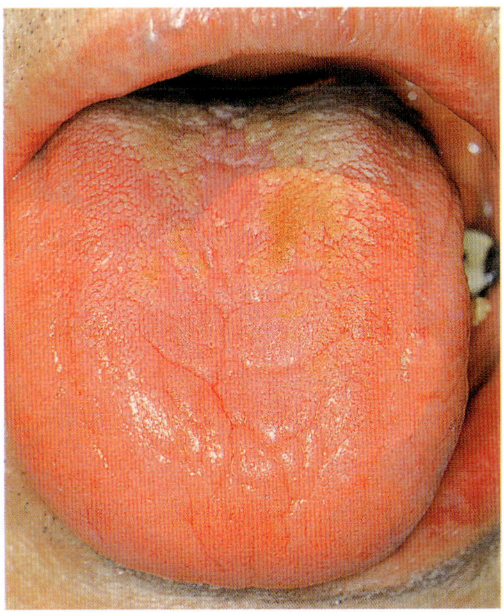

그림 2 **71세 남성의 호흡기질환 치료 중에 나타난 대상포진 시의 혀 소견**

수분대사의 저하에 의한 것이라고 생각되는 구강건조증상이 보인다. 설유두의 위축도 부분적으로 보인다. 또한 홍설에서 체내 수분량 저하도 생각된다. 일부 흑모설의 소견도 보이는데, 스트레스나 사용 약제에 의한 체력 저하도 영향을 미친다고 생각한다.

13. 기타 구강점막병변 ①

무치악증

Anodontia

특징

무치악 환자의 특징은 구강전체의 용적에 비해 혀가 점하는 비율이 상대적으로 큰 것이 종종 발견된다(**그림** 1). 그리고 치주병으로 치아 상실을 한 구강에서는 치근이 빈약한데 비하여 혀가 크고, 이는 의치제작과 장착을 곤란하게 하는 요인이 된다. 이와 같은 것은 대부분 환자 본인은 그다지 의식하고 있지 않다. 그러나 의료 사이드에서도 곤란성에 대한 인식이 부족하면 치료에 방해가 된다. 예를 들면 인상 채득 시, 혀에 의한 방해나 근육형성 시의 곤란성, 혹은 denture space 의 획득 등 곤란해지는 일이 있다. 또한 불안정한 채로 의치를 계속 장착하면 구강 이상운동증의 유인으로 될 수 있기 때문에 주의를 요한다.

설진

무치악 환자의 혀 돌출은 구열口裂에 대하여 상대적으로 혀가 크게 느껴진다. 이 단계에서 혀가 큰 것을 알아차리고, 총의치 치료의 곤란성을 미리 알아야 한다. 그리고 좌우차를 가진 경우에는 뇌혈관장애가 있을 가능성도 미리 알 필요가 있으며, 과거병력과 함께 종합적으로 판단하여 의과진료의 요인이 된다.

증례

80세의 야윈 남성. 의치부적합으로 내원하였다. 처음 문진에서는 특히 문제가 되는 항목은 없었다. 그러나 구강건조를 호소하고 있었기 때문에 설진을 하였다. 혀의 돌출에는 문제없었지만, 설질은 약간 창백한 기미가 있었고, 표면은 매끄럽고, 유두는 위축하여 있고, 설후방 중앙부에는 황색태를 발견하였다. 구취도 있어 칸디다증에 걸려있다는 것을 알 수 있었다(**그림** 2).

혀 뒤 정맥의 노창은 없었지만, 전체적으로 건조하여 구강건조증으로 진단하였다. 문진에서는 뇌경색이 있었고, 향정신약의 복용이 검출되었다[1].

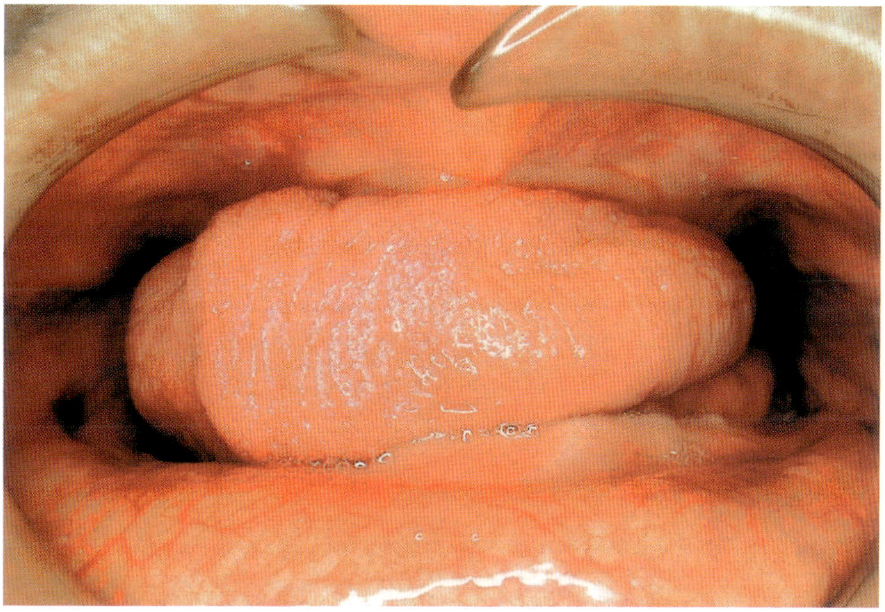

그림 1 그림 1 무치악의 구강 내 소견

상하치근에 현저한 흡수가 보이고, 고유 구강에는 상대적으로 큰 혀가 점유하여 구강 전정까지 미치고 있다. 혀의 형상은 좌우비대칭. 구강건조를 호소하고 있고, 총의치제작은 곤란성이 예상된다.

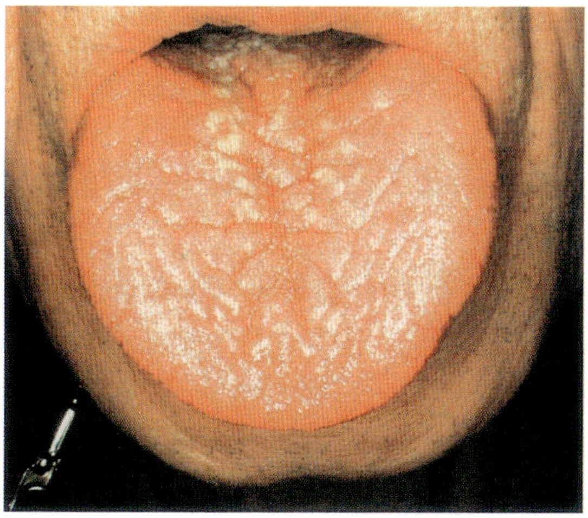

그림 2 설진에서는 구열口裂에 대해서 상대적으로 큰 혀이고, 설질은 엷은 핑크색으로 빈혈임을 시사하고 있다. 설유두는 위축하여 있고, 후방중앙부에는 약간의 황색 설태가 보이며, 연하가 곤란하고, 심한 구강건조가 보인다.

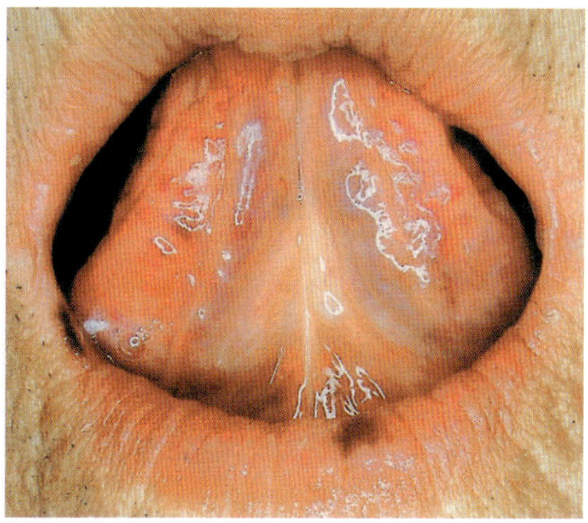

그림 3 혀 뒤 정맥은 현저하지 않고, 전체적으로 습윤성이 부족하다.

<참고문헌>

1) 柿木保明, 西原達次 편 : 치과의사, 치과위생사를 위한 설진 입문, 새로운 치과의료의 전개, 別部智司 ; 구강점막질환, 평론출판사, 동경, 2001, 152-155

13. 기타 구강점막병변 ②

혀 통증

Glossodynia

특징

혀 통증은 일반적인 시진으로서는 기질적 변화를 관찰할 수 없고, 증상으로서 혀의 통증이나 얼얼한 느낌, 작열감을 호소한다. 심리적 요인이 크다고 하고, 40~50대의 여성에게 많이 보임에 따라 갱년기장애의 한 증상으로 생각되기도 한다. 그렇지만, 혀 점막의 미소외상이나 굴곡부와 관련하여 생기는 경우도 많다. 대부분 보습제의 도포나 한방약의 투여, 항생제나 항진균제 등으로 효과를 본다.

심인성인자와 관련되는 것도 있지만, 악화인자나 증상발현 후의 인자라고 생각하는 편이 좋은 경우도 있다. 대부분 미소외상에 의한 증상이지만, 치아와 의치, 치관보철물의 예리한 변연부 등과 관련하여 있고, 치아 마찰이나 치아 악물기로 마찰 손상이 일어나서 생긴 예리한 부분도 있다. 점막의 재생력저하로 미소외상이 치유되기 어려운 상태에서 증상이 나타나기 쉽다. 또한 타액분비저하와 구강건조가 있으면 생기기 쉽다.

그리고 혀를 의식적으로 구부리는 버릇이나 치아에 눌러대는 버릇이 있으면 혀의 긴장 때문에 설체 내의 압력이 항진하여 신경과민이 되었다고 생각되는 증례도 있다.

치료

치료로서는 정신안정제를 투여하는 것이 많지만, 우선은 미소외상의 원인으로 생각되는 예리한 부분이 존재하면 연마를 시도한다. 타액분비저하에는 타액분비 개선효과가 있는 백호가인삼탕白虎加人蔘湯과 설체 내의 압력을 내리는 효과가 기대되는 오령산五苓散 등의 한방약이 효과적이다. 또한 점막의 재생력이 저하되어 있다고 생각되는 증례에서는 십전대보탕十全大補湯과 당귀작약산當歸芍藥散 등도 효과가 있다.

혀에 굴곡이 이루어지면 굴곡 속의 칸디다가 통증과 관련되는 경우도 있다. 이런 경우에는 항진균제가 효과가 있다.

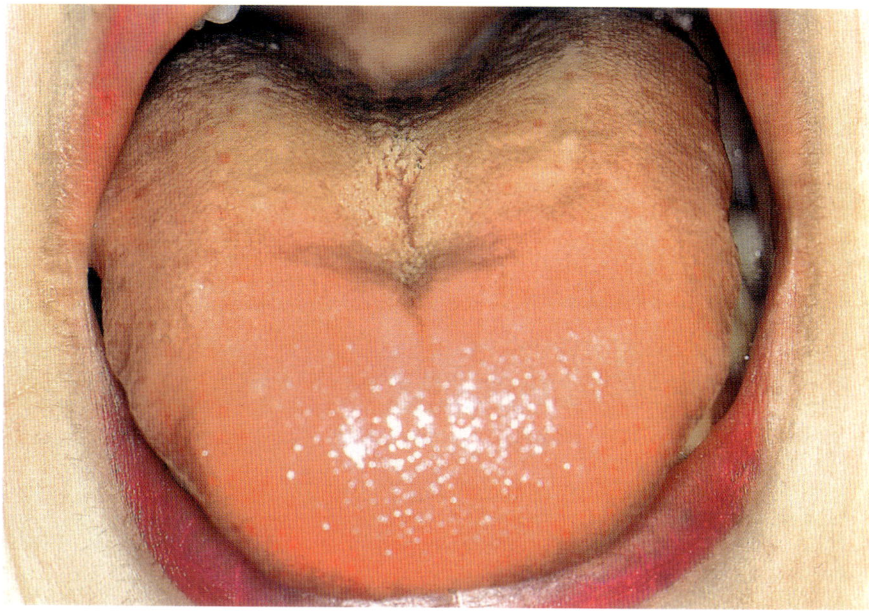

그림 1 10년 이상 혀 통증으로 고생하는 여성 환자

허의 변연부에는 치흔이 보이고, 설유두가 울혈하여 반점상으로 보인다. 그리고 혀 중앙에는 약간 건조한 황태가 보이고, 가벼운 설유두 위축도 보인다. 열구설의 소견도 있는데, 점막의 재생력이 저하되어 혈행 불량이라고 생각된다.

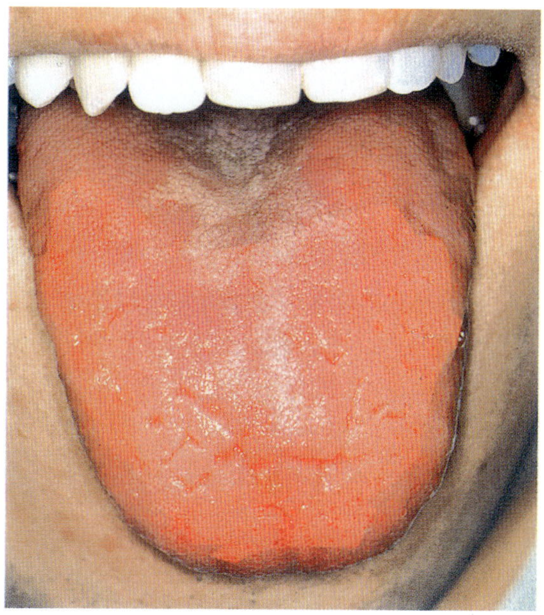

그림 2 우울환자에게 보이는 혀 통증

지도모양 혀 소견이 있고, 전신 상태나 혹은 기의 상태가 불안정하다고 생각된다. 열구설과 설첨부에 발적부가 보이는데, 점막의 재생력 저하와 기관지계의 증상도 고려된다. 십전대보탕十全大補湯과 반하사심탕半夏瀉心湯의 투여로 약 1주일 만에 통증이 사라졌다.

혀를 깨문 상처(설교상)

Tongue bites

일반적 소견

구강 내는 섭식, 연하, 회화 등 일상생활을 하여야 하는 가혹한 환경이고, 때로는 잘못되어 혀가 손상된다. 그러나 일반적으로 잘못하여 깨물어도 자기방어반응으로서 통증을 유발하기 때문에 대부분 가벼워 수일 후에는 회복된다.

설교상에서 문제점은 다음과 같다.

1. 섭식연하장애에 의한 것
2. 소아의 광범위의 교상
3. 불량 보철물에 의한 것
4. 혀를 깨무는 습관咬舌癖
5. 간질에 의한 설교상舌咬傷

등이 거론된다. 이들 혀 깨문 증상에서 대부분은 문제가 되지 않지만, 경우에 따라서는 종양과의 감별이 필요해진다.

설진

대부분 설교증은 가장자리에서 증상발현하지만, 상태에 따라서는 중앙부와 설근부, 기타 여러 가능성을 갖는다. 깨문 직후에서는 출혈, 통증, 종창을 동반하지만, 치유가 진행되면 육아의 증식, 위막, 상피재생, 각화항진에 의한 백색경향 등 일련의 변화가 있다. 만성경과를 밟는 경우에는 만성 기회적 자극에 의한 불량육아의 형성과 착감각錯感覺, 둔한 지속적인 통증과 심한 접촉통이나 회화저작 등의 운통증을 동반한다. 그러나 종양과 구강점막질환, 혹은 전신질환과의 감별진단도 필요하다. 환자의 호소를 잘 들어 원인의 추정, 진단을 할 필요가 있다.

증례 악성종양을 의심하게 하는 습관성 설하부 궤양

55세의 조리사. 수개월 계속되는 설하부 궤양을 주소로 내원했다. 환자는 악성종양에 대한 공포와 직업상 맛을 볼 때에 상처가 얼얼하여 일에도 지장이 있다고 호소하였다. 진단으로 악성종양을 나타내는 듯한 조짐은 없었다. 육안으로 환자의 동작을 살피고 있으면 자주 꺼림칙하게 혀를 가볍게 씹기도 하고, 하악전치에서 통증을 확인할 수 있었다. 환자에게는 상처의 치유에 대해서 설명하고, 가능하면 안정할 것을 권하고, 구강 내 항염

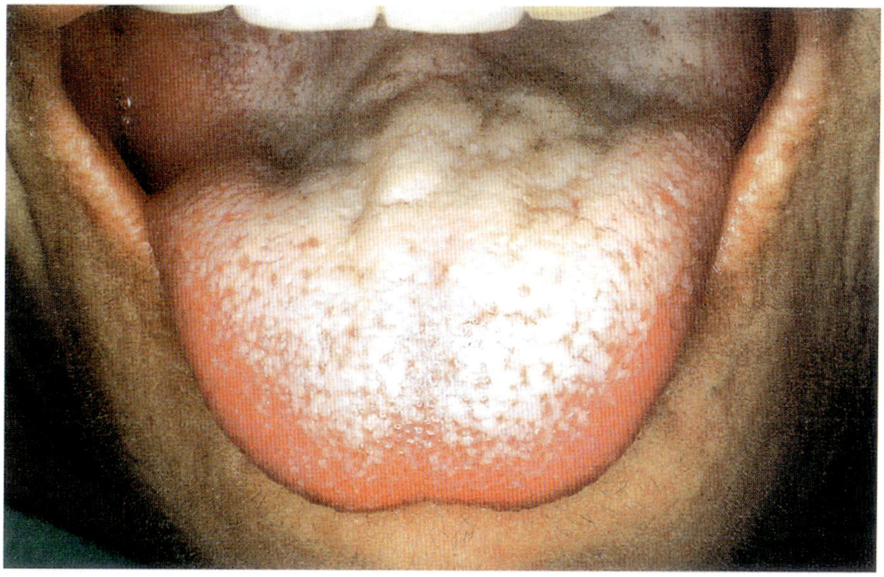

그림 1 혀는 두꺼운 백설태로 덮여 있다. 통증 때문인지 소극적으로 혀를 내밀었다. 이 이외에는 언뜻 봐서 특히 문제 삼을 것은 없었다.

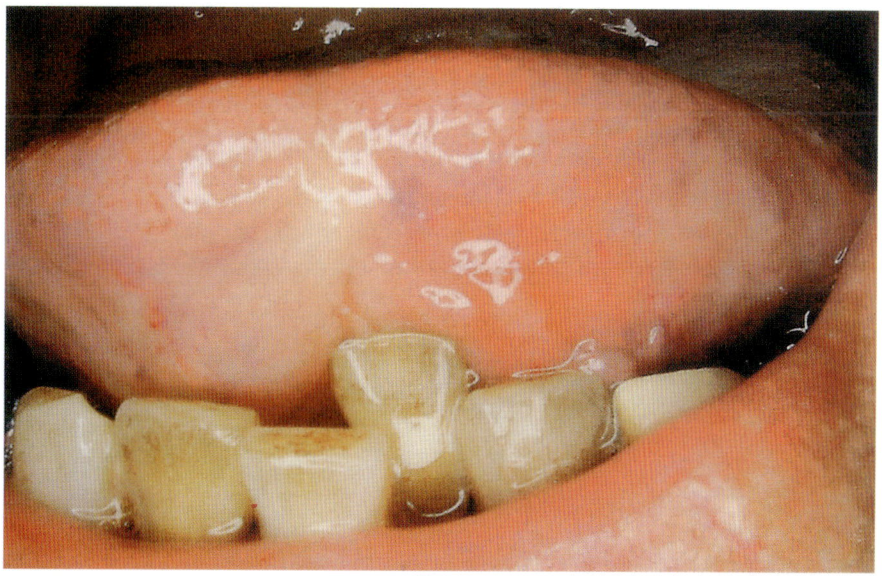

그림 2 좌측 설하부에는 하악전치부 치열부정에 일치하여 만성적인 궤양이 보였다. 환자는 신경질적으로 혀를 깨물기도 하고, 하악전치로 문지르거나 하여 확인되고 있었다.

증 연고를 처방하자, 궤양은 서서히 나았다. 구강은 민감한데다가 종종 신경질적으로 상처 확인을 위해 자극을 가하는 경우가 있다. 환자에 대한 관찰을 항상 함으로써, 원인을 알 수 있기 때문에 관찰을 게을리 해서는 안 된다.

정중능형설염

Median rhomboid glossitis

정중능형설염이란

이 질환명은 혀의 정중에 능형의 설염이 있다는 의미이다. 정중능형설염正中菱形舌炎은 염증이 아니고, 발육이상으로 분류되고 있다. 원인으로는 혀의 부대 결절(tuberculum impar)의 퇴축부전이라고 알려져 있다.

한편, 정중능형설염은 칸디다증과 관련된 질환이라는 보고도 있다. WHO에서도 Candida albicans의 감염이 이 병변의 증상발현과 관련 있다고 명기하고 있다.

조직적으로 혀 표면은 중층편평상피로 덮여 있고, 설유두는 없다. 상피하의 결합조직에 염증성 세포침윤을 발견하는 일이 있다.

혀의 소견

혀 후방 중앙부의 분계구 전방부에 능형 내지 타원형의 설유두가 없는 평활한 적색이 보인다. 적색은 평탄할 때와 융기하고 있을 때가 있다.

정중능형설염은 통상적으로 자각증상은 없다. 대부분 거울을 통하여 갑자기 알게 된다. 만약 통증이나 작열감이 있으면, 이것은 이차적인 염증을 동반하고 있는 상태라고 생각된다.

정중능형설염의 치료

일반적으로 정중능형설염은 치료할 필요가 없다. 병리조직검사도 반드시 필요하지 않다. 정중능형설염의 표면부에 통증이나 작열감이 있는 경우에는 소염효과를 기대하여 줄렌설폰산나트륨 제제로 가글링을 시도한다.

유사한 임상소견을 나타내는 것은 혀의 비후성 칸디다증이 있는데, 이 경우에 항진균제를 쓰면 축소된다.

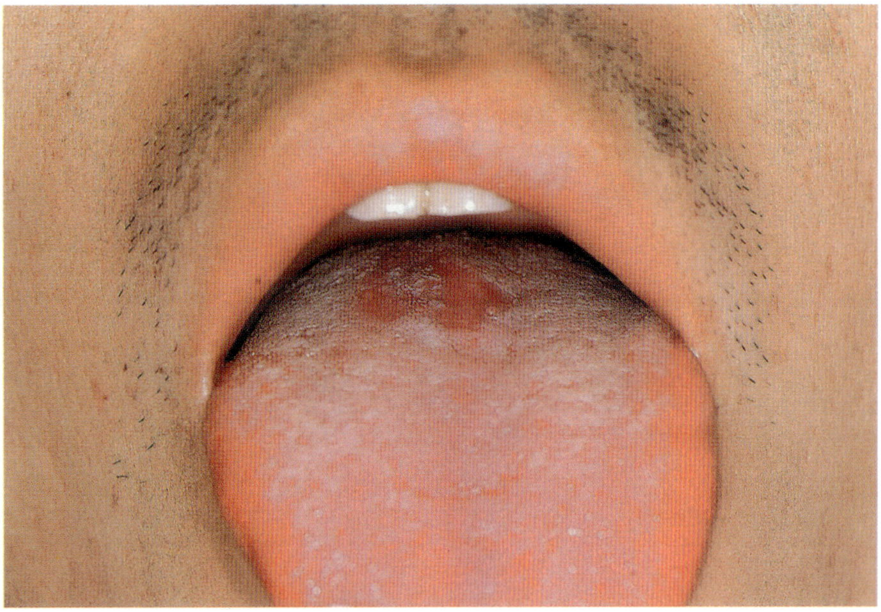

그림 1 **정중능형설염의 혀 소견**

혀 후방 중앙부의 분계구 전방부에 원형에 가까운 설유두가 없는 평활한 적색이 보인다. 적색은 평탄하다.

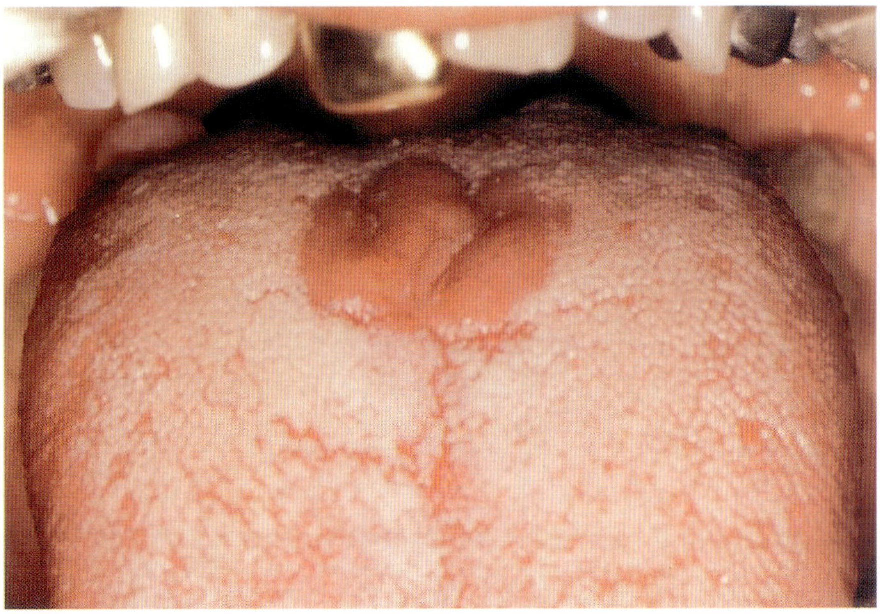

그림 2 혀 후방 중앙부의 분계구 전방부에 타원형의 설유두가 없는 평활한 적색이 보인다. 적색은 융기하여 있다.

13. 기타 구강점막병변 ⑤

열구설

Fissured tongue

열구설이란

열구설裂溝舌이란 혀 표면에 다수의 깊은 굴곡溝이 있는 것으로 대부분은 선천적인 형성 이상이지만, 후천적으로도 만성염증에 동반하여 나타나는 일이 있다고 한다.

열구설의 소견

열구설은 굴곡 이외에는 설유두는 정상이고, 지각이나 미각의 이상도 확인되지 않는다. 구溝의 가운데에 설유두는 존재하지 않고, 구의 표면은 평활하다.

구강건조증에서 점막이 위축하여 혀에 균열이 들어간 것 같은 경우도 있는데, 이것은 열구설과는 다소 느낌이 다르다.

열구설에 지도모양 혀를 동반하는 일이 있다. 지도모양 혀는 혀 전체에 존재하고 있는 모상유두의 각화가 부위에 따라 다르기 때문에 생기는 것이다.

일반적으로 자각증상은 없으며, 대부분 자기가 거울을 보고 굴곡이 생겨있음을 알게 된다. 때로는 통증과 미각장애가 생기는 일도 있지만, 이것은 구溝가 불결해지기 쉬운데, 2차적으로 만성염증이 일어나기 때문이다.

열구설의 치료

열구설 자체는 반드시 병적인 변화라고는 할 수 없고, 치료의 필요도 없다.

구溝가 생긴 부위에 염증이 생기기 쉽기 때문에 통증 등의 자각증상이 있을 때와 타각적으로 염증증상이 있는 경우에는 소염효과가 있는 아줄렌설폰산나트륨의 가글링제제로 소염시킨다.

구溝가 생긴 부위에 염증이 생기기 쉬울 때에는 부드러운 칫솔이나 혀 브러시로 혀를 청소하는 것이 효과적일 때도 있다.

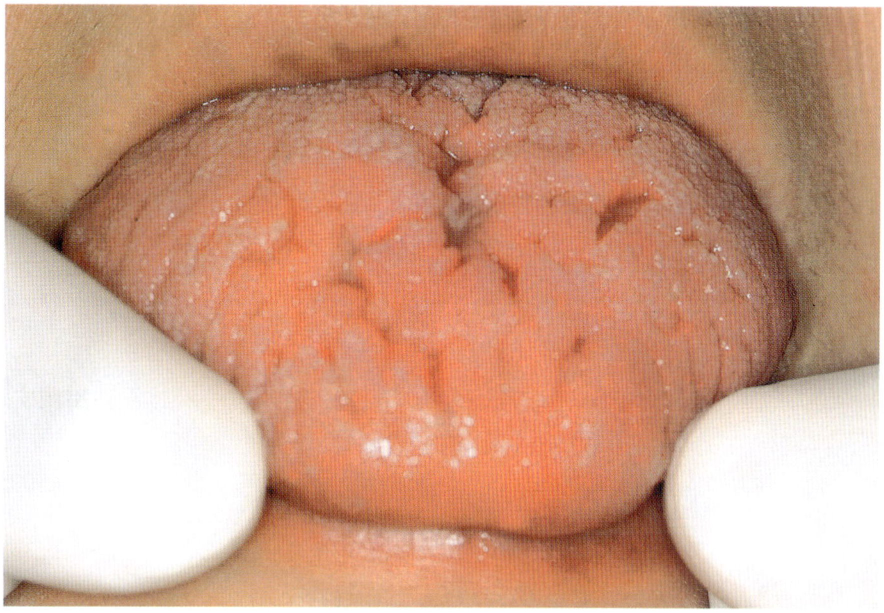

그림 1 열구설의 소견

혀 전체에 구溝가 발견되지만, 구안에 설유두는 존재하지 않고, 구의 표면은 평활하다. 구 이외의 설유두는 가벼운 지도모양의 혀를 발견한다.

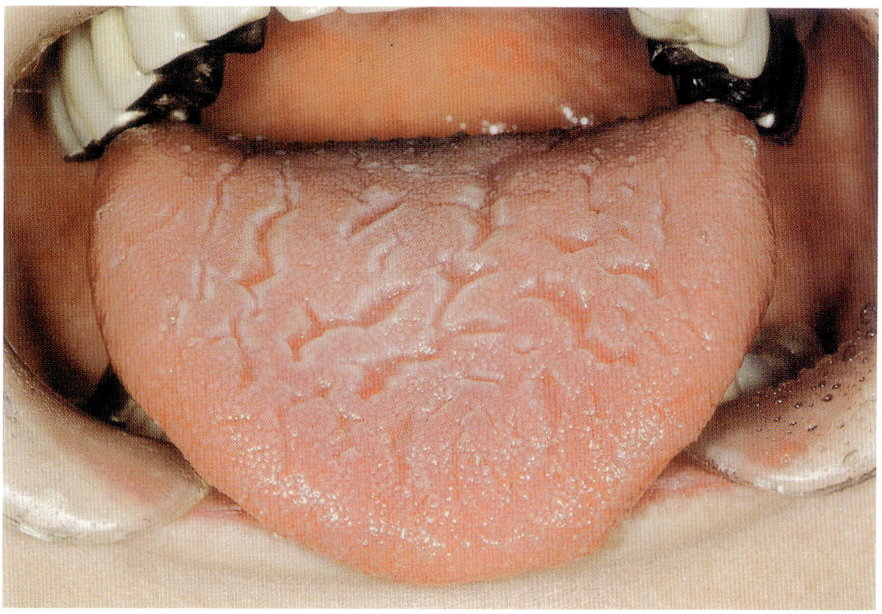

그림 2 열구설에 염증을 동반하는 것으로 구에 발적을 발견한다. 구강 내 전체에 홍반성 칸디다증이 발현된 예이며, 이것이 혀에도 영향을 미치고 있다.

13. 기타 구강점막병변 ⑥

편평태선

Lichen planus

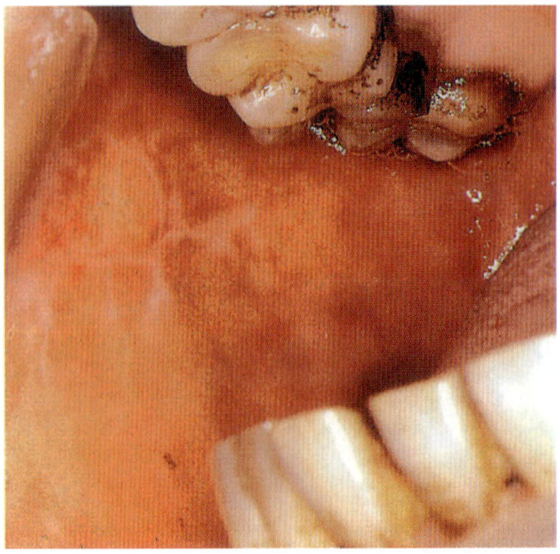

편평태선

빰 점막의 얼얼한 통증이 주된 호소. 교합평면과 일치하여 각화가 심하게 보이지만, 그 이외에서도 특징적인 레이스 모양의 각화가 관찰된다.

특징

피부, 점막에 있어서의 원인불명의 각화이상을 동반한 만성염증성 질환으로 난치성이다. 40세 이상의 중노년층에서, 약간 여성에게 많이 발현된다. 정신적 스트레스나 금속 알레르기와의 관련도 시사되고 있지만, 결론은 나지 않고 있다. 구강에서는 빰 점막에 호발 하는데, 양측성으로 발현하는 일이 많다. 병변은 백색의 선으로, 그물코 모양 혹은 레이스 문양이 발견된다. 그 주위에 염증성홍반이 보이고, 때로는 미란 · 궤양이 되기도 한다. 이들의 염증증상이 있을 때에는 자극통이 된다. 암으로 발전 할 가능성도 있기 때문에 백판증 · 편평상피암과의 감별이 필요하다. 확정 진단에는 병리조직학적 진단이 필요하다.

설진

빰 점막이 호발부위이지만, 설진에서는 설질홍舌質紅, 설태박황舌苔薄黃, 구갈(열 침입형). 설첨홍, 설태박황舌苔薄黃, 구갈(심화상염형心火上炎型). 설질홍, 설태황 또는 황이黃膩, 구중열감, 구취, 구갈(비위습열형脾胃濕熱型). 설질암자舌質暗紫, 설태박황, 쓴 입(간기울결형肝氣鬱結型). 설질홍, 설태소舌苔少, 설통, 구갈(음허화왕형陰虛火旺型). 설질담백, 설태백(비위허약형). 설질담백, 설태백니(비신양허형脾腎陽虛型) 등으로 분류된다[1].

치료방침

치료는 대증요법으로서 구강청소, 자극이 되는 치아의 예리함이나 불량보철물의 제거 등을 우선적으로 행한다. 염증 정도가 심하면 부신피질호르몬제 연고를 도포한다. 한방약 투여도 유효하다. 구강 내 염증치료만이 아니고, 전신의 균형조정, 장부 병변치료(정신적 스트레스의 완화, 자율신경실조의 개선, 위장기능 개선 등)를 하여 근본적으로 치료함으로써 재발을 방지한다.

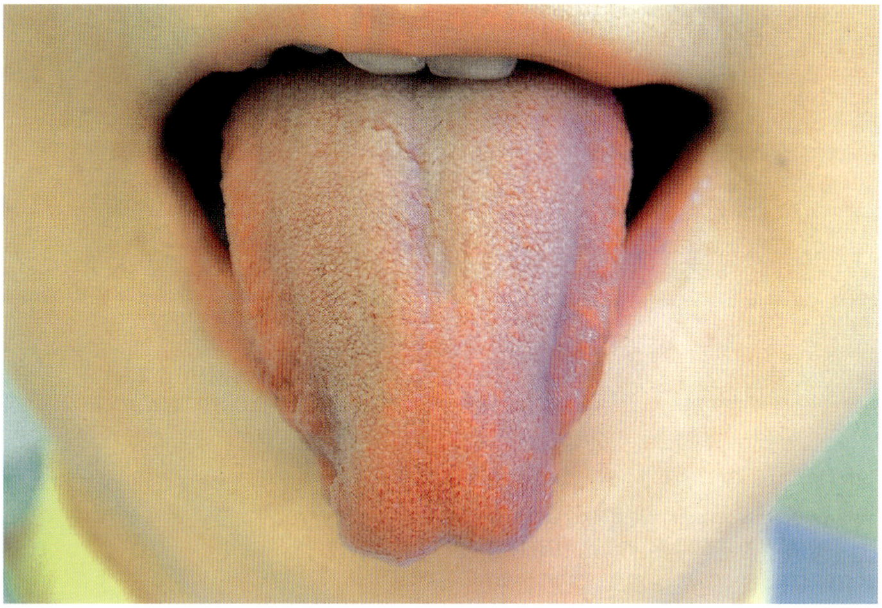

그림 1 **혀 소견** 설첨부에서 설질은 홍색, 설태는 얇고 황색을 띠고 있다. 이에 더하여 구갈이 발견되었다. 정신불안, 불면이 나타나서 심화상염형心火上炎型으로 분류한 본 증례에 반하사심탕이 유효하였다.

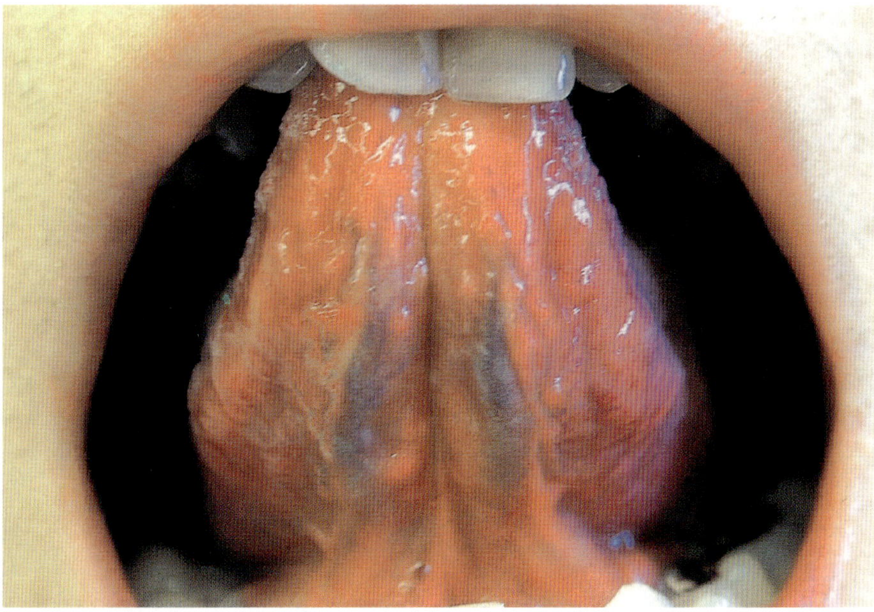

그림 2 **혀 뒤 정맥 소견**

정맥의 노창경향이 확인된다. 말초순환장애의 징후이다.

<인용문헌>

1) 趙 基恩, 上妻四郎 편 : 통증의 중의진료학 제1판, 동양학술출판사, 千葉, 1999, 167-174

<참고문헌>

1) 下野正基, 野間弘康, 山根源之 편 : 구강외과, 병리진단 아틀라스 제1판, 의치약출판, 1992, 80-81

백판증

Leukoplakia

특징

백판증白板症은 마찰로 제거할 수 없는 판상板狀 또는 반상斑狀으로, 다른 질환으로 분류할 수 없는 각화된 백색병변이다. 흡연자가 비흡연자에 비해 발생빈도가 높다는 것을 알 수 있다. 기타 요인으로서는 음주, 비타민 A 결핍, 국소자극, 매독, 내분비이상 등이 알려지고 있다. 호발부위는 치은, 뺨 점막, 혀이고, 원래 각화하지 않는 점막에 생긴다. 연령으로는 40세 이상의 중노년층에 많다. 기본적으로 백판증은 양성병변이지만, 경과가 오래 가는 것은 암으로 발전할 가능성도 있기 때문에 전암前癌병소라고 부른다. 또한 이미 상피내 암, 초기 침윤암의 경우도 있을 수 있으므로, 병리조직학적 진단이 필요하다.

설진

설질담백, 설태백(비위허약형). 설질담백, 설태백이(비신양허형)이 잘 나타난다. 이 두 형에서 비위기능의 저하는 공통으로 발견되고, 전신권태감과 피로하기 쉬움, 식욕부진이 나타나는 경우도 있다(비위허약형). 비신양허형은 또한 사지의 냉증, 허리와 하지의 탈력감, 하복부의 냉통 등이 출현한다.

치료방침

신중하게 경과관찰을 계속한다. 동시에 국소자극원인의 제거, 흡연과 음주의 중지, 그리고 전신질환(빈혈, 비타민A결핍 등)이 있으면 그 치료를 한다(식사 · 영양지도와 한방약 투여도 유효하다). 경과관찰 중에 악성화의 조짐이 있으면 절제 수술을 한다.

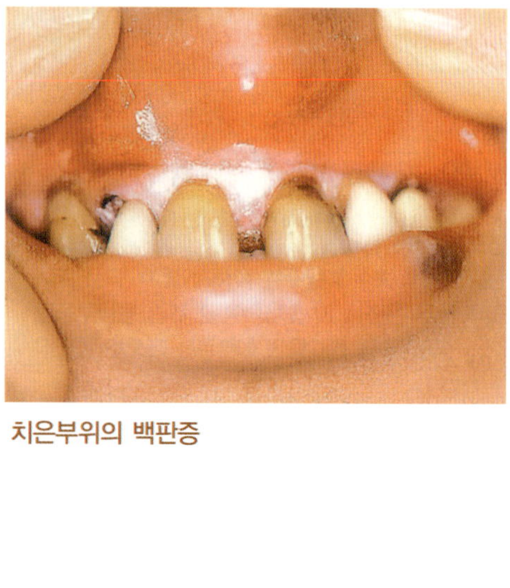

치은부위의 백판증

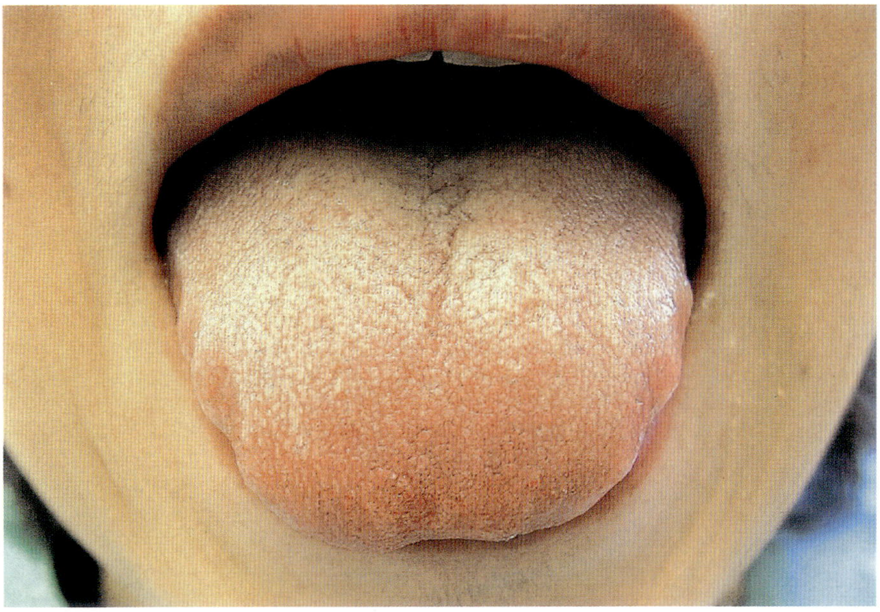

그림 1 **혀 소견**

설질은 담백, 설체는 반대胖大이기 때문에 치흔이 발견된다. 설태는 백색을 띠고, 약간 두껍게 되어 있다. 본 환자는 쉽게 피로하고, 식욕부진이나 무른 변 등 위장기능 저하가 확인되었다. 게다가 애연가이다.

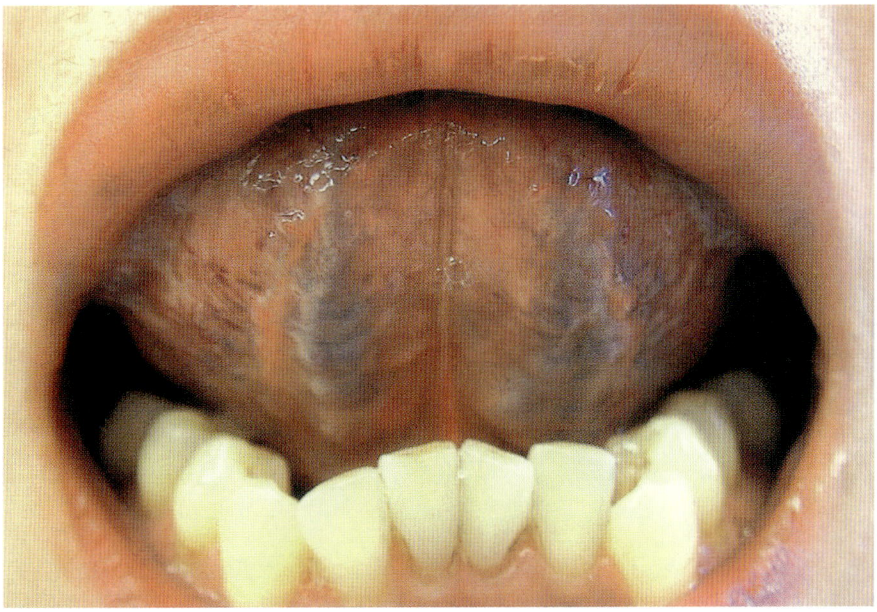

그림 2 **혀 뒤 정맥소견**

정맥의 노창이 발견된다. 말초순환장애의 존재를 나타낸다.

<참고문헌>

1) 下野正基, 野間弘康, 山根源之 편 : 구강외과, 병리진단 아틀라스 제1판, 의치약출판, 1992, 82-83

13. 기타 구강점막병변 ⑧

아프타성 구내염

Aphthous stomatitis

특징

아프타는 구강점막에 출현하는 직경 약 2~10mm 의 원형에 가까운 경계명료한 위막성 궤양이다. 그 주위에는 폭이 좁은 홍운紅暈 (red halo)이 나타난다. 저절로 아픈 것은 가볍지만, 접촉통은 심하다. 바이러스성 구내염과 베체트병, 만성재발성 아프타 등에서 나타난다. 만성 재발성 아프타의 원인에 대해서는 비타민 결핍, 스트레스, 월경주기와 임신, 세균, 바이러스 등으로 알려져 있다. 베체트병의 원인에 대해서는 자가면역기구, 호중구기능이상 등이 고려되고 있다. 바이러스성 구내염에는 포진성 치은구내염 · 구순포진, 대상포진, 포진성앙기나(herpangina), 수족구병 등이 있다. 포진성 치은구내염 · 구순포진은 단순포진 바이러스 1형, 대상포진은 수두 · 대상포진 바이러스, 포진성앙기나(herpangina)는 콕사키 A군 바이러스 등, 수족구병은 콕사키 A16 바이러스, 엔테로71형 바이러스 등으로 구강 내에 아프타가 출현한다.

설진

설진을 중심으로 7개의 타입으로 분류 한다 (편평태선 항목을 참고)[1].

치료방침

아프타성 구내염은 궤양으로 표재성의 찌르는 듯 한 통증과 작열감이 특징이다. 점막에 궤양이 형성되면 직접 상처에 말초신경이 노출되기 때문에 자극이 가해지면 찌르는 듯한 통증이 생긴다. 또한 궤양의 주위에 생긴 반응성 염증으로 통증유발물질(브라디키닌, 세로토닌, 히스타민, 프로스타글란딘 등)이 생산되어 작열통이 일어난다. 치료는 물리적 자극의 차단과 소염으로 통증유발물질의 생산을 억제한다. 부신피질 호르몬 연고 등을 이용하여 통증억제를 위한 대증요법을 시행한다. 편평태선의 항목에서 기술했지만, 한방약 투여도 근본치료로서 유효하다. 단순포진과 대상포진의 경우에는 항바이러스약인 아시클로버 또는 발라시클로버를 투여한다. 나아가 대상포진이면 성상신경절 블록을 병용하여 혈행개선, 급성증상완화를 도모하고, 대상포진 후 신경통의 이행을 저지한다.

<인용문헌>

1) 趙 基恩, 上妻四郎 편 : 통증의 중의진료학 제1판, 동양학술출판사, 千葉, 1999, 167-174

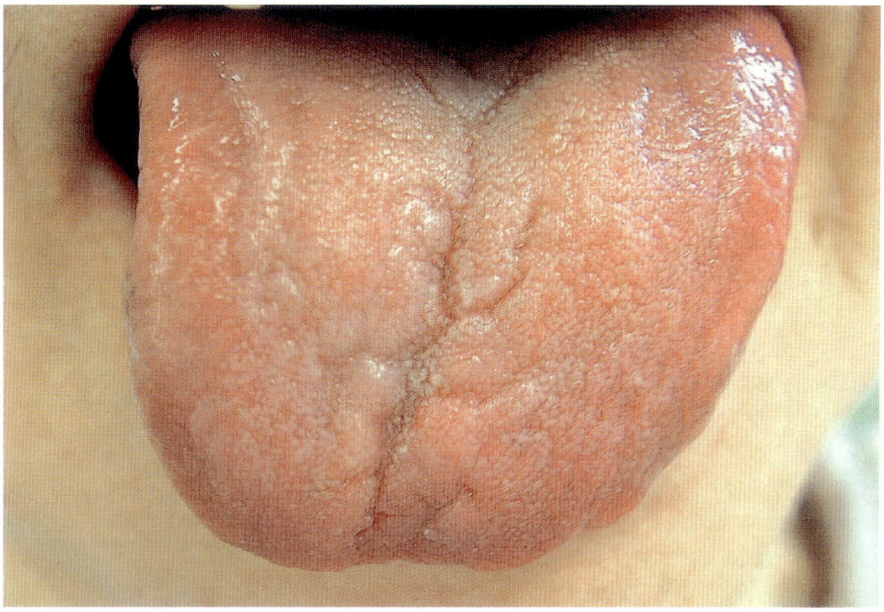

그림 1 **혀 소견**

설질은 홍색을 나타내고, 설태는 적다. 혀 중앙부에 열문이 발견된다. 이에 더하여 구갈이 확인되었다. 음허화왕형으로 분류한 본 증례는 구내염이 반복하고 있었다. 육미환을 투여하고 나서는 재발하지 않고 있다.

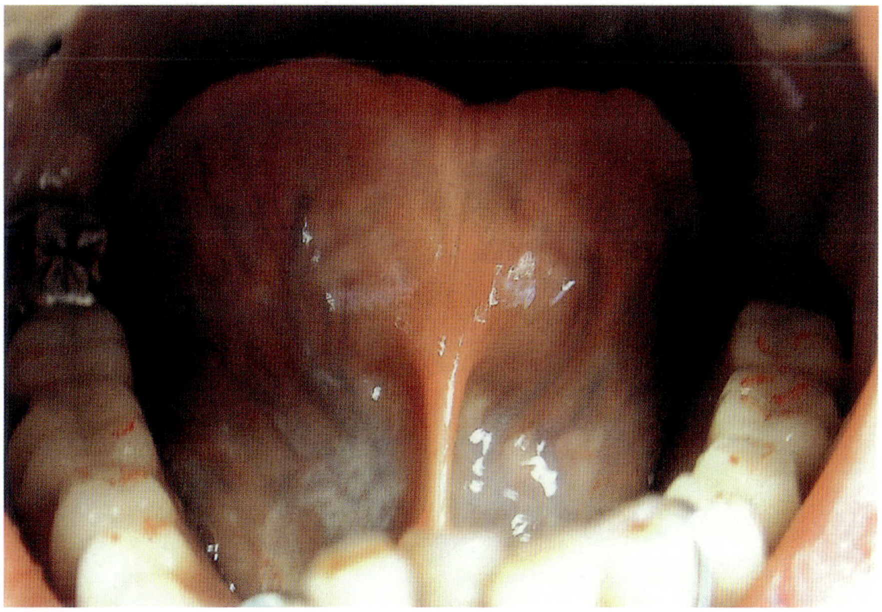

그림 2 **혀 뒤 정맥 소견**

본 증례에서는 현저한 변화는 확인되고 있지 않지만, 혀의 좌우 비대칭성이 있어, 경우에 따라서는 중추성 병변이 의심된다. 따라서 뇌의 MRI나 CT 등의 화상진단을 고려하는 것도 잊어서는 안 된다.

<참고문헌>

1) 花岡一雄 편 : 金子 讓, 笠原正貴 ; 통증 – 기초 · 진단 · 치료 – 제1판, 朝倉서점, 동경, 2003, 114–118

구강건조증

Xerostomia

특징

구강건조증은 구강점막의 건조증상만이 아니고, 타액저하에 의한 증상도 포함하여 이해하여야 되는 경우가 많다. 타액분비의 저하는 체액이 저하된 경우와 분비기능이 약제 등으로 억제된 경우, 또는 구강기능저하로 타액선 자극이 감소하여 타액분비저하를 초래한 증례 등이 있다. 한편, 구강점막의 건조는 입 호흡 등으로도 생긴다.

65세 이상의 고령자에서는 약 3할이 구강건조감을 느끼고 있으며, 가벼운 증상까지 포함하면 반수 이상이 건조감을 자각하고 있다고 알려져 있다. 이와 같은 고령자들의 구강건조 원인으로서는 복용하는 약제가 거론 된다[1].

혀 소견

같은 구강건조증상이라도 혀 소견에서는 다른 소견이 보이는 경우가 있다. 즉, 체액이 적은 경우의 타액분비저하에서는 혈액 중의 수분감소로 혈액농축이 생기고, 홍설이 잘 생긴다. 건조가 진행하면 혀 점막 표면의 모상유두부에 건조함이 보이기도 하고, 유두위축으로 무태가 되는 경우도 있다.

그리고 설체가 체액으로 가득 차 있는 상태에서는 치흔이 잘 발견되고, 타액분비도 저하되는 증례가 많다.

설태는 색깔이 황색에서 갈색으로 변화하는 것이 많다. 이것은 설태 안의 세균총 변화에 의한 것으로 구강건조와 타액분비저하가 개선되면 설태의 색깔도 개선된다.

치료

치료로서는 쇼그렌 증후군에서 염산세비멜린이나 아네톨트리치온 등의 약제가 사용되는 경우가 많지만, 이 이외의 구강건조증에서는 백호가인삼탕白虎加人蔘湯이나 맥문동탕麥門冬湯 등의 한방약이 효과적이다.

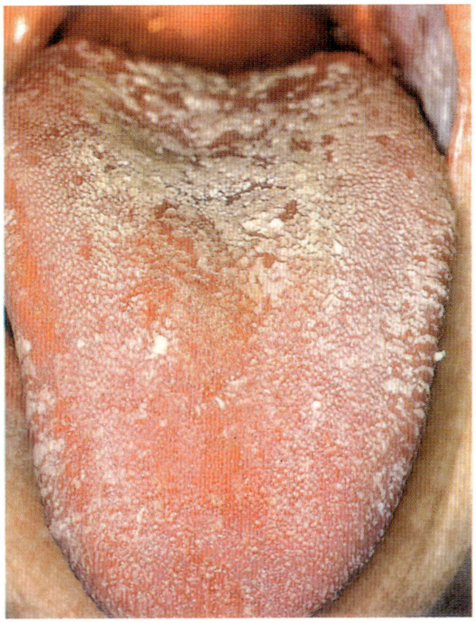

그림 1 설태도 건조해서 타액이 보이지 않는다. 설체는 약간 붉은색이 가볍게 증가하고 있다. 급성 구강건조증으로 생각된다.

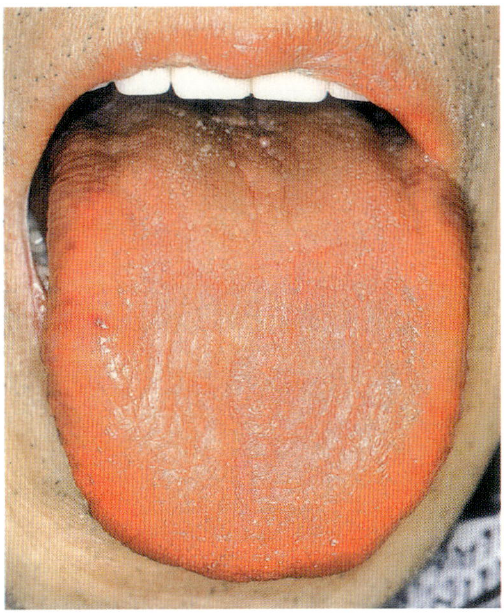

그림 2 설태가 보이지 않고, 설유두도 위축되어 있다. 타액도 보이지 않고 설체는 홍색을 나타내고 있다. 만성 구강건조증으로 생각된다.

<참고문헌>

1) 柿木保明 : 구강건조증과 타액분비저하 증후군 – 진단과 치료 플로차트. 齒界展望, 103(1) : 39-46, 2004

악성종양

Malignant tumor

구강 내의 악성종양

구강 내의 악성종양으로서는 암종과 림프관종, 육종이 보인다. 암종에서는 하악치은과 함께 혀에 많이 나타나고, 이 둘에서 50%를 점한다. 기타 부위로서는 구강전정, 상악치은, 협 점막, 구개점막 등이다. 궤양을 형성하는 경우가 가장 많고, 유두형, 육아형 등도 있다. 치아 원인으로는 악성 법랑아세포암종과 에나멜상피선유육종 등이 있다. 암종의 호발연령은 60대가 가장 많고, 남성이 여성의 약 2배이다.

증상은 무통성 종창보다도 구강 내의 각종 자극에 의한다고 생각되는 통증을 가진 종류腫瘤형성이 많고, 이 종류腫瘤가 커짐에 따라 섭식 때와 회화 때 자극통과 운동통 등이 생긴다. 병리적으로는 편평상피암이 많아 80% 이상을 차지하고 있다[1].

악성종양과의 감별이 필요한 것은 설염과 칸디다증도 있다. 설염에는 혀 아프타와 궤양, 미란 등도 포함된다. 이들은 세균과 진균, 바이러스, 화학적 외상, 물리적 인자의 관련으로 증상이 발현한다.

육종과 악성림프종에서는 화학요법이 주체가 된다. 악성 흑색종은 흑갈색으로 착색된 종류腫瘤로 림프성 혹은 혈행성의 전이가 많고, 예후는 극히 불량하다[1].

치료 · 혀 소견

악성종양에 대한 치료로서 편평상피암의 경우에는 방사선 및 외과적 치료, 화학요법 등을 주체로 하며, 최근에는 면역요법 등도 있다. 또한 원발소에 대한 치료에서는 소선원치료小線源治療, 강내조사腔內照射 등의 방사선치료와 외과요법, 화학요법 등이 사용된다. 편평상피암의 5년 누적생존율은 약 50~60%이다.

혀 소견에서는 점막재생력의 저하와 빈혈, 기력 저하 등이 보이는 일이 많고, 십전대보탕十全大補湯, 보중익기탕補中益氣湯 등 보제 투여가 예후에 유효하다.

<참고문헌>

1) 都溫彦, 香月武他 편저 : 의학도의 치과구강 외과 텍스트, 의학정보사, 東京, 1996, 81-100

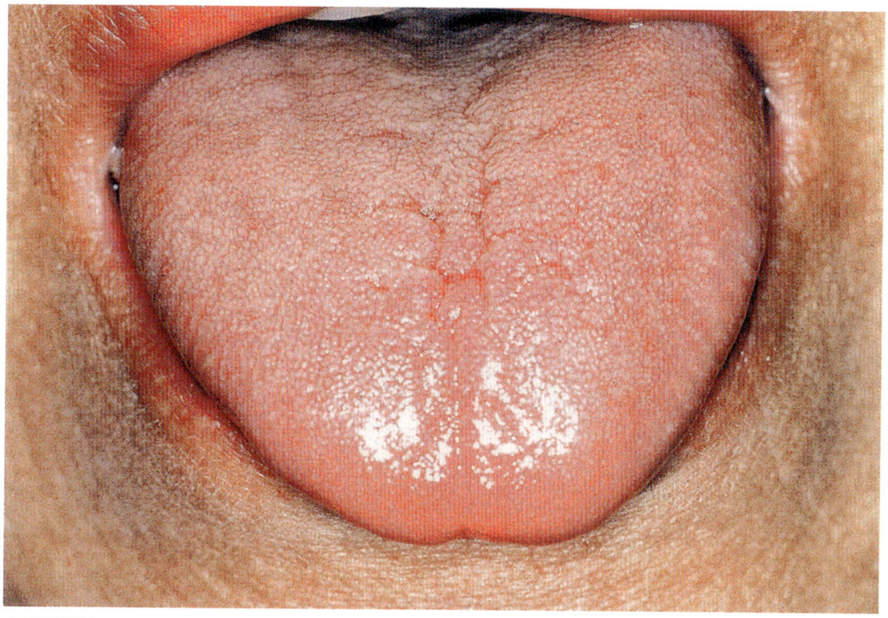

그림 1 폐암환자의 혀 소견

설체는 담백설에 가깝고, 전체에 열구설을 보이고 있다. 혈행이 저하되고, 점막상피의 재생력이 떨어져 있다고 생각된다.

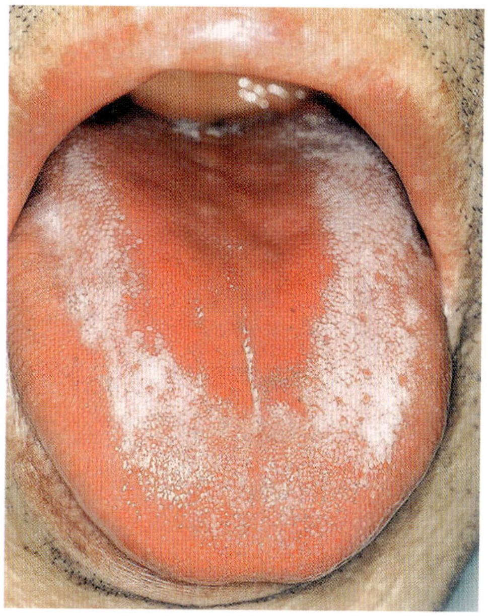

그림 2 폐암환자의 혀 소견

혀 중앙부에 설태가 없고, 설유두가 위축되어 있다. 지도모양의 혀 소견이기도 하고, 전신상태가 불안정하다는 것을 나타내고 있다.

만성 궤양성 구내염

Chronic ulcerative stomatitis

구내염에는 만성 혹은 재발성으로 미란, 궤양을 형성하는 경우가 많다. 이 원인에는 국소적, 전신적인 것 이외에 원인을 알 수 없는 것도 많아 진단에 어려움이 있다. 구내염이란 구강점막에 염증을 일으키는 것을 총칭 하지만, 이것에는 비특이성 염증과 특이성 염증으로 분류된다. 비특이성 염증에서 만성경과를 밟는 구내염에는 담배나 기호품에 의한 만성 자극에 의한 것, 괴사성 궤양성 구내염과 괴저성 구내염(노마, 수암水癌), 당뇨병, 디프테리아와 성홍열에 의한 구내염 등이 알려져 있다. 특이성 염증에는 결핵, 매독, 나병, 야토병(tularemia) 등의 특정병원균과 방선균, 아구창, 효모균증, 히스토플라스마 등의 진균에 의해 야기되는 것도 있다[1].

구내염의 대부분은 유주성이고, 카타르성 구내염, 수포성 구내염, 미란성 구내염, 궤양성 구내염, 아프타성 구내염, 괴저성 구내염 등으로 분류 된다[2]. 여기서는 난치성 궤양성 구내염을 제시 한다[3].

증례

42세의 여성, 신장 155cm, 체중 50kg의 주부. 주 증상은 미란, 궤양, 통증을 동반하는 만성 구내염이다. 현 병력을 가지고 약 12년간에 걸쳐 많은 병의원을 방문하였다. 구강 내는 항상 궤양에 의한 지속적 작열통, 접촉통과 무치악 때문에 섭식장애를 가지고 있다. 과거병력으로서 37세 때에 원인불명의 자궁출혈이 있다. 가족력으로는 특기할 사항은 없다.

설진에서는 혀를 힘들게 내밀며, 설태는 얇은 백이태가 보이고, 설질은 반대胖大하며 부종을 동반한다. 전체적으로 홍색으로 혀 측연에는 크림색의 반흔이 형성되어 있다(**그림 1**). 반흔은 변연에 궤양형성을 가지고 있고, 거듭되는 궤양으로 섬유화가 진행하여 혀의 일부가 딱딱하다. 이것이 확대되어 설유두가 퇴축하고 있다.

구순에도 미란, 궤양형성이 반복되는 때문인지 구열口裂도 반흔 구축拘縮이 진행되어 작아지고, 입을 벌리는데도 제한된다(**그림 2**).

이 원인으로서 문진으로 빈혈, 저혈압, 사지의 냉증이 있기 때문에 만성적인 말초순환 부전으로 생각된다. 이런 환자는 대체로 인체의 면역력이 그다지 없다는 것이 예상된다.

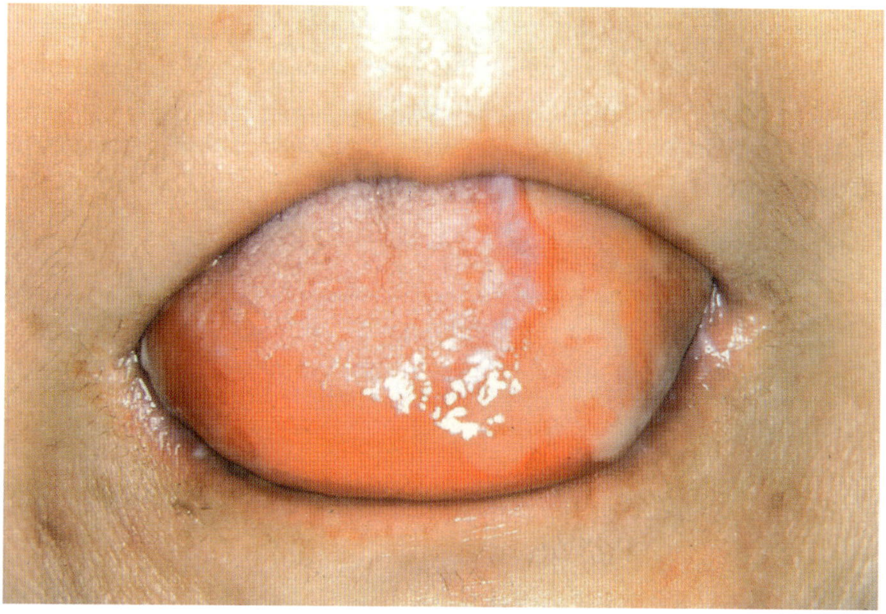

그림 1 만성 궤양성 구내염에서 백이태를 가지고, 설질은 반대하며 부종을 동반하고 있다. 설첨과 측연은 홍색, 유주성이고 탄력이 있는 반흔을 동반한다.

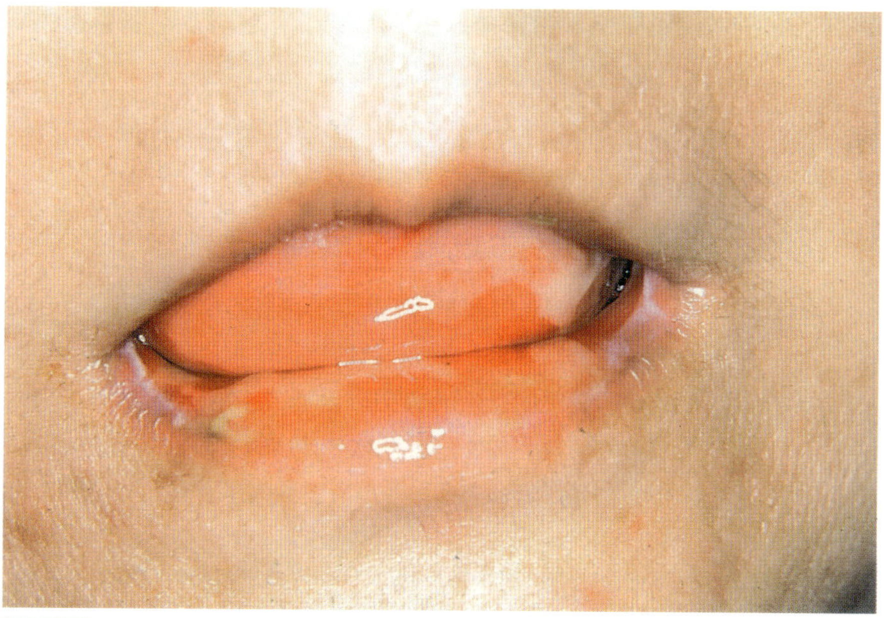

그림 2 구순에도 유주성의 미란, 궤양형성이 반복되고 있다. 이 때문에 구열도 반흔수축이 진행하여 좁아지고, 입 벌리는데도 제한된다.

<참고문헌>

1) 石川悟郎, 秋吉正豊 : 구강병리학 II, 永末서점, 京都, 1975, 609-61

2) 松田 登, 藤林孝司 편집 : 구강점막질환의 진단과 치료, 출판사 미확인, 동경, 1983, 12-22

3) 別部智司 외 : 만성 궤양성 구내염 증례의 치료경험, 통증과 한방, 5 : 23-29, 1995

14. 약제에 의한 영향 ①

항생제와 혀

Antibiotic substance and Tongue

장기간 항생제를 복용하고 있으면 구강 내 상주균의 균교대 현상으로 설태가 황黃~다茶~흑黑으로 색소변화를 일으키며, 종종 모설毛舌로 나타난다.

전신 소견 (증례)

환자는 5년 전에 뇌경색이 발생하여, 현재 자택에 요양 중인 78세 남성이다(**그림 1, 2**). 신장은 168cm, 체중 52kg 로 야위어 있다. 하루 중, 대부분의 시간을 누워서 보내고 있으며, 침강성 폐렴을 정기적으로 반복하고 있다.

본인은 자주 춥다고 호소하기 때문에 초여름이라도 방에 석유 스토브를 켜고 있으며, 실온은 30도 가까울 때가 있다. 누울 때나 앉을 때나 이불을 덮고 있어 등에는 항상 땀이 나고 있다. 운동을 한 땀이 아니기 때문에 본인은 목마름은 호소하지 않는다. 미열이 빈번하게 발생하기 때문에 항생제를 상용하고 있다.

설진

설태는 흑모이지만, 끈적거리고, 흑이태를 나타내고 있다(**그림 3**). 혀 그 자체는 구강 용적에 비해서 비대해져 있고, 설질은 담홍색이다.

이 흑태는 항생제 투여로 나타난 균교대현상이라고 생각된다. 설질이 담홍색이라는 사실에서 열성질환에 걸려있든지, 혹은 혈액이 농축된 상태, 더욱이 체력이 감퇴하여 소모성 질환에 빠져 있는 상황이다. 혀의 비대는 무치악인 채 방치되고 있으며, 이완성의 마비가 있는 경우나 본 증례와 같이 혀의 운동이 활발하지 않은 경우에도 나타난다.

진료에서 유의할 점

위장장애, 배설장애, 억울 등 심신의 악화가 있을 것 같으면 항생제의 상용을 피하든지, 아니면 다른 항생제로 변경을 검토할 필요가 있다. 본인은 물을 찾고 있지 않지만, 발한은 똑같기 때문에 운동을 거의 하지 않아도 탈수 상태를 의심하여야 한다. 수분공급을 포함한 영양섭취, 배부의 혈류개선운동 도입, 항생제 이외에도 현재 투여 중인 약제의 수정 등을 검토한다.

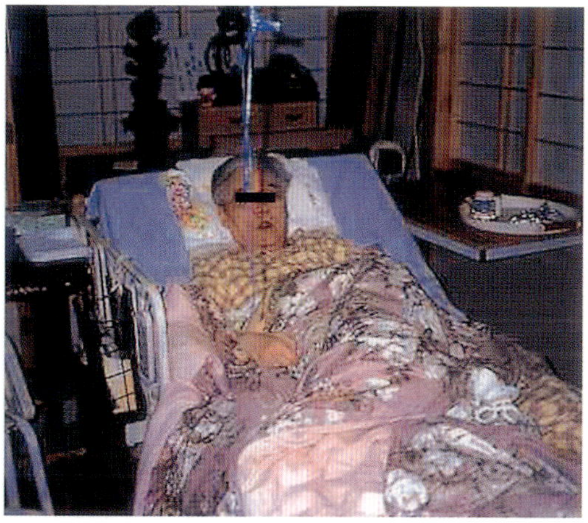

그림 1 전신 소견(뇌졸중)

환자는 5년간 자택 요양 중이고, 하루를 거의 침대 위에서 보내고 있다.

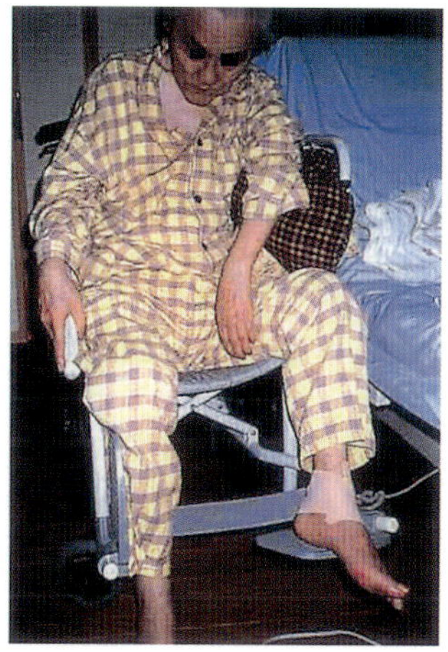

그림 2 전신 소견

앉은 자세라 하더라도 배 부위는 압박받아 땀이 나고 있기 때문에 수분공급의 배려를 빼서는 안 된다.

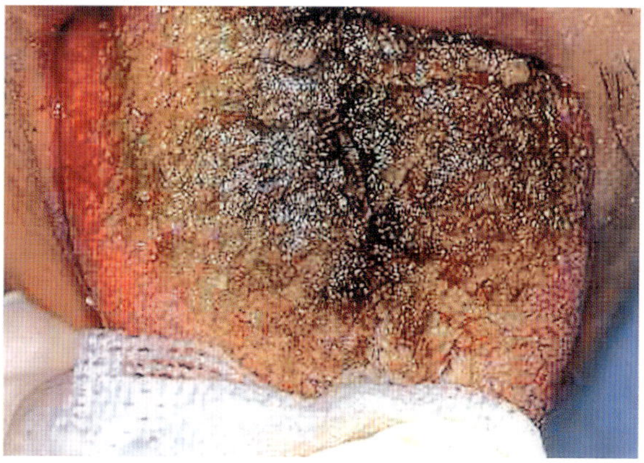

그림 3 혀 소견

혀에는 끈적한 흑태로 덮여있어 탈수증상, 균교대 현상이 의심된다. 설질이 담홍색이라는 점에서 가령 미열이라도 장기에서는 이미 열성질환에 걸려 있을 가능성이 있다.

14. 약제에 의한 영향 ②

스테로이드

Steroid drugs

약리작용은 백혈구 전체에 걸쳐서 체액성 면역응답 그리고 세포성 면역응답의 억제작용 및 항염증작용이다. 스테로이드제는 자가면역질환, 알레르기 질환, 혈액질환 등의 치료에 사용된다. 치과치료에서는 감염예방에 대한 주의는 물론이고, 부신기능부전에 대한 배려도 필요하다. 현재, 1주일 이상 투여를 받는 경우, 또는 6개월 이내에 1개월 이상의 투여를 받은 경우는 내과 주치의와 상담하고, 스테로이드 커브를 시행한다. 그러나 스테로이드 투여중지 후, 3개월 이상 경과한 경우에는 불필요하다.

스테로이드의 주요 적응증

전신성 홍반성 낭창, 만성관절 류마티스, 류마티스열, 기관지천식, 신증후군, 궤양성대장염, 특발성 혈소판 감소성 자반병, 재생 불량성 빈혈, 백혈병, 악성림프종, 다발성 골수종, 약물알레르기, 피부질환, 안면신경마비, 뇌부종

스테로이드의 부작용

소화기계	소화성궤양 · 급성 췌장염
내분비계	하수체 부신피질 기능부전, 월경이상
대사계	당뇨병, 고지혈증, 보름달 얼굴
순환계	고혈압, 부종
근 · 골격계	골다공증, 근육위축
피부 · 결합조직	창상치유의 지연
면역성	쉬 감염성, 염증반응의 억제
혈액	호중구증다, 혈전형성경향
중추신경계	조울의 우울상태와 조증 상태, 불면, 두통
감각기계	녹내장
과민반응	쇼크, 천식발작

구강 내에서는 치주병의 악화나 발치 후 치유부전이 일어나기 쉽게 된다. 또한 장기투여로 구강점막 칸디다증이 발생하는 경우가 있다.

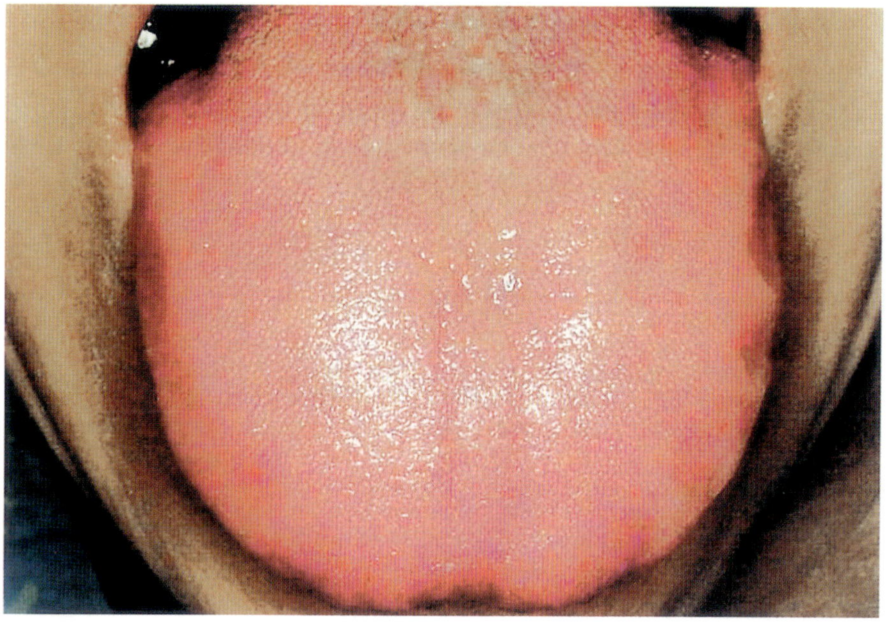

그림 1 혀 소견

돌발성 난청에서 스테로이드 복용으로 혀에 부종이 보인다.

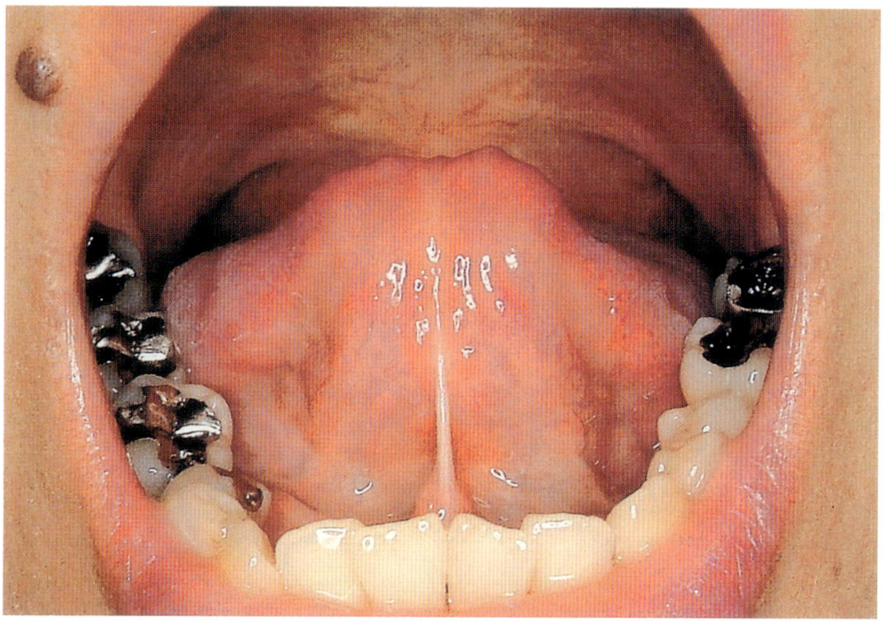

그림 2 혀 뒤 정맥 소견

혀에 치흔이 보인다.

약물성 치은 증식증

Drug-induced gingival hyperplasia

특징

항경련제의 히단토인제제에서 치은증식증을 야기하는 것은 잘 알려져 있지만, 혈압강하제인 칼슘길항제[1]와 면역억제제인 사이클로스포린제제도 치은증식증을 야기한다.

고령자에게 고혈압증을 합병하면 칼슘길항제가 투여되는 일이 많다. 고혈압 환자 중에는 치은이 부어서 내원하는 일이 있는데, 구강 내 청소법은 어쩔 수 없지만, 철저한 치태조절을 했다고 하여도 그다지 변화가 없는 경우에는 칼슘길항제의 복용을 의심한다.

만약 칼슘길항제가 처방되고 있으면 진료를 의뢰하여 내과진료를 받게 하고, 가능한 한 혈압강하제의 변경을 부탁하여 치은증식의 감소에 노력하여야 한다. 한편, 사이클로스포린 제제의 경우는 장기이식 수술 후 거부반응의 예방으로 처방되는 일이 많은데, 이 경우에는 어쩔 수 없다.

설진

장기투여에서는 말초혈관의 확장작용으로 설질은 선홍색을 나타내지만, 그 역으로 구갈을 보이는 경우에는 황설태를 나타내며 구취를 동반하기도 한다. 또한 장기투여에서는 지연성 이상운동증이 일어나는 일도 있다[2]. 동시에 구강점막을 들여다봄으로써 치은증식을 관찰할 수 있기 때문에 소홀히 해서는 안 된다.

증례

50세의 남성. 치은출혈과 구취를 주 증상으로 내원했다. 과거병력으로서 10년 정도 전부터 고혈압 진단을 받고 약물을 복용하고 있었다. 설진에서는 설질변연은 붉지만, 백白에서 황색의 설태를 동반하고, 구강건조를 호소하고 있었다(**그림 1**). 설하면은 대부분의 혈관이 노창되어 잇고, 하악치은의 증식을 발견하였다(**그림 2**). 치태조절은 불량하고 치은 증식이 발견되었다(**그림 3**). 상용약은 베실산암로디핀 및 니페디핀의 2제제 모두 칼슘길항제가 처방되고 있었다. 치료법으로는 철저한 치태조절과 내과 담당의의 혈압약 처방 변경으로 치은증식이 줄어들게 되었다.

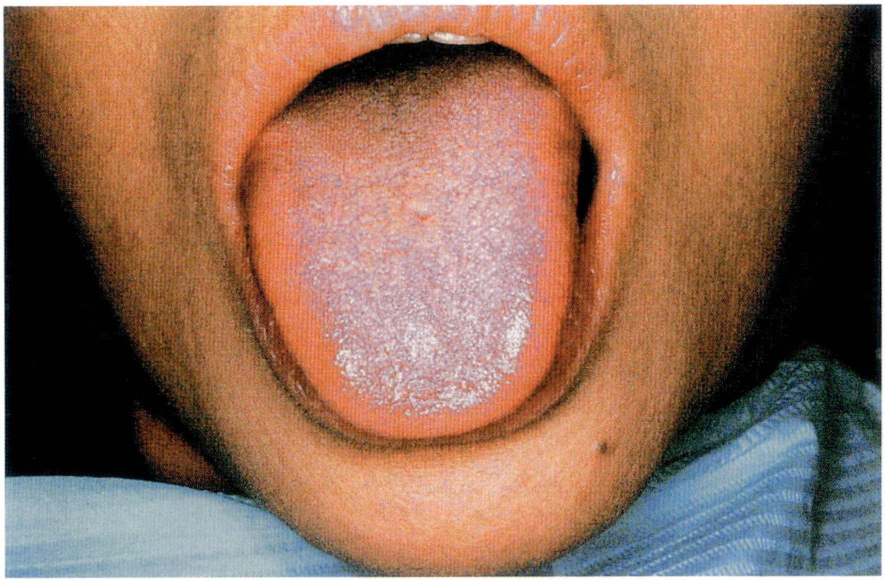

그림 1 칼슘길항제 복용환자. 설질변연은 붉지만 구강건조를 동반하기 때문에 백색에서 황색의 설태를 동반하고 있다.

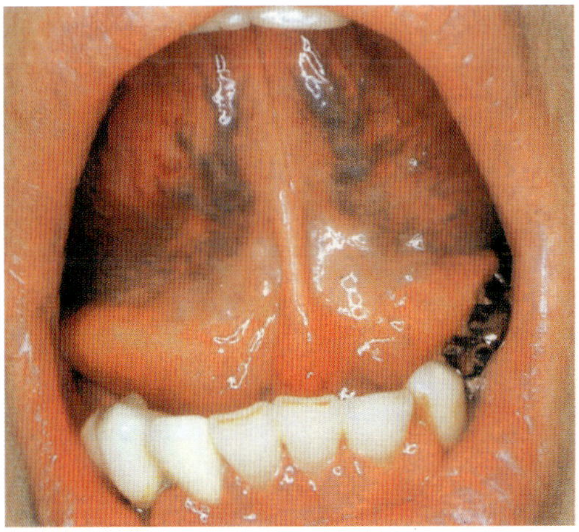

그림 2 설하면은 대부분의 혈관이 노창하고 있다. 하악치은의 증식이 있다는 것을 알게 되었다.

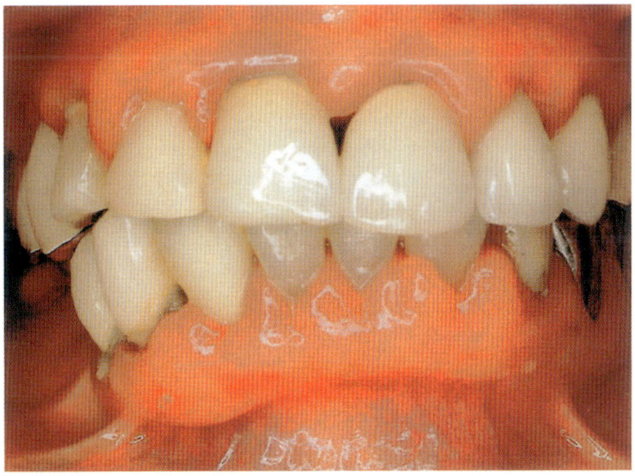

그림 3 치은은 증식하고 있지만, 치주병도 있기 때문에 통상적인 방법에 따라 구강 내 청소를 하였다.

<참고문헌>

1) 別部智司 등 : 니페디핀에 의한 치은증식증, 환자의 치과의료, 5(2) : 4852, 1997

2) 高宮眞樹 : 지발성 이상운동증, 정신치료약 대계 제5권, 향정신약의 부작용과 대책, 星和서점, 東京, 1997, 95-125

향정신약

Psychotropic drugs

[향정신약의 분류]

1) 항우울약
   삼환계 : 아미트리프틸린, 이미프라민
   사환계 : 마프로틸린, 미안세린, 세티프틸린
   SSRI : 파록세틴, 플루복사민
   SNRI : 밀나시프란
2) 항불안약 : 디아제팜, 알프라졸람, 에티졸람
3) 수면도입약 : 플루니트라제팜, 브로티졸람, 트리아졸람
4) 항정신병약
   페노티아진 유도체 : 클로르프로마진
   브틸로페논 유도체 : 할로페리돌
5) 항간질약 : 디페닐히단토인

특징

삼환계 항우울약, 항정신병약은 무스카린성 아세틸콜린 수용체, 히스타민 H1수용체, α 1수용체 등의 차단작용으로 항콜린작용이나 심장순환계의 부작용 등이 있을 수 있다. 구강 내 증상으로 빈도가 높은 것은 구갈이다.

항정신병약의 장기투여로 입, 혀, 안면에 나타나는 이상한 상동적 불수위 운동인 이상운동증가 나타나는 일이 있다. 한번 증상이 발현하면 컨트롤하기가 힘들어지는 부작용이다.

설진

만성적으로 향정신약을 복용하고 있는 환자의 설질은 반대하고, 치흔이 나타나는 일이 많다. 약제의 부작용인 구갈로 인하여 설태는 그다지 없으며, 구강건조에 의한 이태膩苔가 있는 경우도 있다. 혀가 부종 모양으로 되어 있기 때문에 구강을 다 차지하고 있는 느낌이 든다. 때로는 구강을 덮는 일도 드물지 않다.

<참고문헌>

1) 川口 充 외 : 구강영역에 증상을 나타내는 상용약과 그 임상응용, 歯界展望, 2001
2) 高折修二 편 : 약리학(상), 廣川서점, 東京, 1996, 360-440

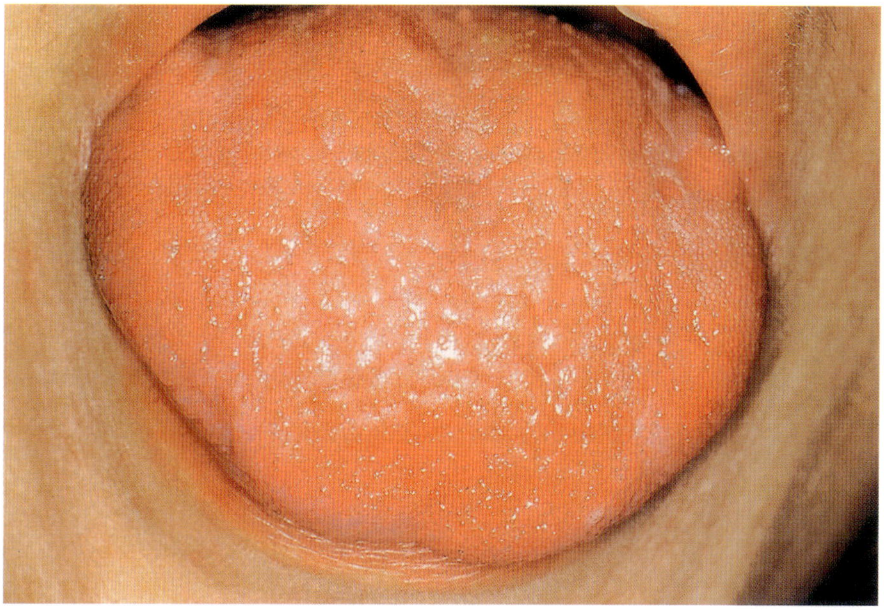

그림 1 다량의 향정신약을 장기 복용하고 있어 혀는 건조하며, 반대胖大하고, 설유두는 위축되어 있으면서 염증을 동반하고 있다. 또한 약의 부작용으로 구강이 지나치게 건조하여 말이 분명하지 않다. (別部智司 선생 사진 제공)

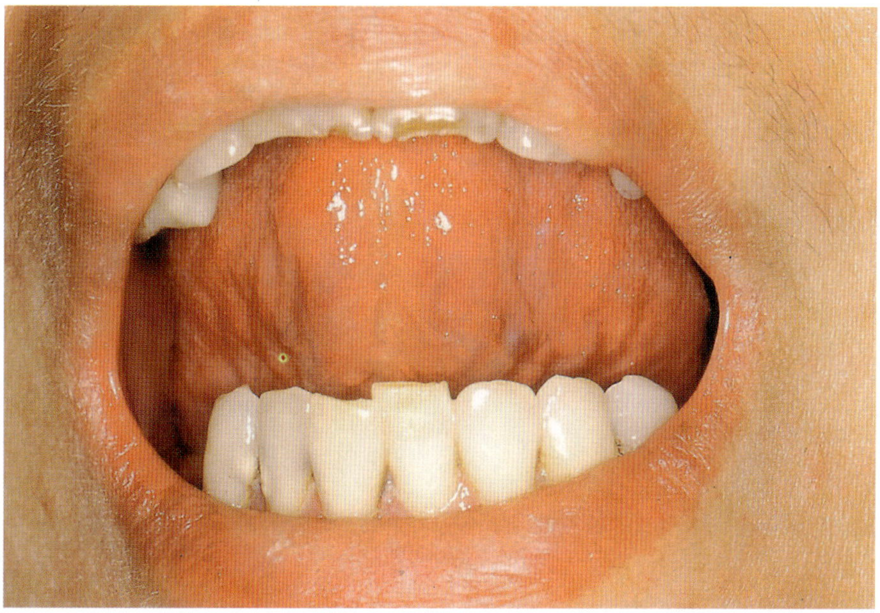

그림 2 본 증례에서 혀를 젖히는 동작이 능숙하게 되지 않고, 입 벌리는 것도 생각대로 되지 않는다. 이것은 중추신경계의 컨트롤에 변화가 일어났기 때문이라고 생각된다. 그리고 혀 뒤 정맥은 얇고, 오랜 세월에 걸쳐 말초순환 부전임을 알 수 있다. (別部智司 선생 사진 제공)

14. 약제에 의한 영향
⑤

기호품

Luxury goods, Preference goods

소견

구강환경은 다양하여 환자의 생활습관과 신체, 심리, 사회 환경 등 조건에 따라 다양한 상태를 만든다. 그러므로 설진을 할 때 언제나 주의하지 않으면 안 되는 것은 다른 요인으로 혀에 영향을 미치는 사실이다. 여기에는 직접 구강에 관계되는 것으로 유색성의 기호품, 한방약과 커피 등의 상용자, 혀를 습관적으로 내밀거나 부비거나 깨무는 등의 나쁜 습관, 혹은 직간접적으로 영향을 미치는 상용약의 복용으로 혀가 수식됨으로, 이들에 대하여 염두에 두어야 할 필요가 있다.

문진표의 기록사항에 상용약의 확인은 필수이다. 오진을 피하기 위하여 이들 약제들을 기록항목으로 해놓고 반드시 확인을 거친다.

증례 설통을 주소로 내원한 환자가 산포도를 즐겨 먹고 있다

70세, 야윈 형으로 신경질적인 남성. 혀의 발적과 얼얼한 지속통을 주소로 내원했다. 설진 소견에서는 설체는 가늘고 길며, 두께도 얇고, 신체와 똑같이 허한 상태를 보이고 있었다. 설태는 얇고 전체적으로는 희고, 중앙부에는 황색으로 변색되어 있다. 오른쪽 중앙부에는 홍색의 착색을 나타내고 있다. 일단 구강 내의 소독과 가글링을 처방하고 다음 번 내원까지 상태를 보기로 했다. 약 일주일 후 내원 시에도 똑같은 홍색의 소견이 보였기 때문에, 미심쩍게 생각하여 기호품을 물어보았더니 산포도 가공식품을 자주 먹는다는 사실을 알게 되었다. 산포도는 일반적으로 병적 증상까지 일으키지 않지만, 가공된 것을 습관적으로 먹으면 자극증상을 나타낼 가능성이 있다. 이 때문에 일단 이 환자에게는 산포도 가공품을 약간 절제하면 걱정 없을 것이라는 권고를 하자, 그 후에 증상의 개선이 이루어졌다. 이 경우 원인이 산포도에 의한 것인지 아닌지는 확실하지 않지만, 결과적으로 산포도의 혀 착색이 환자에게 불안요인을 심어주었다고 생각할 수 있다.

실제로 설진에서는 적赤, 다茶, 황黃, 갈색褐色 등의 착색을 자주 볼 수 있다. 기호품에는 식용색소나 착색성이 높고 자극성이 있기 때문에 자칫하면 오진을 하게 됨으로 주의하여야 한다. 일단 진단하기 전에 먹은 음식물을 물어 보는 것이 좋다.

이상은 설진에 방해가 되는 인위적 요인(artifact)의 가능성인데, 이들에 대하여 진단할 때 주의를 기울이지 않으면 정말로 잘못을 범하게 된다.

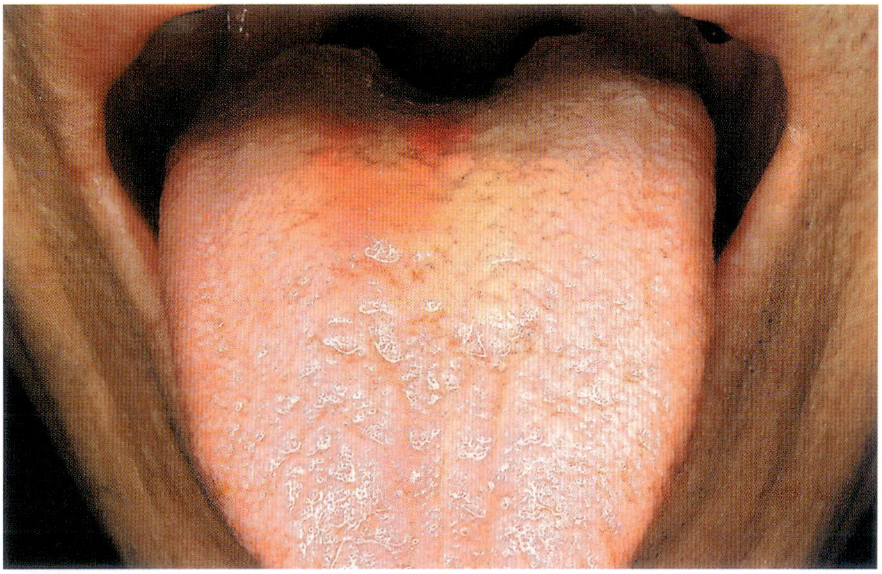

그림 1 설통을 주소로 내원했다. 매일 홍색의 산포도 가공품을 먹고 있었다. 설체 중앙부에 붉게 물든 곳이 있어 환자가 걱정하고 있었다. 환자에게 상습적으로 먹고 있다는 것을 알게 되었다.

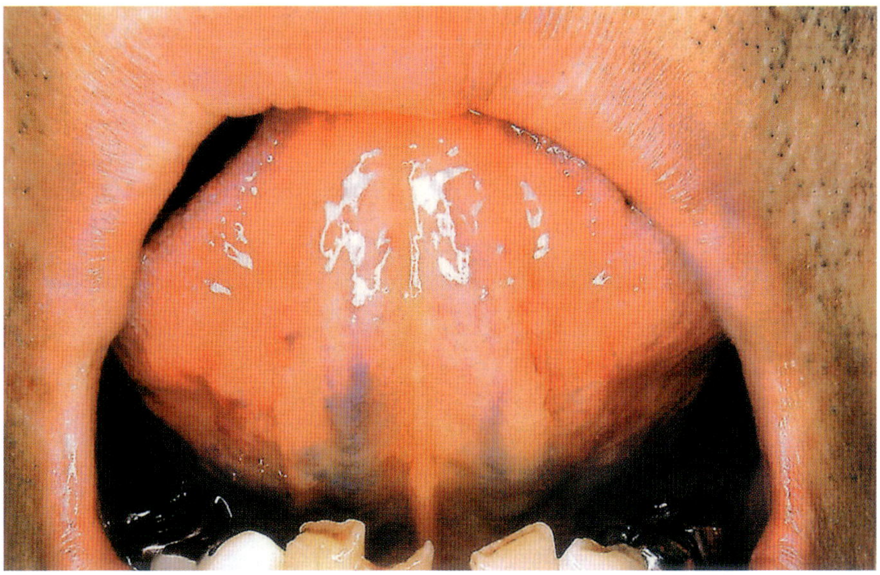

그림 2 혀 뒤 정맥에서 좌우차이가 보인다. 그러나 형태의 좌우차이, 감각이상과 이상 운동은 나타나지 않았다.

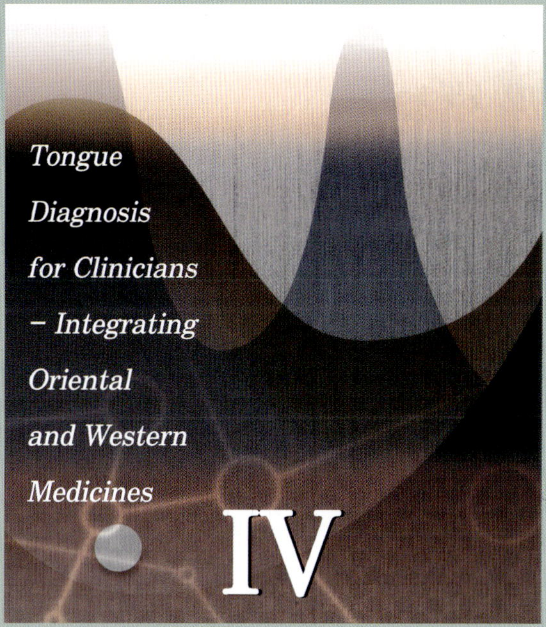

기초편

Tongue Diagnosis for Clinicians – Integrating Oriental and Western Medicines

IV
PRIMARY

1 — 혀의 역할

혀는 소화기계의 첫 부분인 구강 중에서도 아주 중요한 기관이다. 인체 중에서 가장 정교하고 활발하게 움직이며, 형태의 변화가 다양한 돌기물이다. 구강 저 후부에서 융기하여 전방을 향하는 기관으로, 대부분이 횡문근이며, 이를 덮고 있는 점막으로 구성되고 고유한 구강을 채우고 있다. 근육은 혀를 하악골 또는 설골과 연결하고 있는 외설근과, 뼈와 연결되지 않는 혀 고유근인 내설근으로 분류된다. 외설근은 이설근, 설골설근, 경상설근, 구개설근의 4개로 이루어지고, 내설근은 상 및 하종설근, 횡설근, 수직설근의 4개로 이루어져 있다.[1]

혀의 기능

혀 본래의 역할은 섭식, 연하에 필요한 저작과 음식물 덩어리 형성, 미각과 언어형성이다. 또한 감각기로서 촉각, 압각은 인체 가운데서 가장 민감하여 제2의 손가락으로서 기능한다. 혀 감각은 자극을 받아 타액 분비를 촉진하고, 음식물 덩어리 형성에 도움이 된다.

1) 저작, 흡인, 연하에 있어서 작용

음식물을 구강 내에서 이동하고 운반하지만, 특히 음식물을 교합면에 올리고, 뺨과 협조하여 교합면 위에 음식물을 유지하고 타액과 섞어 음식물 덩어리를 형성한다. 구강전정, 치간과 치경부의 음식물 찌꺼기를 제거하기도 하며, 음식물에 혼재한 이물질을 변별하기도 하고 식별해서 제거한다. 구개와의 사이에 음식물을 유지하기도 하고, 음식물을 압박, 문지르기도 한다. 장기적으로 보면 뺨과 혀의 압력에 의하여 치아를 치조상에서 정위치로 유지하는, 연하반사를 일으키는 것 등을 들 수 있다.

2) 미각

혀에는 맛을 본다고 하는 중요한 임무가 있다. 이 미각은 미뢰味雷라고 하는, 즉 맛을 알기위하여 특별한 센서가 존재한다. 미뢰는 연구개, 인두, 식도상부에 분포하고 있지만, 혀에 가장 많이 존재한다. 유곽유두에는 수백 개의 미뢰가 존재하는데, 구강전체에서는 수천에서 일만 개라고 한다.[2] 미뢰에서 얻어진 맛 신호는 혀의 전방 2/3이 안면신경 가지인 고삭신경이, 후방 1/3은 설인신경이 지배한다. 이 밖에 인두와 식도 상부에도 미뢰가 있는데 미주신경이 지배하고 있다(**그림 1**). 맛의 기본은 달다, 짜다, 시다, 쓰다의 4가지이다. 단맛은 설첨, 짠맛은 혀의 전방, 신맛은 가장자리, 쓴맛은 설근부에서 주로 느낀다. 좋은 맛을 추가하는 경우도 있다.

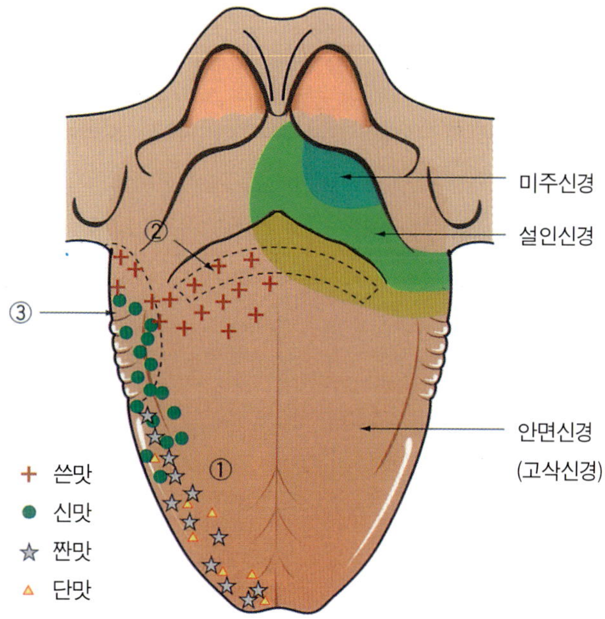

그림 1　혀의 미각

혀의 부위에 따라 미각에 관여하는 신경이 다르다. 또 유두도 부위에 따라 다르고 ①은 심상유두, ②는 유곽유두, ③은 엽상유두를 가리킨다.

3) 구음기관構音器官

혀의 형태를 교묘하게 변화시킴으로써 언어 구성에 강력하게 관여한다. 혀 운동은 뇌신경인 설하신경이고, 지각신경은 삼차신경이다.

이들 외에 혀는 전신상태를 반영하고 있음을 알 수 있다. 고령자 사회와 유병자의 비율이 증가함에 따라 전신 상태에 대한 파악이 중요하게 되고 있다. 따라서 최근에 각광을 받는 것이 동양의학에서 사용하고 있는 설진이다.[3] 그러나 혀를 진찰하는 것은 평소 임상에서는 거의 없다고 해도 과언이 아니다. 설진은 전신상태 파악의 일부로서 활용할 수 있다.

<참고문헌>

1) 上羽隆夫 편 : 스탠다드 구강 생리학, 學建書院, 東京, 1994, 267−268
2) 高木 實 : 칼라 그래픽스 구강의 구조와 기능, 醫齒藥출판, 2004, 270−275
3) 柿木保明, 西原達次 편 : 치과의사, 치과위생사를 위한 설진입문, 새로운 치과의료의 전개, 평론출판사, 동경, 2001

IV PRIMARY

2 — 혀의 해부학

혀의 해부

혀는 앞 2/3을 점하는 설체부와 뒤 1/3의 설근부로 나누어진다. 양자를 가르고 있는 것이 분계구이고, 중앙에는 설맹공이 보인다. 설맹공은 발생과정에서 갑상선이 하강했을 때의 흔적이고, 그 이름대로 맹단에 끝난다. 설체부의 끝을 설첨, 배면을 혀라고 부르고, 혀는 다시 설정중구에 의해 좌우로 나누어진다. 설근부에는 좌우 한 쌍의 설편도가 있고, 그 표면에는 설소포라고 부르는 많은 요철이 형성되어 있다. 역시 설근부는 인두를 향하여 심하게 기울어져 있기 때문에 크게 입을 열더라도 구열에서 볼 수 없다. 혀부의 거의 전역에 선단이 각질화한 모상유두가 다수 산재하여 있다. 이 유두에 의해 혀면은 희면서 꺼끌꺼끌하다. 이 유두는 음식물의 미끄럼 방지 역할도 한다. 혀부를 보면 곳곳에 매끄러우면서 둥근 점상이 보이는데, 이것이 심상유두이다. 설체부의 측연 후방에는 엽상유두가 있다. 또한 분계구의 앞에는 일렬로 늘어선 10개 전후의 유곽유두가 있다. 모상유두 이외의 설유두에는 미뢰가 있다. 다만 성인의 심상유두에는 미뢰가 적다(**그림 1**). 설하부에는 구강저와의 사이에 설소대가 있으며, 또한 설하면에는 채상주름이 보인다(**그림 2**).

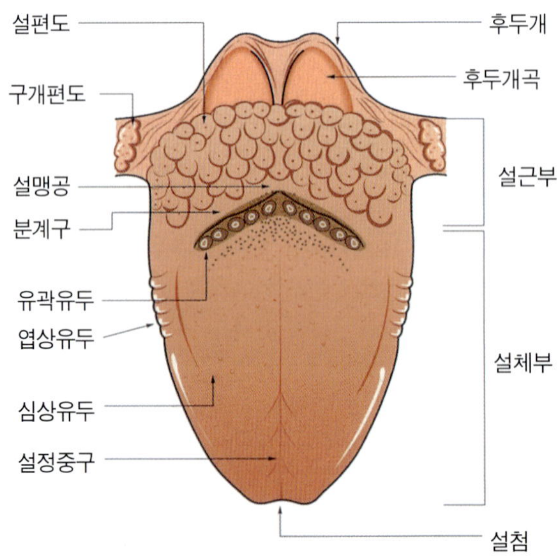

그림 1 혀 표면의 구조

혀의 앞 2/3와 뒤 1/3을 나누는 위치에 분계구가 있다. 설근부는 그 내부에 있는 설편도에 의해 표면은 요철하고 있다. 설체부의 혀전체에는 모상유두가 있고, 그 가운데 심상유두가 산재하고 있다. 또한 분계구의 앞에 유곽유두가, 측면에 엽상유두가 있다.

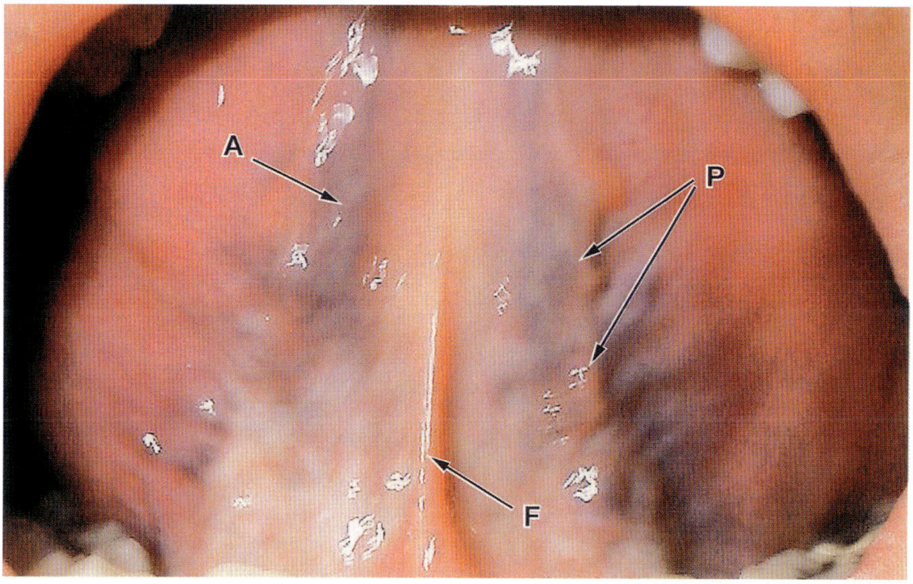

그림 2　혀의 아랫면

A : 혀 심정맥 F : 설소대 P : 채상주름
혀를 거상시키면 하면 중앙에 설소대가, 외측에 채상주름의 융기를 발견할 수 있다. 채상주름의 안쪽에서는 혀 심정맥이 점막을 통하여 검푸르게 비침으로 관찰할 수 있다.

혀를 구성하는 근육

설근은 크게 외설근과 내설근으로 나누어진다. 외설근에는 경상돌기에서 일어나는 경돌설근, 설골대각에서 일어나는 설골설근, 아래턱극棘에서 일어나는 아래턱설근의 3종이 있고, 이들이 혀의 큰 움직임을 담당한다(**그림** 3). 이들 중에서 가장 외층에 있는 것은 경돌설근이고, 혀의 후방에서 전방을 향해 주행한다. 이어서 설골설근이 하방에서 상방을 향해 주행한다. 가장 내층이 아래턱 설근인데, 전하방에서 부채모양으로 퍼지면서 혀 가운데로 들어간다. 혀의 내부 한 가운데에는 혀를 좌우로 가르는 결합조직으로 된 혀 중격이 있으며, 이것을 사이에 두고 외설근이 좌우 한 쌍 보인다. 내설근에는 상종설근, 하종설근, 수직설근, 횡설근의 4종이 있다. 그 중에 상종설근은 혀의 점막하를, 하종설근은 설체부 하부를 설근에서 설첨에 걸쳐 전후방향으로 주행한다. 수직설근은 혀부의 점막하에서 혀의 하면을 향해 수직으로 주행하고, 횡설근은 혀 중격에서 혀의 측면을 향해 옆으로 나있다(**그림** 4). 이들 내설근은 혀의 형태를 변화시킴으로써 저작, 발음 할 때 여러가지 복잡한 움직임에 대응한다.

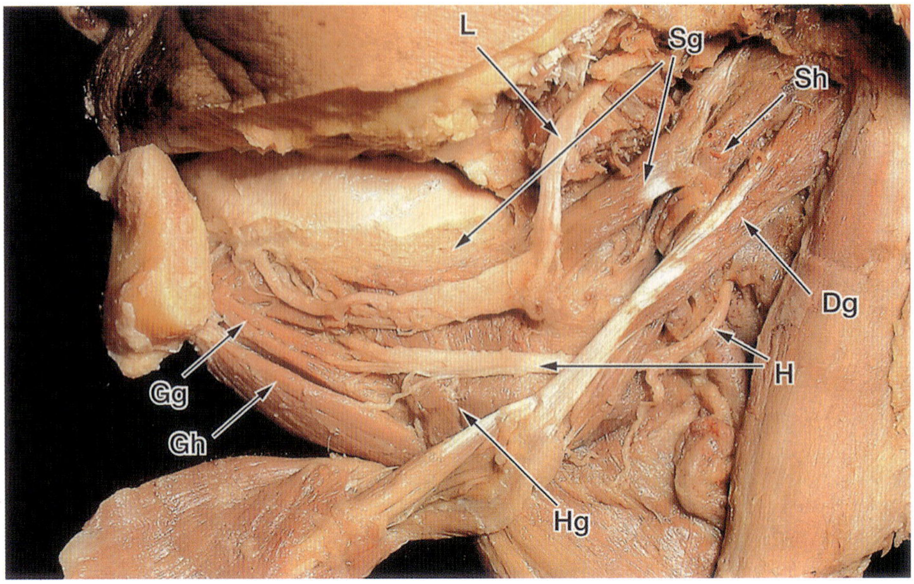

그림 3 외설근과 혀에 진입하는 신경

Dg : 악이복근후복顎二腹筋後腹 Gg : 아래턱설근 Gh : 아래턱 설골근 H : 설하신경
Hg : 설골설근 L : 설신경 Sg : 경돌설근 Sh : 경돌설골근
외설근이 주위에서 혀를 향해 주행하고 있음을 알 수 있다. 설신경은 악이복근후복, 경돌설골근의 상방을, 설하신경은 안쪽을 거쳐 설골설근의 바깥쪽을 지나 혀 가운데로 진입하고 있다.

혀의 신경

혀에는 모든 설근 운동을 지배하는 설하신경, 설체부의 지각을 지배하는 하악신경의 설신경, 설체부의 미각을 지배하는 안면신경의 고삭신경, 설근부의 미각과 지각의 양방을 지배하는 설인신경이 분포하고 있다. 외형적으로 보이는 경우의 설체부와 설근부의 경계는 분계구이지만, 신경의 지배영역은 유곽유두의 위치로 나누어진다. 유곽유두를 포함하여 그보다 후방이 설인신경의 지배영역, 유곽유두에서 앞이 설신경과 고삭신경의 지배영역이다.

설하신경은 후두골의 대(후두)공 전면에 있는 설하신경관을 지나고, 악이복근후복과 경돌설골근의 안쪽을 지나 설골설근의 외면에 이른다. 이런 경과 중에 경돌설근에 가지를 낸다. 설골설근의 표면에서는 설신경의 하방을 지난다. 이 때 설골설근과 아래턱 설골근에 가지를 내고, 혀 가운데로 들어가 나머지의 모든 설근에 분포한다(**그림** 3).

설신경은 난원공을 내어 전하방으로 향하고, 아래 치조신경과 갈라진 후에 후상방에서 온 안면 신경의 고삭신경과 합류하고, 경동설골근, 악이복근후복의 상방을 지나 설골설근의 바깥쪽을 돈 후에 설체부에 진입한다. 이런 경과 중에 구강저에서 악하선, 설하선에 고삭신경의 가지를 보낸다. 설체부에 들어간 신경은 가지를 뻗으면서 설첨으로 향하지만, 이 과정에서 혀를 향해 다수의 가지를 내고, 유곽유두에서 전방의 설체부 전체에 분

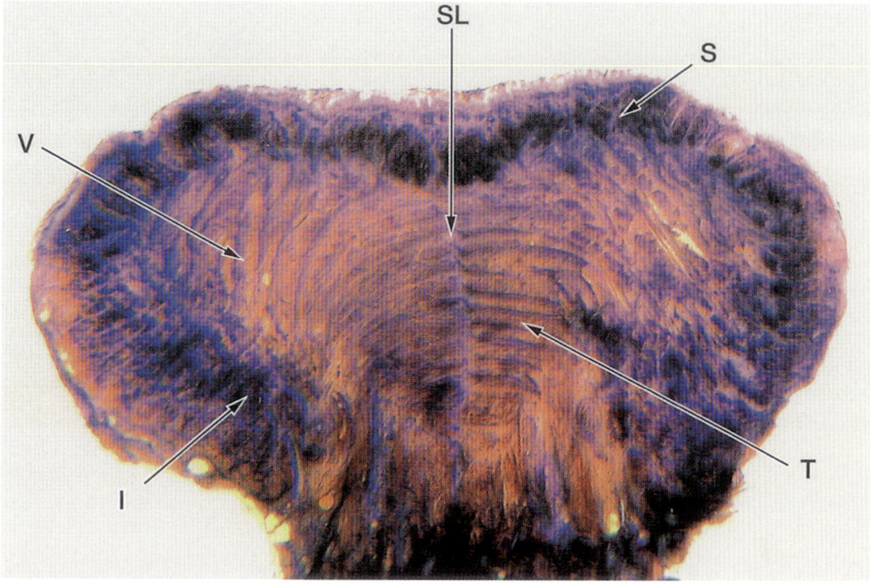

그림 4 혀의 단면

I : 하종설근 S : 상종설근 SL : 설중격 T : 횡설근 V : 수직설근
혀의 점막하에 상종설근, 하방에 하종설근의 단면이 보인다. 중앙에 설중격이 있고 그 곳에서 횡설근이 설측면을 향해 주행, 또 설체부를 상하로 수직설근이 주행하고 있음을 알 수 있다.

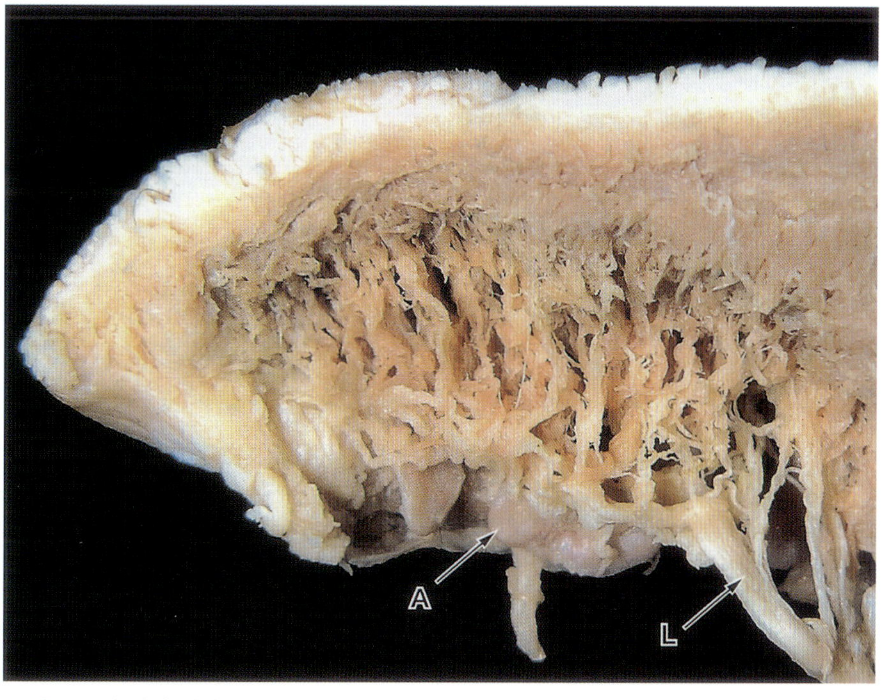

그림 5 혀 안의 신경, 동맥

A : 설심동맥 L : 설신경
혀의 하면을 설심동맥과 설신경이 설첨부를 향해 주행하고, 이 과정 중에 혀부를 향해 많은 가지를 내고 있음을 알 수 있다.

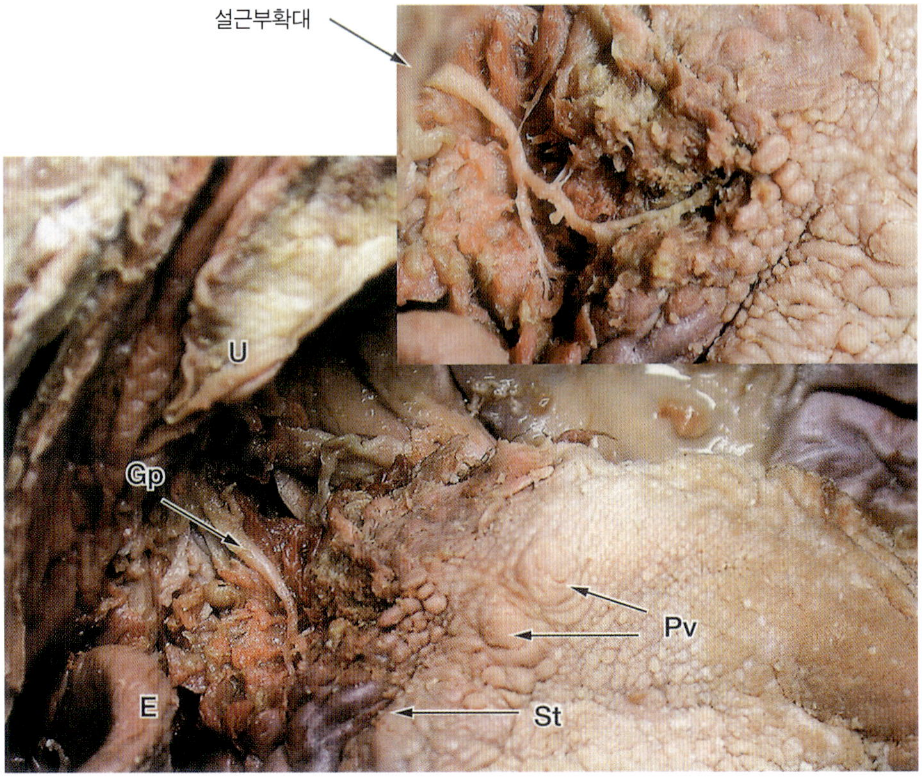

그림 6 설인신경설지舌咽神經舌枝

E : 후두개 Gp : 설인신경설지 Pv : 유곽유두 St : 분계구 U : 구개수

설근부로 진입하는 설인신경. 혀 내에서 가지를 뻗으면서 설근부에서 유곽유두에 걸쳐 설표면에 분포한다.

포한다(**그림** 5). 이 가지 중에는 지각을 지배하는 설신경과 미각을 지배하는 고삭신경의 쌍방이 혼재하고 있다. 설인신경은 경정맥공을 나온 후에 설골설근의 안쪽을 지나 설근부에 진입하고 설근부의 배면 및 유곽유두에 분포한다(**그림** 6).

혀의 동맥

설동맥은 외경동맥에서 분지하여 상전방으로 주행한다. 설골의 상부에 분포하는 설골상지, 구강저에 분포하는 설하동맥의 2개의 가지를 분지한 후, 설골설근의 안쪽을 지나서 혀 가운데로 들어가고, 설첨부로 향하는 설심동맥이 된다. 설심동맥에서는 설표면을 향해 다수의 혀지가 분지한다(**그림** 5). 설심동맥은 설하면에서 채상주름의 안쪽에 점막을 통해 검푸른 것을 볼 수 있다(**그림** 2).

Column 신비한 혀의 발생

구강의 상床에는 거의 근육으로 되어 있는 혀가 있다는 것은 너무나 잘 알고 있는 일이지만, 이 발생에 대해서 이해하면 더 많은 도움이 될 것이라고 생각합니다.

태생기에 일차 구인두口咽頭의 복측에서 4개의 새궁鰓弓의 내벽에서 발생합니다(**그림 1, 2**). 태생 제4주에서 좌우의 제1새궁鰓弓에서 혀 융기 되는 것이 발생합니다. 혀 융기 사이를 꿰매듯이 부대설결절이 발생하고, 안에는 설맹공이 있으며, 이 맹공의 안에서 갑상선이 형성되고 있습니다. 부대설결절은 점차 작아지고 혀 융기가 커져서 좌우가 유합하여 설체(설질)를 형성하고, 표면은 외배엽에서 발생한 점막으로 덮이고, 앞 2/3을 형성하게 됩니다. 한편 제2, 3, 4새궁鰓弓에서는 코플라라고 하는 융기가 발생하고, 최종적으로는 혀의 후방 1/3을 형성하게 됩니다. 이 후방은 내배엽에서 유래하는 점막상피로 덮입니다. 전후의 조직의 경계에는 V자형으로 분계구가 형성되고 있습니다. V자형 분계구의 선단에는 설맹공이 있는데, 문자 그대로 고정되어 있는 설근과 가동하는 설체로 나누어집니다. 태생 8주에서 5개월까지 유곽유두, 모상유두, 심상유두 및 엽상유두가 형성되어 혀같이 됩니다. 미각을 담당하고 있는 신경은 안면신경의 일부인 고삭신경, 설인신경, 미주신경 등의 미각신경 세포가 유두에 있는 미뢰에 신경지배를 합니다. 한편 혀의 운동을 담당하는 신경은 설하신경이고, 설점막층 아래에서 설하삭舌下索을 형성하며 전방으로 밀려나오게 됩니다.

이와 같이 혀의 발생은 대단히 복잡한 한편, 신경지배로 보면 각각이 명확하게 역할분담을 하면서 기능적 합포체合胞體임을 알 수 있을 것입니다. 아울러 이 신비하다고 할 수 있는 혀의 움직임은 육상동물의 특징이고, 포식기捕食器로서 발달하여 왔기 때문에 사람에게는 회화의 도구로서 빠질 수 없는 중요한 기관이 됩니다.

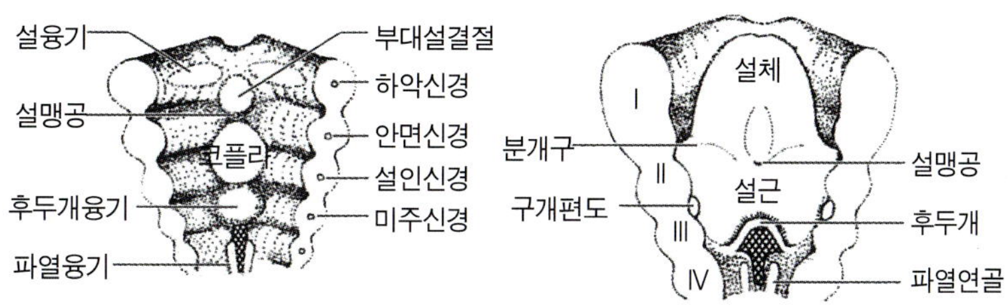

그림 1 그림 2

(그림 : 後藤仁敏 : 두 개안면의 발생학, 출판사 미확인, 1976)

IV
PRIMARY

3 — 혀의 생리학

혀는 횡문근성의 근육(설근)으로 되어 있고, 저작, 연하, 발음 등의 운동과 미각, 촉각, 압각, 온각, 통각 등의 감각을 담당하는 특이적인 기관이다.

혀의 운동기능

1) 저작咀嚼

혀의 운동은 설하신경에 의해 지배된다. 입에서 음식물을 받아들여 치열, 혀, 협부로 둘러싸인 구강 내에서 타액과 섞어 음식물의 기계적 소화를 시킨다. 이 과정의 저작기능에서는 내설근이 가장 중요한 역할을 한다.

[저작 시 혀 운동은 다음과 같이 5단계로 분류된다]

⑴ 제1단계 : 혀가 통상桶狀으로 되고, 음식물을 혀 위에 얹으려고 한다(**그림** 1).
⑵ 제2단계 : 혀 앞부분이 저작 쪽으로 비틀고, 혀는 치아 측면에 접한다(**그림** 2).
⑶ 제3단계 : 혀를 비튼 채 치아의 안쪽으로 밀어 붙인다(**그림** 3).
⑷ 제4단계 : 교합에서 상하 치아 사이가 벌어지고, 음식물을 혀 위로 밀어 올린다.
⑸ 제5단계 : 혀의 좌우 교환운동으로 음식물과 타액을 혼합시킨다.

2) 연하

구개에 혀의 선단부에서 후방부로 차례대로 밀어붙여 가는 것으로, 혀 위의 음식물 덩어리를 인두로 보내는 과정이다. 혀끝은 그대로 전체를 물결치면서 음식물을 인두로 보낸다. 혀 습관으로 혀끝이 안정되지 않고 능숙하게 파도칠 수 없기 때문에 음식물을 잘 삼키지 못한다(**그림** 4).

3) 구음

구음기관에는 가동기관으로서 구순, 혀, 연구개, 인두, 하악이, 비가동기관으로서 치아, 치조부, 경구개, 비강이 각각 있다. 이들의 기능적인 조합에 의해 복잡한 구음을 얻을 수 있다. 이 가동기관의 운동에 의하여 비가동기관과의 사이에 내 쉬는 숨대로 길을 만들어 구음이 가능하게 한다. 혀는 발음 시에 가동하는 기관으로서 중요한 역할을 한다. 구음 시에 혀끝은 그다지 움직이지 않고, 주로 중앙부에서 안쪽이 움직인다.

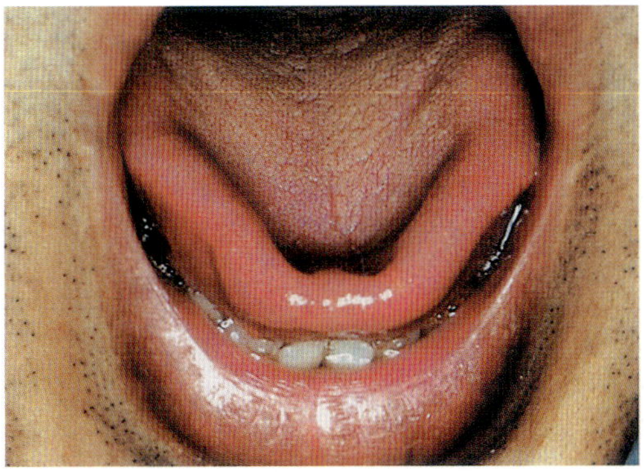

그림 1 저작 제1단계

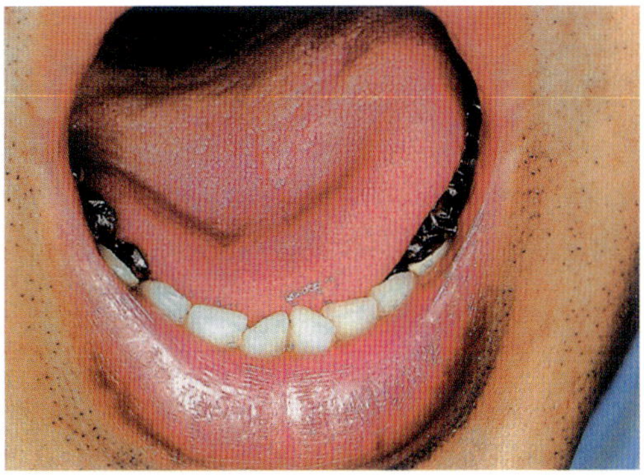

그림 2 저작 제2단계

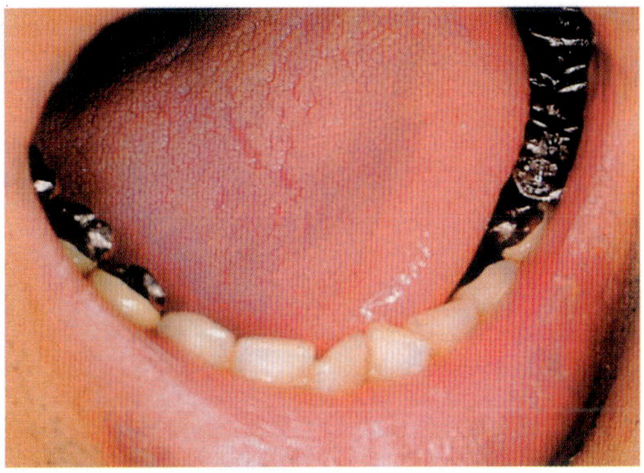

그림 3 저작 제3단계

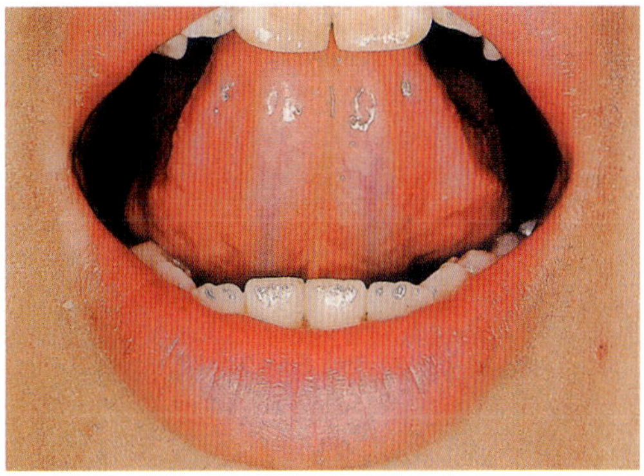

그림 4 연하

설첨부가 구개에 접촉하고 있다. 보통은 닫아놓고 있다.

혀의 감각기능

1) 미각

미각은 크게 분류하면 달다, 짜다, 시다, 쓰다, 좋은 맛의 5종류로 분류할 수 있다.

① 달다 : 당, 글리코겐, 아미노산 등의 물질에 의해 생긴다. 단맛에 대한 감각은 혀의 선단부에 민감한 장소가 있다.

② 시다 : 산에 의해 생기는 감각. 신맛은 혀의 측부에 민감한 장소가 있다.

③ 짜다 : 주로 나트륨이온에 의함. 짜다고 하는 감각은 혀의 전측부에 민감한 장소가 있다.

④ 쓰다 : 키닌, 니코틴, 카페인 등 알칼로이드와 질소를 포함하는 유기물 등에 일어나는 감각. 쓰다고 하는 감각은 혀의 안쪽에 분포한다.

⑤ 좋은 맛 : 좋은 맛의 기본이 되는 글루타민 산에 의한다.

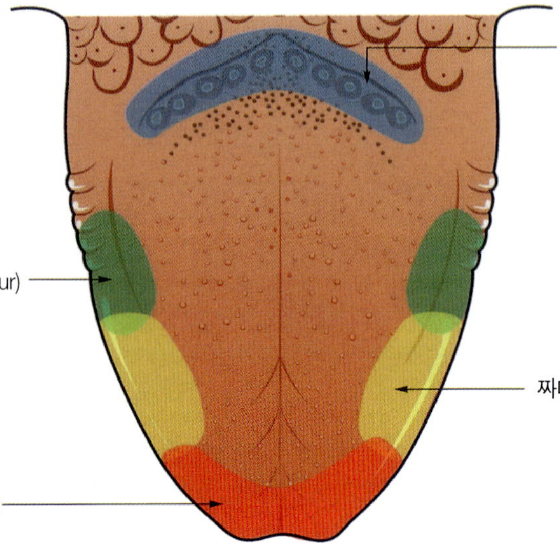

그림 5 각 맛에 대한 혀의 감수부위

혀의 표면에는 설유두라고 부르는 구조가 있고, 다수의 미뢰가 분포한다. 음식물 중에 있는 화학분자가 맛을 느끼는 미뢰(미각의 수용체)에 작용함으로써 맛을 느낀다.

① 심상유두 : 혀끝에서 앞 2/3에 존재하고, 미뢰를 포함한다.

② 엽상유두 : 혀의 후측방에 존재한다. 다수의 미뢰를 포함한다.

③ 유곽유두 : 혀의 안쪽에 있고 미뢰를 포함한다.

2) 미각의 중추처리기구

미각에 관련된 신경 중 혀의 앞 2/3에 있는 심상유두의 미뢰는 안면신경분지의 고삭신경에 의해, 엽상 · 유곽 유두를 포함하는 혀의 뒤 1/3은 설인신경과 일부 미주신경에 의해 각각 지배되고 있다. 연구개의 미뢰는 안면신경의 분지인 대천추체신경의 지배를 받는다. 안면, 설인 및 미주신경 중의 미신경 선유는 연수고속핵에 종지하고, 제2차 뉴런에 이행한다. 연수고속핵을 나온 제2차 뉴런은 교橋에서 뉴런을 교대하고, 반대쪽의 내측 모대毛帶를 지나 시상후 내측 복측핵에 달한다. 그곳에서 제4차 뉴런에 이행하고 대뇌피질의 체성감각야 및 변개부에 투사한다.

역시 교橋, 미각야를 나온 제2차 뉴런의 일부는 뇌간망양체를 거쳐 대뇌변연개의 피질하핵인 편도핵에 달하고, 이것이 식욕의 발현에 관여한다고 알려져 있다[3].

3) 타액분비기구

타액분비량은 1일 약 1~1.5리터이며, 부교감신경 및 교감신경에 의해 조절되고 있다. 일반적으로 부교감신경의 자극에서는 장액성 타액이 분비되고, 교감신경 자극에서는 점성타액이 분비된다. 이와 같이 타액의 분비는 자율신경에 의해 반사성으로 조절되고 있다. 그리고 타액분비의 구심로에는 3가지가 있다. 즉 첫째는 시각과 취각 등의 조건자극에 의해 대뇌피질이 자극받아 타액이 분비되는 경우(뇌상), 둘째는 음식물을 섭취했을 때에 미각수용기 혹은 구강 내의 각종 감각수용기가 자극받아 타액분비가 생기는 경우(미각상, 구강상), 셋째는 섭취한 내용물에 의해 소화관 점막이 자극받아 타액분비가 생기는 경우(위장상)이다. 원심로는 부교감신경, 교감신경에 지배받아 이하선, 악하선 및 설하선에 이른다[4].

<참고문헌>

1) 柿木保明, 西原達次 편 : 치과의사, 치과위생사를 위한 설진입문, 새로운 치과의료의 전개, 평론출판사, 東京, 2001
2) Abd-El-Malek, S. : The part played by the tongue in mastication and deglution. *J. Anat.*, 89 : 250-254, 1955
3) 일본의사신보사 : Oral physiology, 1982, 331-332
4) 坂田三彌, 中村嘉男 편 : 기초 치과 생리학, 醫齒藥출판, 1994, 346-350

IV
PRIMARY

4 — 혀와 전신의 상관관계

시작하며

입은 음식물이 처음으로 들어가는 곳이고, 그 중에서 혀는 맛을 확인하고, 혀 촉감을 확인하고, 음식물의 미각, 식감을 확인하는 곳이다. 그러나 혀는 식사와 말을 하기 위해 필요한 기관만이 아니고, 내장과 전신의 상태를 반영하는 거울이라고 말할 수 있다. 혀에는 많은 경로가 존재하는데, 내장을 비롯하여 동양의학에서 말하는 기, 혈, 진액 등 체내의 다양한 메시지를 전하고 있다. 설진이란 혀의 상태(설상舌象이라고 한다)를 관찰함으로써 전신상태의 변화와 내장의 상태, 찬 것과 열의 상태를 본다(**표 1**). 그리고 설질과 설태의 상태는 질병의 성질과 원인 등을 추측하는데 도움이 된다. 설진으로 한寒, 열熱, 허虛, 실實 등의 병태를 판단할 수 있다.

관찰하는 방법에 대해서는 「I - 설진의 기본❷ - 시진」을 참고하기 바란다.

혀와 내장

혀와 내장의 관계를 **그림 1**에 제시한다. 설첨은 심 · 폐心 · 肺에 속하고, 설중은 비 · 위脾 · 胃에 속한다. 설변(혀의 양측)은 간 · 담肝 · 膽에, 설근은 신 · 대장腎 · 大腸에 속한다. 그리

표 1 혀 소견과 전신상태

설체의 색 :	↑(붉다) 열, 농축, 탈수, 울혈
	↓(엷다) 빈혈, 냉
	(자색) 순환장애, 호흡장애, 적혈구 증가
설태의 색 :	↑(황색) 열, 탈수, 수분대사장애
	↑(갈색) 심한 열과 탈수
	↓(희다) 냉증, 수분과다
설태의 양 :	↑(많다) 진행, 만성 증상, 상부소화관의 증상
	↓(얇다) 희고 적은 것이 정상범위
	↓(무태) 이상, 만성 증상, 소화관증상
설태 상태 :	↑(습윤) 수분저류, 냉증
	↓(건조) 건조, 탈수, 타액분비저하

(柿木保明 : Q&A 설진에서 아는 환자의 전신 상태, DENTAL DIAMOND, 28 : 95-96, 2003)

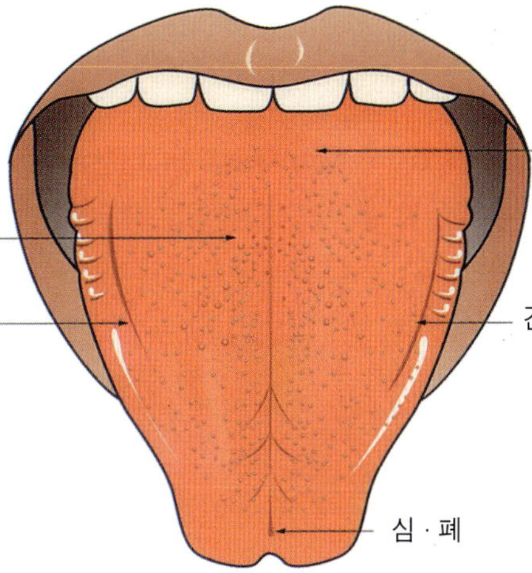

그림 1 혀와 내장의 관계

고 설하는 심맥(심장의 혈관)에 속하는데, 어혈의 진단에도 유효하다. 이들에 의해 혀의 어느 부분에 변화가 나타나는지를 알아서, 오장의 어디에 병변이 있는지를 추측할 수 있다.

혀와 심心

「혀는 심心의 싹」이라고도 말한다. 한방의학에서 말하는 「심心」이란 펌프작용으로서 작용하는 심장과 뇌의 정신활동의 두 작용을 요한다. 심기능이 양호하여 혈관순환이 좋으면 설색은 엷은 붉은 색이고 윤기가 난다. 역으로 정신불안 등이 있으면 스트레스에 의한 동계와 불면에 의해 설첨은 붉어진다. 심의 양기가 부족하면 교감신경이 자극받아 혈액순환이 감소됨으로 설색은 푸른색을 띠게 된다.

표 2 혀의 형상

치흔	:	스트레스, 운동부족, 수분저류, 땀, 소화관의 이상(설사, 변비)도 가끔 보인다.
혀의 반대胖大	:	수분저류경향, 부종
열구설	:	혈의 영양불량, 점막의 재생력 저하, 빈혈
지도상설	:	스트레스에 대한 저항력 저하, 심신인자의 관여
설첨 발적	:	감기초기, 목과 기관지의 염증증상
반점	:	냉성, 말초혈행불량, 근육의 울혈경향
설하정맥	:	간기능 저하, 고혈압, 순환부전

(柿木保明 : Q&A 설진에서 아는 환자의 전신 상태, DENTAL DIAMOND, 28 : 95-96, 2003)

혀와 내장(비위)

혀와 내장(특히 비위)은 깊은 관계가 있다는 것은 앞에서 설명하였다. 위胃는 음식물을 모으고, 비脾는 음식물의 소화흡수, 운반을 한다. 그러므로 비위는 음식물로부터 한방에서 말하는 기, 혈 생성의 근원이라고 할 수 있다. 비위의 운화運化기능, 소화흡수기능이 손상되면 영양부족으로 설태가 두꺼워지고 끈끈하게 된다. 그리고 비위의 쇠약으로 기혈양허라고 하는 전신상태가 악화되면 혀도 가늘어지고 설태도 역으로 얇아진다. 극단적인 경우에는 경면설이라고 하여 설태가 완전히 벗겨져 혀의 표면이 매끈매끈한 상태가 된다.

혀와 질병의 증상

설체를 관찰함으로써 장기의 허실을 감별할 수 있고, 설태를 관찰함으로써 비위의 소화흡수기능과 외사의 성질을 식별할 수 있다(**표 2**). 즉 설진에 의해 질병의 성질과 생기生氣와 사기邪氣의 음양소장陰陽消長(질병의 원인)의 상황을 알 수 있다.

예를 들면 빈혈이 있으면 설체의 붉은 색은 엷어진다. 열이 높아지거나 내장기능이 항진하면 혈액순환이 빨라지고 조직도 충혈하기 때문에 설체는 두꺼워지고 선명한 붉은 색이 된다. 순환기계 기능이 약해지면 산소의 운반능이 감소되어 설색은 암자색으로 되어간다.

설태의 두께는 병상의 경중, 변화를 나타내고, 색은 질병의 성질을 나타낸다. 복진에서 허증이면 설태의 두께 및 황색깔이 짙어진다는 보고도 있다.[1] 또한 위胃병변과 설태 변화에 대한 연구에 의하면 위미란, 표층성 위염이 심해지면 설태는 두꺼워지고 황색깔이 짙어진다는 보고도 있다[2]. 설태의 색이 황색인 경우는 열성병(염증, 대사항진)이 의심되고, 흰 경우는 한성 병(대사저하)이 의심된다. 따라서 태색이 백색에서 황색이 되면 병상이 열성으로 변한다는 것을 나타내고, 반대로 열이 가벼워지면 황색도 엷어진다. 설태가 두꺼워질수록 병상이 무거워진다는 것을 나타내고, 점차 엷어지면 병상은 치유 쪽으로 향하고 있다는 것을 나타낸다[3]. 마지막으로 설태와 설색(3색)의 관계를 제시한다(**표 3**).

표 3 설태와 3색의 관계

그러나 우유를 마시면 설태는 백색, 귤을 먹으면 황색, 청과나 야채를 먹으면 회흑색으로 변화하므로 이런 것과 구별할 것.

백	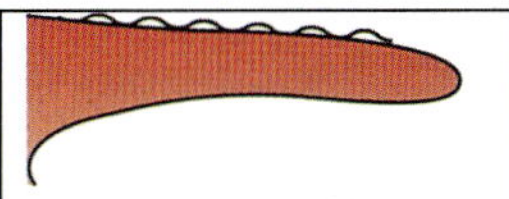	설태가 얇고 희며 매끈함	병사가 몸을 침범한 초기임을 나타낸다.
	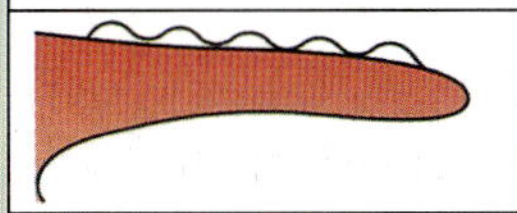	희고 끈적끈적하다.	안에 담습痰濕이 가득 차 있음을 나타낸다.
	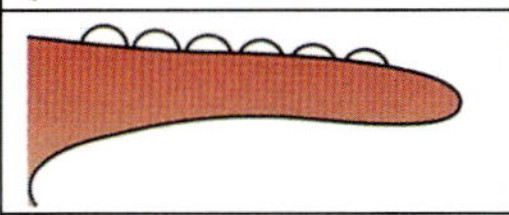	희고 설태가 두꺼우며 끈적끈적하다.	습사가 심한 것을 나타낸다.
	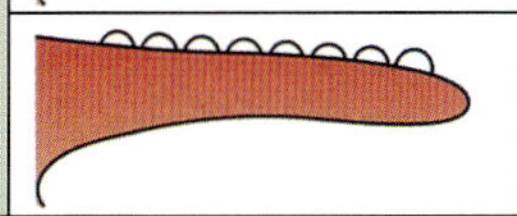	비누처럼 희고 끈적끈적하다.	소화불량기미가 있고, 안에 습사가 가득 차 있음을 나타낸다.
황	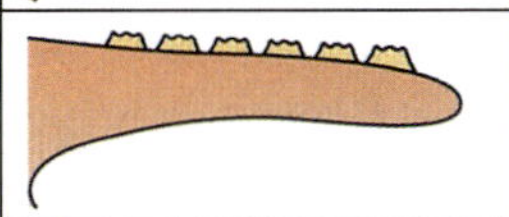	엷은 황색으로 건조하다.	병사가 겉에서 안으로 진행하고 있음을 나타낸다.
	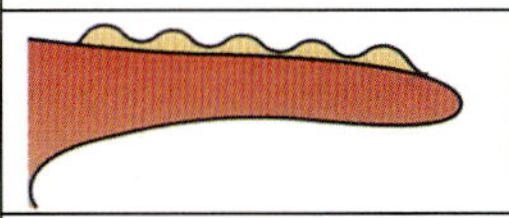	황색으로 끈적끈적하다.	습열을 나타낸다.
	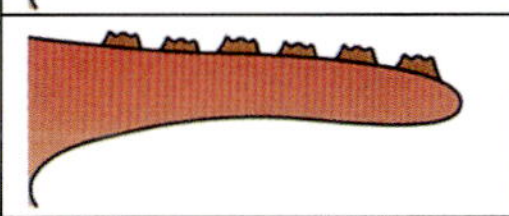	설태 위에 때가 엉겨 붙어 있다.	습이 열보다 왕성한 것을 나타낸다.
	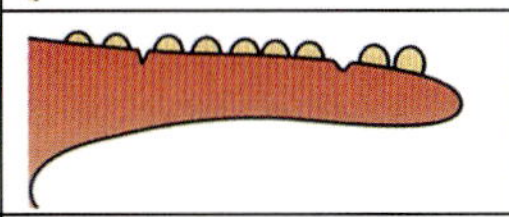	황색이며 혀가 타고焦裂 있다.	열이 습보다 왕성한 것을 나타낸다.
회흑	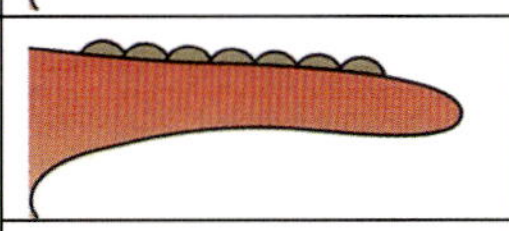	회색이면서 얇고 매끈함	음한陰寒을 나타낸다.
	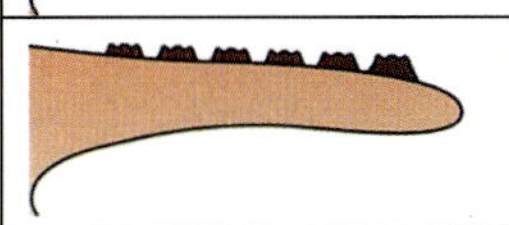	흑이면서 건조하다.	열熱이 성盛하고 화火가 극極하고 있음을 나타낸다.
	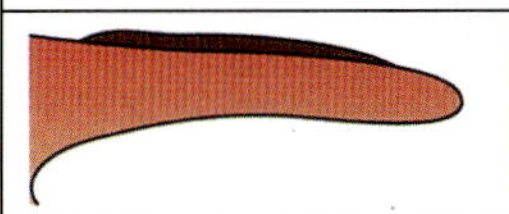	흑이면서 매끈	양허한성陽虛寒盛을 나타낸다.

(山田光胤, 代田文彦 : 도설 동양의학, 學研, 東京, 1979, 170)

<참고문헌>

1) 關谷信康 외 : 복후와 설태의 관련성에 대한 검토, 한방의 임상, 49(8) : 1026-1034. 2002
2) 土佐寬順 외 : 설태의 변화와 위병변의 관련성에 대한 연구, *Gastroenterological Endoscopy*, 30(2) : 303-313, 1987
3) 費 兆馥, 顧 亦棣 : 설진 칼러 가이드 제1판, 동경, 믹스, 1996, 15

IV
PRIMARY

5 — 동양의학에서 설진의 중요성

동양의학에서는 항상 전신을 하나의 유기체로서 인식하여 진단한다. 특히 심신전체의 조화를 도모하며, 개체 차이를 존중한다. 또한 서양의학적인 병명이 동일하더라도 병상病狀에 따라 다른 처방을 쓰는 점이 특징이라고 할 수 있다.

전신적인 진단방법은 임상검사기술이 발달하지 않았던 시대의 의료경험에 기초한다. 병태로서는 음양(생명반응의 강약), 허실(체질의 강약)이란 경험적 병태분류를 이용한다. 병인은 기, 혈, 수라는 가상적 병인으로 논한다.

혀의 관찰을 통해 체내 상태를 아는 것을 설진이라고 한다. 설진에는 긴 역사가 있는데, 즉 13세기에는 설진에 대한 전문서가 출판되었다. 이것은 설태나 혹은 혀의 상태가 전신과 크게 관련되어 있기 때문이다.

동양의학에서는 망진, 즉 시진 중에서도 설진을 중요시하고 있다. 다시 말하여 혀는 전신 상태를 잘 나타내는 부위로서 알려져 있기 때문이다. 동양의학에서는 이 정보들을 체계화하여 설진으로서 임상의학에 응용해 왔으며, 이러한 정보는 오늘날 매일 환자를 보면서 응용이 가능하다.

설진이란

설진은 전신상태의 타입(체질)인 증證을 판단하기 위한 진단법으로서, 망진(시진), 문진聞診(단어가 아니고, 음성에 의한 식별), 문진問診, 절진切診(촉진)을 4진으로 부르고 있다. 설진은 시진의 하나인데, 즉 혀의 소견을 관찰하여 전신 상태를 아는 방법으로서 유용하다.

설진은 설체(설질이라고도 부른다)와 설태로 나누고, 그 형태와 색을 관찰함으로써 증상의 진행정도, 열과 냉증의 유무, 정신적인 인자와 컨디션의 정도, 혈액 상태, 체액 상태 등을 판단한다. 특히 진단법의 성격상, 상부소화관의 상태와 혈액 상태, 체액과 수분의 상태, 열과 냉성의 상태 등을 잘 알 수 있다고 한다. 치과구강 영역의 난치성 질환에서도 혀 소견에서 얻은 정보를 바탕으로 대응하여 증상의 경감이나 치료가 나타나기도 한다.

설점막과 태는 변화한다.

구강점막은 전신 중에서도 신진대사가 왕성하며, 또한 음식물 등 자극이 가해지기 쉽기 때문에 점막의 재생의 속도도 빠르다. 이 때문에 사소한 전신상태의 변화도 나타나기 쉽다. 특히, 혀 점막은 내측의 혈액상태와 점막재생상태를 잘 나타낸다. 또한 혈액에서 공급받는 영양상태의 불량이나 혈액순환부전이 있으면 점막상피의 재생이 늦어지는데, 이 반응이 곧장 나타난다.

설태는 소화관과 환경, 세균에 좌우 된다

설태는 모상유두의 각화 항진이나 상피세포의 노폐물과 세균 등이 관계한다. 모상유두의 각화는 영양혈관에 당이나 단백질이 증가하면 항진한다. 소화관이 약해지면 설태가 길게 되고, 설태의 양도 늘어나기 때문에 소화관의 기능과 관련되어 있다는 것이 확인되고 있다.

그리고 태의 내부에는 세균이 정착하고 있다. 이 세균은 전신의 열 상태와 구강건조 정도에 따라 세균군의 구성이 변화한다. 일반적으로 열과 구강건조가 있으면 대부분 황색 생산균이 증가한다. 이와 같이 태의 색이나 양이 전신 상태와 밀접하게 관련되어 있다. 설태의 색깔은 컨디션의 변화에 따라 백白, 황黃, 회灰, 흑黑으로 변화한다. 설태에 생성세포나 혹은 진균이 살면 황색 혹은 회백색, 흑색으로 된다. 열이 나거나 하면 생성세포의 영향 등으로 설태는 황색으로 변화하고, 열이 가벼워지면 황색이 엷어진다. 또한 흑태의 원인은 감염증, 고열, 독소자극 등이며, 이들 원인으로 혀 점막의 모상유두가 지나치게 증식하고, 각질의 돌기가 길어지며 흑색의 각화세포가 나오게 된다.

종합적 판단

설진은 이와 같이 여러 가지 소견을 종합적으로 판단하여 전신상태의 개선과 질병의 예방에 도움이 된다. 구강 내를 단지 몇 초간 관찰함으로써 많은 건강정보를 얻을 수 있다. 앞으로 동양의학에서만 설진이 아니고, 더 나아가 전체 치료의학이나 예방의학으로서도 중요한 역할을 할 수 있다고 생각한다.

표1 혀의 관찰

○ 설체(설질)의 관찰	○ 설태의 관찰
색(박백, 박홍, 홍 등)	색(백, 황색, 흑 등)
형태(반대胖大, 구溝, 평활 등)	양(적다, 많다, 없다)
상태(건조, 습윤)	분포(전체, 부분적, 편중, 드문드문)
기타	상태(건조, 습윤). 기타

<참고문헌>

1) 柿木保明, 西原達次 편저 : 치과의사, 치과위생사를 위한 설진입문, 새로운 치과의료의 전개, 평론출판사, 동경, 2003

IV
PRIMARY

6 — 설진의 치과의학에 대한 외삽(extrapolation)

이제까지 구강케어는 치태조절 등 외적 인자에 대한 대응 중심으로 되어 왔으며, 개인의 건강상태와 저항력, 면역 등을 그다지 고려하지 않았다. 최근 심신장애자와 전신질환자, 고령자에 대한 치과치료의 필요성과 중요성이 제창됨에 따라 전신과 구강과의 관련에 대하여 더 많이 생각하게 되었다.

설진은 혀의 형태와 색을 관찰함으로써 증상의 진행정도, 열과 냉증의 유무, 정신적인 인자와 컨디션, 혈액 상태, 체액 상태를 판단하는 진단법이다. 이 방법은 주로 동양의학 분야에서의 독특한 개념으로 맥진脈診과 함께 발전을 이루어 왔다. 그러나 서양의학 분야에서는 혀의 국소병변이외에 설진에 대한 개념은 거의 없으며, 지금까지 혀와 전신과의 관계 등을 중심으로 하여 편집된 문헌은 섭렵할 수 없었다. 치과 치료 시에는 내과진료와는 달리 전신에 대한 진단은 거의 하지 않고 있지만, 현재의 질병구조에서 전신상태에 대한 파악은 피할 수 없는 상황이다.

저자들은 치과영역의 특징에서 전신상태를 파악하기 위하여, 한정된 정보를 가지고 치과치료시의 안전 확보에 대하여 리뷰를 하여 왔다. 이 중에서 주로 구강영역에 국한하여, 설진의 응용이 매우 유용하다는 것을 알 수 있었다. 따라서 앞으로의 치과진료에 설진을 보다 많이, 보다 빠르게 전신평가에 대한 하나의 방법으로서 치과 임상에 도입되기를 희망한다.

지금까지 치과의사의 일은 어디까지나 환자의 치료였다. 그러나 사회보험의료제도에서 「치과 주치의」의 역할로서 치과적인 측면을 통해서 환자의 생활에 대한 적절한 조언도 요구된다. 이와 같은 이유에서도 설진은 새로운 치과 의료의 전개로 될 수 있다고 생각한다.

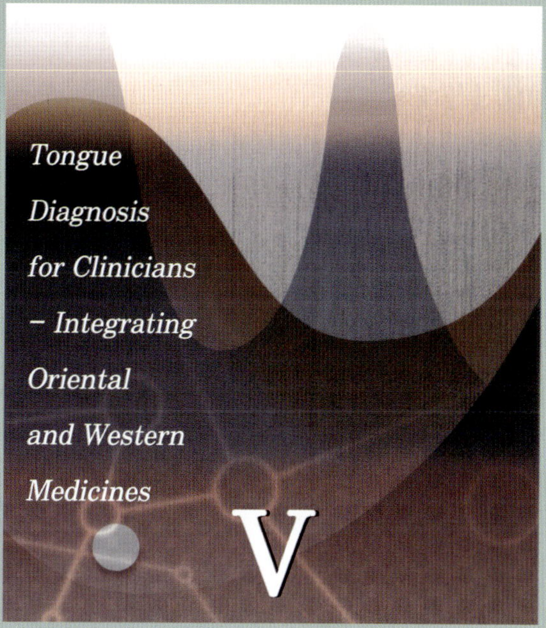

설진을 위한 사진촬영법

Tongue Diagnosis for Clinicians – Integrating Oriental and Western Medicines

V
PRIMARY

모처럼 만난 귀중한 증례는 화상으로 보존해 둘 것을 권유한다. 본 챕터에서는 이 방법에 대하여 기술한다.

1 — 기본 촬영법

기본적 개념으로서 설진에는 혀가 보이는 곳만이 필요한 것이 아니고, 설망舌望, 설근부근, 구순, 보이는 범위의 구강 내 등 가급적으로 정보가 많은 편이 유리하다.

일상 임상에서는 환자의 혀 변화를 관찰할 필요가 있는데, 이 변화는 사진을 촬영하여 보존하길 추천한다. 그러나 촬영된 사진 색깔의 변화가 촬영 때마다 조건이 달라서는 의미가 없게 되어 버리기 쉽다. 따라서 혀의 촬영을 위한 주의할 점, 아이디어 대해서 논하고자 한다.

설진에서 필요한 조건은 혀 모양 전체가 찍혀 있고, 가능하면 구순도 찍는 것이 바람직하다. 크기가 규격화된 촬영, 색깔, 형상, 성상, 설태, 혀 뒤 정맥성상 등이다.

② — 혀의 사진 촬영법

1) 환자에게는 치료 의자에 푹 앉게 하고, 똑바로 앉은 후 기댄 상태에서 한다. 두부는 머리받침대에 대고, 두부를 고정한다(**그림** 1).
2) 입은 가볍게 열게 하고, 혀는 자연스럽게 전하방에 구강 외로 돌출하도록 요구한다. 이때, 힘이 들어가면 혀 자체가 변형되어 진단하기 어렵게 되기 때문에 이완된 상태에서 가능한 한 대담하게 설면이 넓혀지도록 한다. 가능하면 몇 번 연습하는 것이 좋다.
3) 카메라는 설진을 위해 시험촬영해보고 결정한 설정치를 사용하고, 덴탈 라이트, 무영등은 끄고 촬영한다. 실내는 자연광이 바람직하지만, 없으면 낮 색깔의 형광등을 설치한다.
4) 사진은 정면에서 촬영하는 것이 기본이지만, 필요에 따라 각도를 바꾸거나 필요에 따라 일정한 부위는 확대, 강조하여 촬영해 둔다. 또한 혀 이외에 얼굴, 목, 체간, 체지體肢 등 필요한 사진이 있는 경우에는 환자의 허가를 받아 촬영해 두면 나중에 도움이 된다. 이 경우, 척도나 대조물 등을 함께 촬영해 두면 크기 확인에도 편리하다.

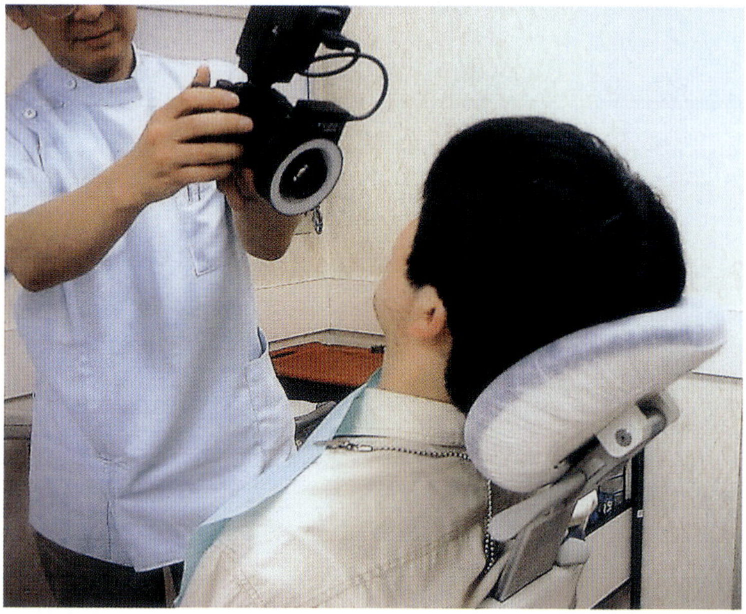

그림 1

환자에게는 치료 의자에 푹 앉게 하고, 똑바로 앉은 후 기댄 상태에서 한다. 두부는 머리 받침대에 대고 고정한다.

V
PRIMARY

3 — 카메라 선택

의료용으로 사용할 만한 카메라에는 스틸 카메라와 디지털 카메라가 있지만, 근래에는 IT화의 파도로 디지털 카메라의 눈부신 발전으로 후자가 선택되고 있다. 구강 내를 촬영하기 위해 전용 링 플래시를 접속할 수 있는 카메라가 필요해진다. 혹시, 링 플래시가 부착되지 않고 렌즈와 플래시가 현저하게 떨어져 있는 기종에서 촬영한 경우에는 구강 내 혹은 혀에 그림자가 발생해서 진단에 지장을 초래할 우려가 있다(**그림 2**). 또, 접사를 하기 위한 기능, 기구는 필수이고, 실패 없는 촬영이 요청된다. 그것을 위해서는 의료용으로 개발된 카메라가 편리하다. 임상에 사용할 만한 일반적 기능에 대하여 열거해 본다.

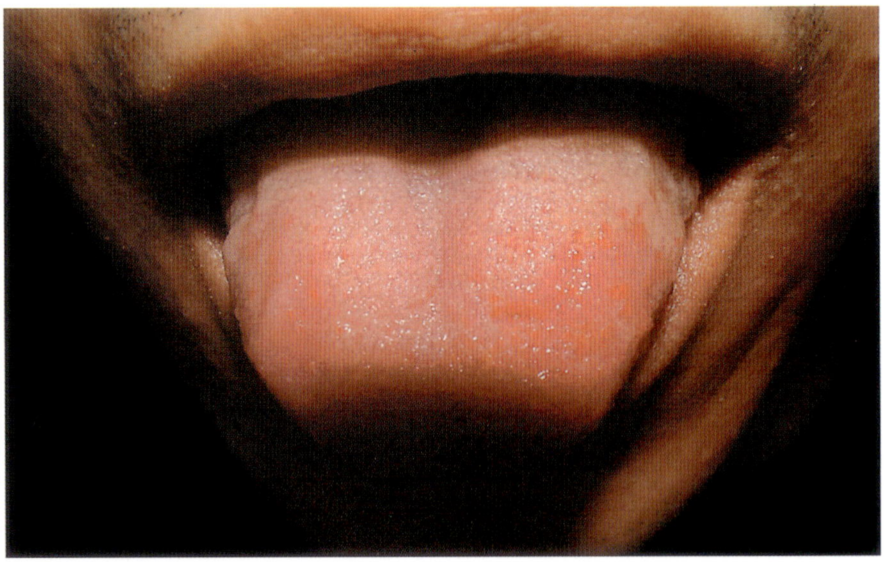

그림 2

링 플래시가 부착되지 않고, 렌즈와 플래시가 현저하게 떨어져 있는 기종으로 촬영한 경우에는 구강 내 혹은 혀에 그림자가 발생해서 진단에 지장을 초래할 우려가 있다.

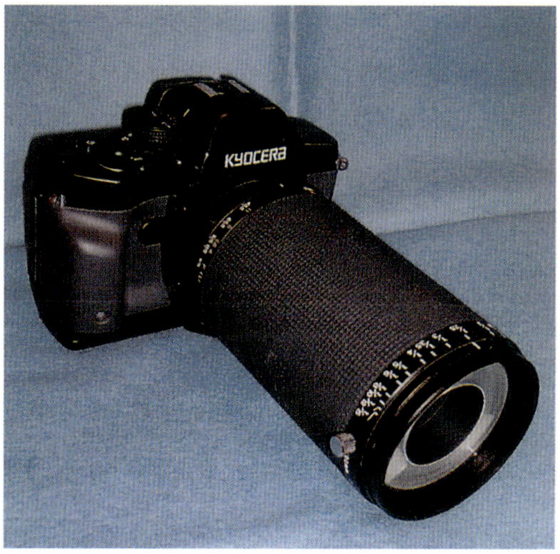

그림 3

의료용으로 개발된 스틸 카메라 (메디칼 아이 II, Kyocera 사 제품).
촬영조건 설정은 확대율 뿐이고, 초점거리만을 조절해서 나머지는 전자동으로 촬영하는 타입. 실패가 적다. 필름에 의해 사진을 보존한다.

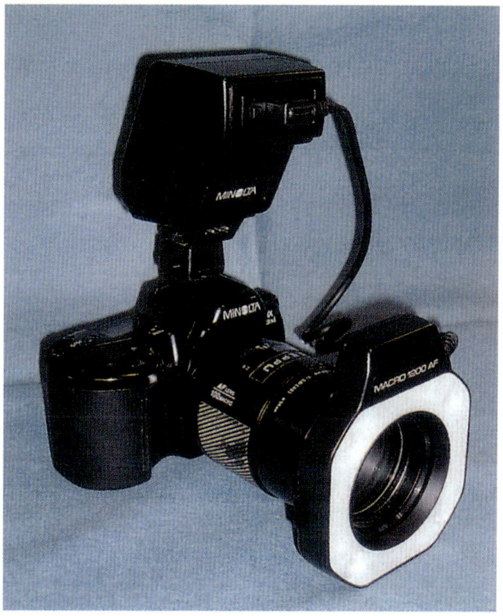

그림 4

일반 카메라에 매크로용 렌즈와 확대렌즈 및 링 플래시를 장착하고, 의료용으로 응용한 스틸 카메라(Minolta 사 제품).
이 경우는 촬영조건을 미리 설정해 둘 필요가 있고, 촬영 때에는 그 설정으로 하기 때문에 익숙한 사용법이 필요하다.

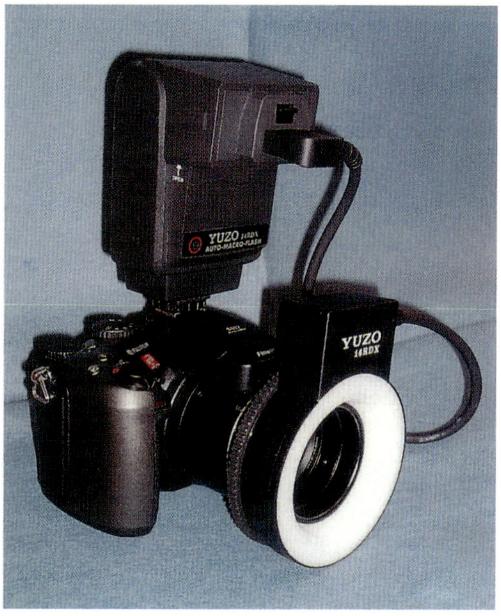

그림 5

링 플래시 부착 디지털 카메라 (FUJI필름사 판매).
링 플래시와 디지털 카메라 세트 판매품이지만, 기호에 맞춰 타사의 것과 조합할 수 있다. 이 카메라는 뒷면의 액정 뷰파인더를 보면서 촬영할 수 있지만, 일안리플렉스 카메라와 같이 뷰파인더에서도 촬영가능한 타입. 자동초점이지만 촬영조건설정을 미리 해둘 필요가 있다.

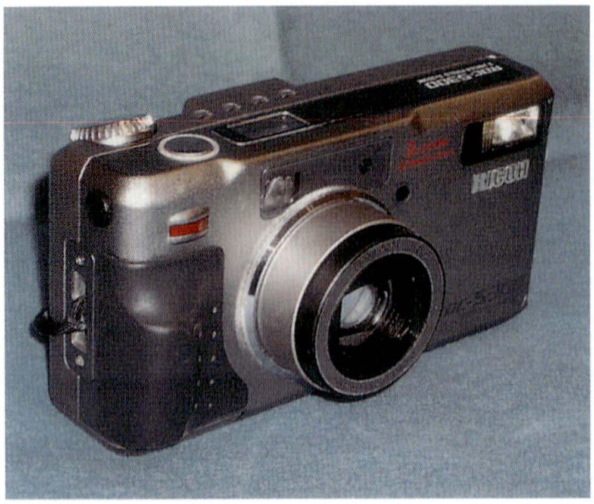

그림 6

일반용 디지털 카메라 (Ricoh 사 제품).
이 타입은 플래시와 렌즈의 위치가 떨어져 있기 때문에 사용할 때는 빛의 비추는 방향에 궁리가 필요하다. 설진의 응용에는 적합하지 않지만 비교적 중량감이 있고 구강외의 기록으로서는 편리하다.

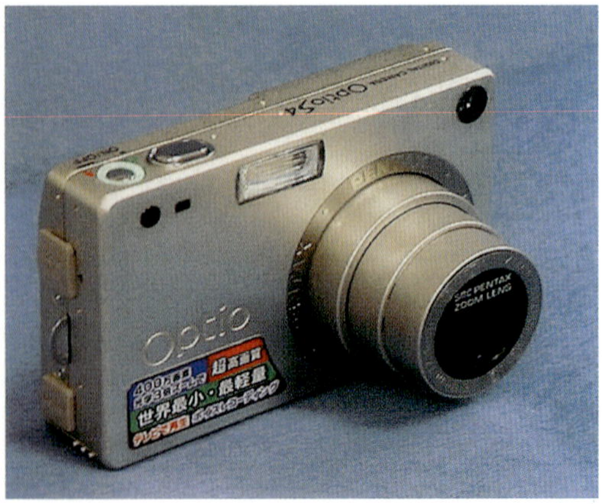

그림 7

일반용 경량 디지털 카메라 (Pentax 사 제품).
최근에는 휴대성이 뛰어난 소형, 경량간편성이 좋은 디지털 카메라가 발매되고 있다. 접사도 가능하기 때문에 구강 외 촬영의 응용은 가능하지만 경량이기 때문에 손 떨림이 생기기 쉽지만 손 떨림방지 장치를 갖춘 것도 있다.

필름카메라의 경우

1) 일안 리플렉스 혹은 그에 준한 것.
2) 접사가능 혹은 접사용 렌즈를 준비할 것.
3) 링 플래시 장착가능한 것.
4) 확대가 규격적으로 처리되는 장치를 가진 것.
5) 조작이 간편할 것. 특별한 설정없이 스탭도 용이하게 조작할 수 있다.
6) 중량을 어느정도 가질 것. 너무 가벼우면 손떨림의 원인이 된다.

등이 거론된다(**그림 3, 4**)

디지털 카메라에 관해서는 아래와 같은 요점을 유의할 필요가 있다.

1) 화소수가 너무 적지 않을 것. 화질 관계상 가능하면 300만 화소수를 가진 것이 바람직하다.
2) 링 플래시의 장착이 가능한지, 플래시가 렌즈에서 떨어져 있지 않은 위치에 있을 것.
3) 규격, 재현성이 있을 것. 대부분의 기종은 자동초점이기 때문에 초점거리를 고정할 수 있는 것이 바람직하다.

4) 색채가 좋을 것. 디지털 카메라의 기종에는 CCD에 대해서 원색필터赤·綠·靑 혹은 보색필터(물색 · 적자赤紫 · 황색)을 통해 컬러를 변환하는 방식이 있고, 또 플래시의 발색광이 색채에 영향을 주기 때문에 잘 음미해서 구입할 필요가 있다.
5) 가능하면 일안 리플렉스 스틸 카메라에 준하고 있고, 디지털 카메라의 바디 구입이 바람직하다. 종래, 이용하고 있던 필름의 색깔과 디지털 컬러의 색깔을 대비시킬 수 있다. 또, 동일 카메라에서의 촬영이 기본이 되기 때문에 오래 사용할 수 있다.

디지털 카메라는 눈부신 발전을 하고 있기 때문에 수개월 단위로 신제품이 발매되기 때문에, 단지 싼 것만이 아니고 링 플래시가 장착 가능한 어느 정도 성능을 가진 것이 바람직하다(**그림 5, 6, 7**).

V
PRIMARY

4 — 필름 선택

필름은 일반적으로 포지티브 필름을 사용하는 것이 좋다(**그림** 8, 9, 10, 11). 그 이유로서 네가티브 필름은 한번 촬영한 필름을 사용해서 인화지에 옮기지 않으면 기록으로서 볼 수가 없기 때문에 복잡한 처리가 필요해진다. 또, 프린트되는 조건에서 그 색깔은 변화되는 것도 들 수 있다. 뒤에 기술하지만 이 필름의 기록을 컴퓨터에 저장할 때는 거기서 또 정보가 변환되기 때문에 그 색깔은 상당히 수식되어 버릴 우려가 있다.

포지티브 필름은 의료관계에서 많이 이용되는 것을 사용하면 좋다고 생각되지만, 색채관계로 메이커가 지정하는 현상소 혹은 현상법에 맞춰 처리할 필요가 있다. 또, 구입할 때는 같은 종류, 같은 감도의 필름을 지정하고 필름에 의한 색깔의 흐트러짐을 최소한으로 그칠 수 있는 자세가 필요하다.

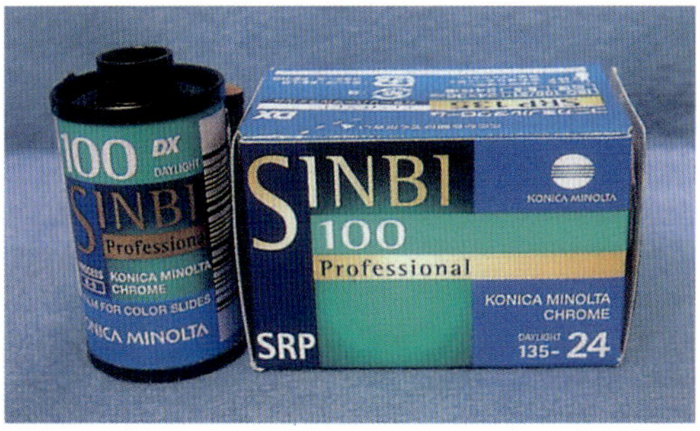

그림 8　SINBI 100professional

원색에서 중간색까지 보다 자연스럽게 재현한다. 모든 피사체에 대응가능하다고 한다.

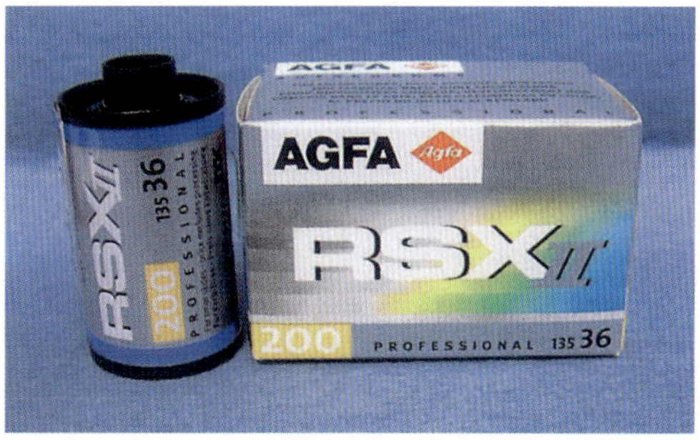

그림 9　AGFA RSXII 200

고감도의 만능 필름으로서 색채표현은 선명 강렬하다고 한다.

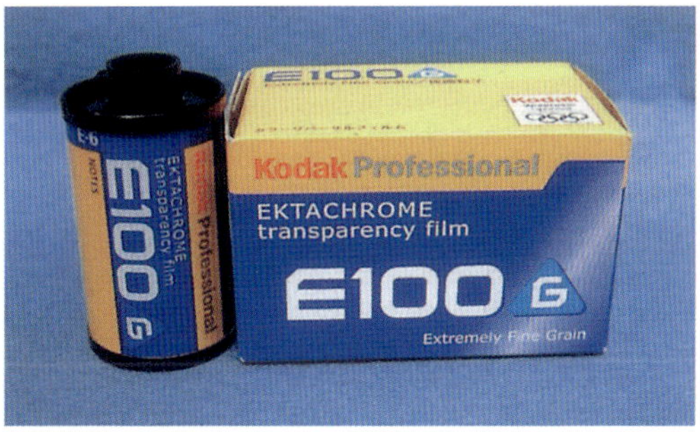

그림 10　EKTACHROME transparency film E100G

모든 촬영 신과 피사체에서 위력을 발휘하는 일반성이 높은 필름.

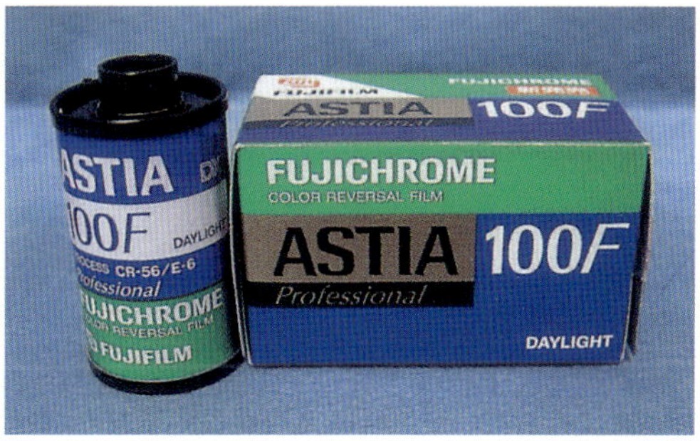

그림 11　ASTIA 100F professional

세계 최고의 초미립자. 매끈하고 연결이 좋은 살색을 재현한다고 한다.

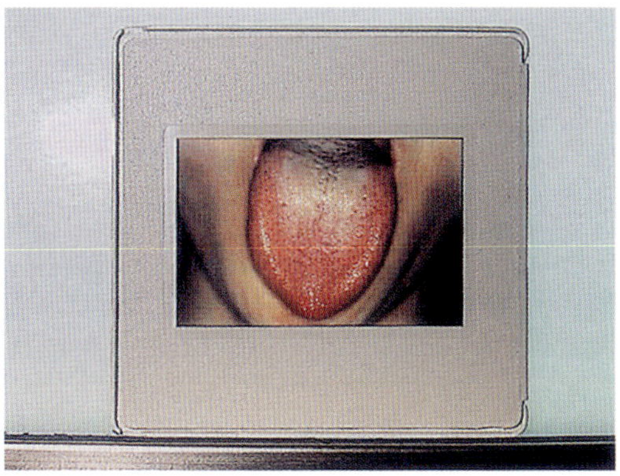

그림 12

마운트된 슬라이드 필름. 슬라이드 프로젝터에서 비출 때에는 편리하다.

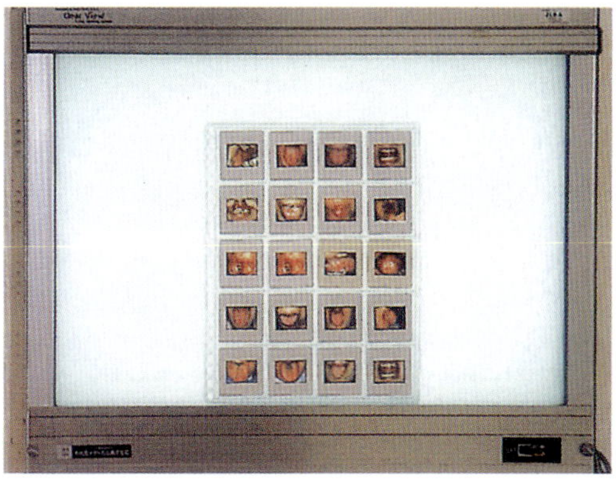

그림 13

마운트된 필름은 전용 파일로 정리, 수납, 보존하기 쉽고, 샤우카스텐을 이용하면 열람할 수도 있다.

V
PRIMARY

5 — 파일 방법

포지티브 필름에 의한 파일 방법에는 필름을 그대로 필름 보관용 비닐 파일에 보존하는 방법과, 필름 마운트에 마운트하고나서 파일 보존하는 방법이 있다(**그림** 12). 마운트되어 있으면 슬라이드 프로젝터로 비추는 방법에도 편리하고 전용 파일에서도 화상을 직접 열람할 수 있다(**그림** 13). 이것들은 전용 파일박스를 이용하여 보존한다. 그러나 장기보존하는 것이 부득이하기 때문에 정기적으로 보존상태를 확인하고 곰팡이나 온도, 습도에 주의할 필요가 있다.

6 — 컴퓨터 저장법

궁극적으로는 컴퓨터에 화상을 저장하는 것이 필요하지만, 전용 스캐너를 이용하면 좋다. 이전에는 슬라이드 필름 전용 스캐너를 이용하고 있었다(**그림 14**). 최근에는 만능 스캐너의성능이 향상되고, 화상 스캔도 스피디하게 완전히 지장 없이 할 수 있게 되었다(**그림 15**). 또, 한 번의 스캐닝으로 복수의 화상을 스캔하는 것이 가능해서 효율적이다(**그림 16**). 이 스캔에 관해서는 메이커의 조건에 따라 하는 것으로 색채도 보다 충실하게 할 수 있다. 색채, 색깔, 화상의 수정에는 여러 가지 소프트웨어가 발매되고 있기 때문에 필요에 따라 응용하면 좋지만, 최소한으로 그치는 것이 원칙이 된다. 적극적인 수정법은 권장할 수 없지만, 다른 서적에 상세하게 기술되어 있기 때문에 참고하면 좋다[1]. 그러나 과도한 화상처리를 하는 것은 사실과의 상위가 되기 때문에 권장할 수 없다.

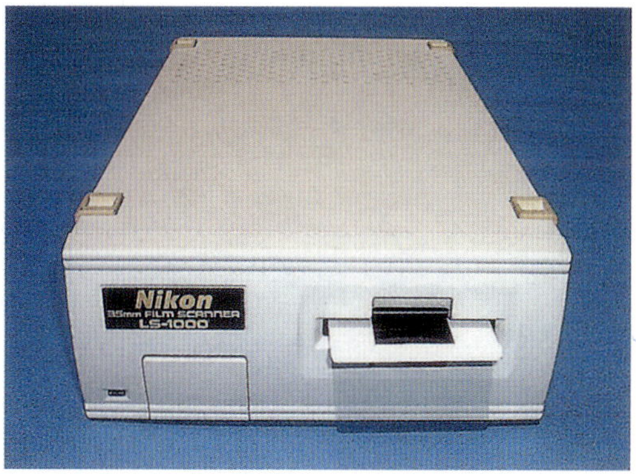

그림 14

슬라이드필름 전용 스캐너. Nikon LS-1000TM

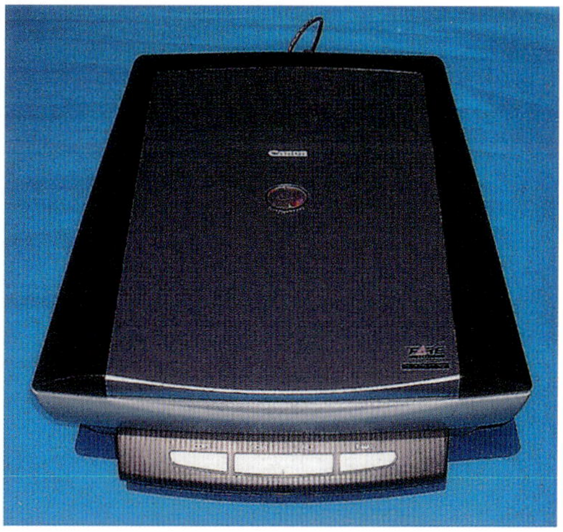

그림 15

스캐너. Canon CanoScan 8000F. 사진, 잡지, 신문, 문서 등의 원고를 컴퓨터에 저장할 수 있다.

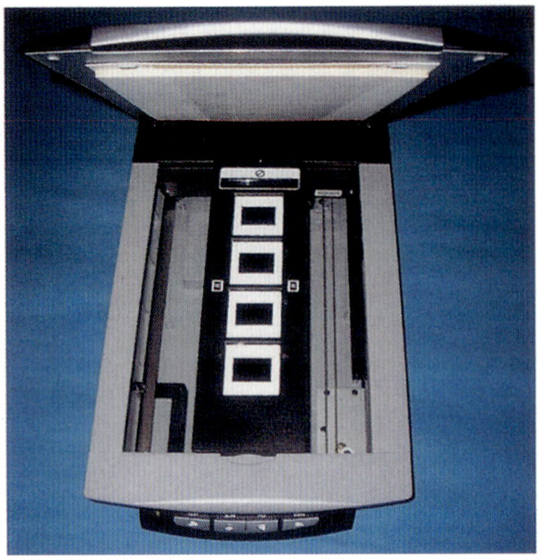

그림 16

최근의 스캐너는 염가인데다 해상도가 향상되어 실용적이 되었다. 특히 사진은 인화지, 포지티브나 네가티브 필름은 각각의 홀더를 사용하는 것에 의해 여러 장을 한 번에 컴퓨터에 저장할 수 있다.

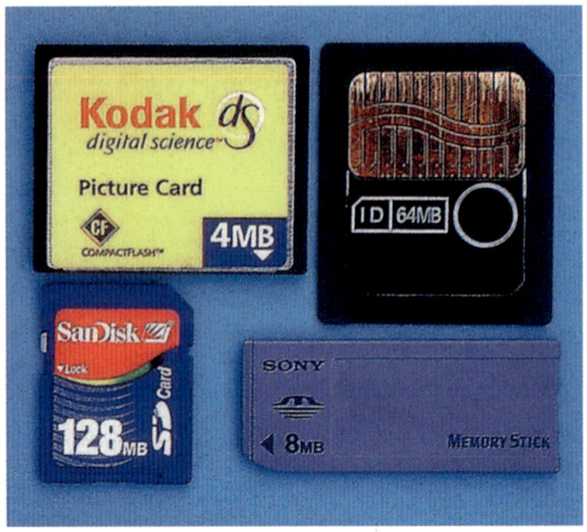

그림 17 메모리카드

여러 종류의 메모리카드가 있고, 메이커에 의해 지정되고 있다.

좌상 : 콤팩트 플래시, 우상 : 플래시 메모리, 좌하 : SD카드, 우하 : 메모리 스틱

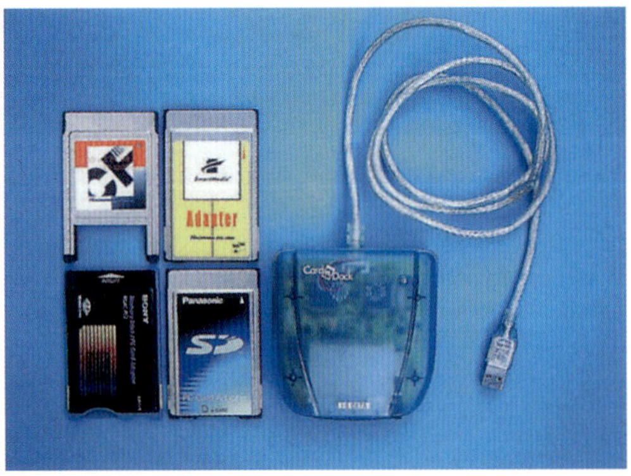

그림 18

메모리카드를 컴퓨터에 접속하기 위한 어댑터. 왼쪽 4개는 각종 카드 어댑터. 오른쪽은 카드 리더.

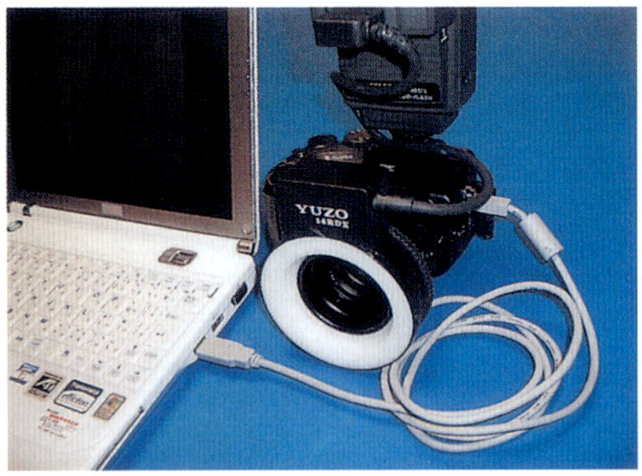

그림 19

USB 단자에 의한 디지털 카메라의 직접 데이터 저장. 이 방법은 USB 코드이외에는 아무 필요가 없고 간편하다.

디지털 카메라의 경우에는 기억매체로서 내부메모리가 있는 것과 메모리 카드에 의한 것이 있고, 대부분의 경우는 메모리카드를 이용하고 있다. 메모리카드의 종류에는 콤팩트 플래시, 플래시 메모리, 메모리 스틱, SD카드 등 복수의 종류가 있지만, 기록화상은 JPEG가 대부분이다. 이들 데이터를 컴퓨터에 저장하는 방법에는 부속 전용 소프트를 컴

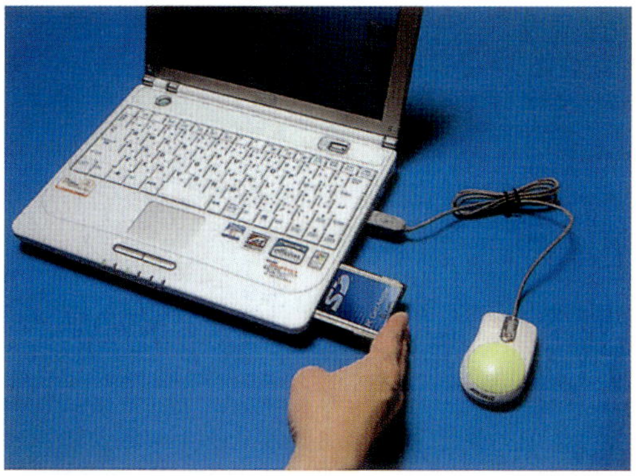

그림 20

컴퓨터에 카드 어댑터를 삽입하고 읽어 들이려고 하는 장면. 이 타입은 전용 소프트웨어가 컴퓨터의 OS 소프트웨어에 설치되어 있기 때문에 자동적으로 읽어 들인다.

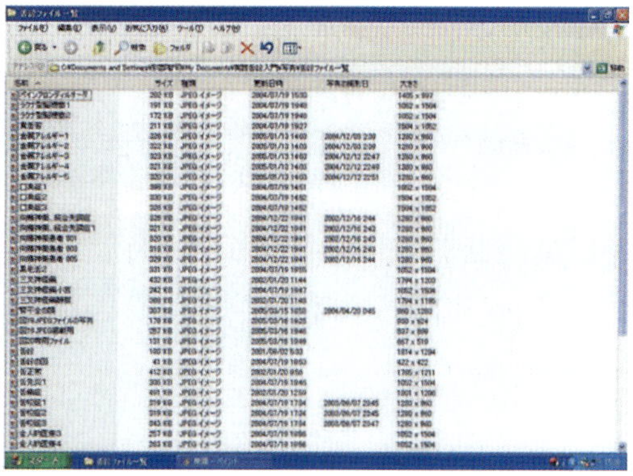

그림 21

컴퓨터에 저장된 화상은 JPEG형식으로 보존해 둔다. 그림의 종류의 항목이 JPEG로 되어 있는 것을 확인.

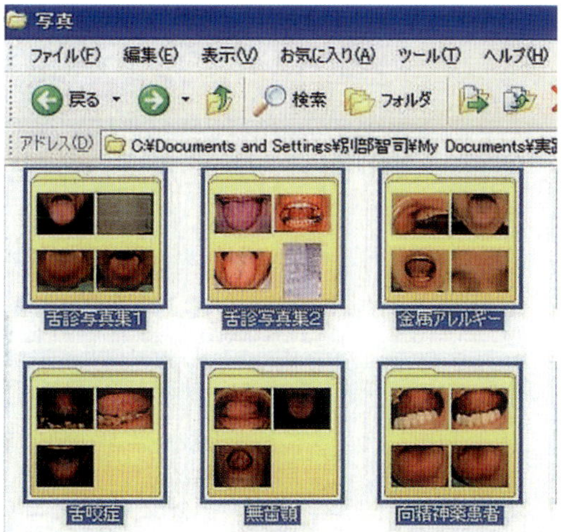

그림 22

저장한 화상을 일차 보존하는 경우에는 픽처 파일이나 전용 파일을 만들어 이름을 붙여 보존해 둔다. 그 후, 정리하면 좋다.

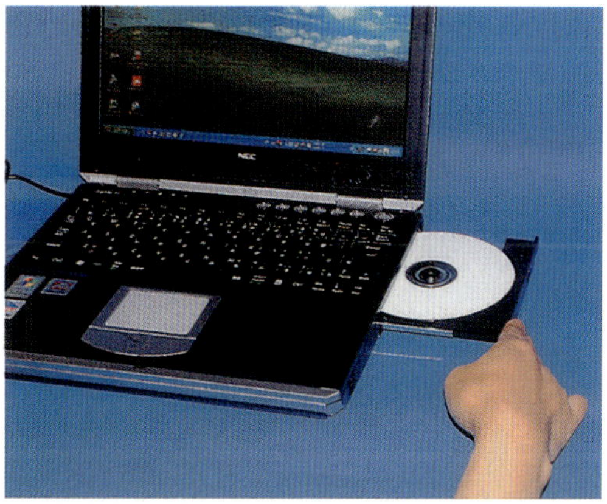

그림 23

기록 가능한 컴퓨터 내장 디스크드라이브에 의해 데이터를 CD-R에 구워 넣어 보존한다. CD에 보존하려면 한번만 기록 가능한 CD-R과 몇 번이나 반복 소거, 기록 가능한 CD-RW가 있다.

퓨터에 설치하든지, 컴퓨터에 이미 설치되어 있는 화상 저장 소프트를 이용한다. 디지털 카메라에서 촬영된 데이터를 컴퓨터에 저장하는 방법에는 2가지가 있고, USB 코드를 카메라에 직접 접속해서 컴퓨터에 직접 혹은 어댑터를 통해 접속해서 데이터를 전송하는 방법이 있다(**그림** 17, 18, 19, 20).

저장된 화상은 일반적으로는 JPEG형식으로 보존해 두면 좋다(**그림** 21). 이 형식은 다

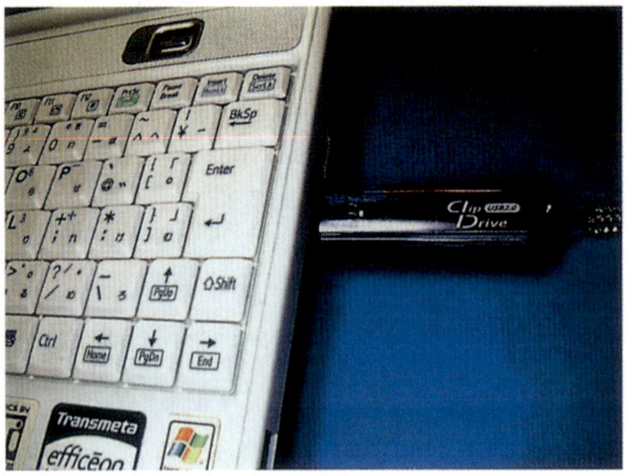

그림 24

USB 플래시 메모리를 이용한 데이터의 보존은 간편한 방법이다. 그림 17에 같이 소개한 메모리카드에도 데이터를 보존할 수 있다.

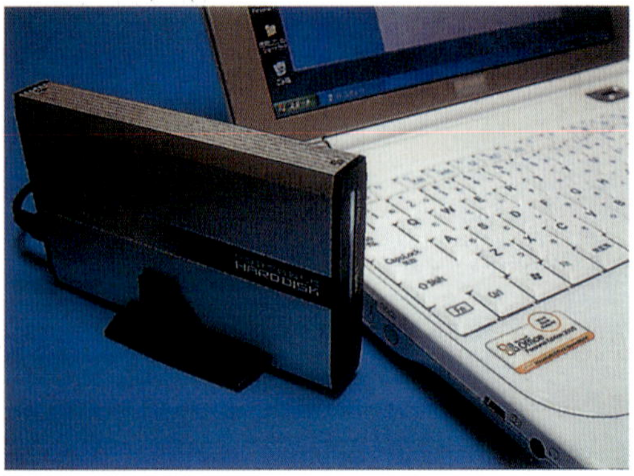

그림 25

외부 하드 디스크에 의한 데이터의 보존. 하드 디스크는 대용량을 수납할 수 있고, 억세스도 빠르기 때문에 유용한 외부기억매체이다. 최근에는 소형경량 고성능기종도 있다.

방면에 호환성이 있고 컴퓨터 사이에서의 교환에 편리하다.

데이터의 보존방법으로서는 다루기 쉬운 방법으로 한다. 우선, 화상을 저장애 둔 경우에는 픽처 파일, 혹은 전용 파일을 작성해서 이름을 붙여 보존해 두고, 후에 이동하면 좋다(**그림** 22). 컴퓨터 보존에는 가능한 한 컴퓨터 내부 하드디스크만이 아니고 외부기억장치에 복수 보존, 즉 백업을 부지런히 할 것을 권장한다. 컴퓨터는 언제 어느 때 고장이 생길지 알 수 없기 때문이다(**그림** 23, 24, 25).

후기

설진에 관한 서적은 대부분 동양의학을 중심으로 한 내용이어서, 지금까지 인연이 멀었다. 설진을 동양의학뿐만 아니고, 서양의학에까지 임상 응용해 보려고 한 서적은 거의 없었다. 그러나 최근 치과영역에서 임상 현장의 목소리로서 전신평가에 대한 간단한 방법이 많이 요구되어 왔었는데, 이러한 면에서 설진은 이 취지에 맞는 좋은 방법이라고 생각된다. 이번에 계통적으로 설진에 관한 내용을 편집할 수 있게 되어, 그 무엇보다 기쁘게 생각한다. 또한 기본 컨셉을 독자의 입장에서 집필하였고, 비교적 읽기 쉬운 책으로서 정리할 수 있게 되었다. 임상의 한 언저리에서 참고하기 위한 자세한 것은 추가적인 것은 다른 서적에 맡기고, 필요한 내용을 가능한 한 간편하게 쓰도록 노력하였다. 좌우 2페이지의 마주 보는 편집으로 하고자 하는 제한 속에서 잘 정리되었다고 가만히 생각해 본다. 그리고 본고를 집필하는 선생님들에게는 약간의 동양의학을 섞어 담음으로써, 지금까지 익숙하지 않았던 선생님에게도 흥미를 갖게 하여, 새롭게 공부하는 발판으로서의 역할도 가져보기를 희망한다. 「Column」에 관해서도 보다 읽기 쉽게, 또한 동양의학에도 쉽게 친숙해지도록 썼기 때문에 꼭 참고하길 바란다.

이 책의 기획은 작년 봄까지 마무리 할 계획이었다. 의치약출판의 水島健二郎 집행임원과 大城惟克씨의 편집회의에서 결정되고 나서 많은 곤란함이 있었지만, 그런대로 마무리할 수 있었다. 가장 곤란한 것은 대부분 저자들의 사진 입수가 늦어진 것이었다. 원래대로라면 계획대로 편집을 끝내고 이미 출판되어야만 했지만, 집필하면서 사진이 없어서 진행할 수 없었다. 원고와 사진장만이 장기간 계속되었고, 그 사이에 아주 바쁘신 선생님들의 다른 일정이 기다리는 일이 반복되었다. 바쁜 임상과 연구, 혹은 교육의 업무를 가지고 있는 선생님들의 부담은 커져가기만 하였다. 이런 수록 원고를 기다리는 출판담당자들의 스트레스는 이루 헤아릴 수 없었을 것이라고 짐작된다. 이 자리를 빌려 깊이 사죄하는 바이다.

이 책이 세상에서 새로운 분야로서 나옴에 따라 전인적 의료인 - 환자와의 좋은 관계가 이루어지고, 주치의로서의 의무에 도움이 되기를 간절히 바라는 바이다.

2005년 6월 좋은 날

편자

【편저자 약력】

別部智司 (벳부 사토시)

1980년 鶴見대학 치의학부 졸업
1984년 東京의과치과대학대학원 치의학연구과 마취학전공수료(치의학박사)
동년 鶴見대학 치의학부 치과마취학교실 조수
동년 都立 清瀬소아병원 마취과
1989년 중국북경 수도의과대학 유학
1996년 鶴見대학 치의학부 치과마취학교실 강사
동년 鶴見대학 치의학부 비상근강사
동년 別部치과의원 원장
1997년 일본대학 치의학부 겸임강사
2001년 – 현재 神奈川 치과대학 비상근강사

〈경력〉

일본치과마취학회 인정의
일본치과마취학회 지도의(전문의)
일본치과마취학회 평의원
일본장애자치과학회 인정의
일본실존요법학회 이사
일본만성동통학회 평의원
일본동통한방연구회 간사
드라이마우쓰(구강건조)연구회 인정의

世良田和幸 (세라다 카즈유끼)

1976년 昭和대학 의학부 졸업
1980년 昭和대학대학원 의학연구과 졸업
동년 昭和대학 의학부 마취학교실 조수
1983년 浜松聖隷三方原병원 마취과 의국장
1985년 昭和대학 藤が丘병원 마취과 전임강사
1996년 昭和대학 藤が丘병원 마취과 조교수
2001년 昭和대학 横浜시 북부병원 마취과 과장(조교수)
2002년 – 현재 昭和대학 横浜시 북부병원 마취과 교수

〈경력〉

일본마취과학회 지도의
일본마취과학회 대의원
일본통증클리닉학회 인정의
일본통증클리닉학회 평의원
일본동양의학회 한방전문의

【저자약력】〈집필순〉

三浦一惠(미우라 카즈에)

1983년 鶴見대학 치의학부 졸업
1984년 鶴見대학 치의학부 치과마취학교실 조수
1996년 치의학박사
2001년 神奈川치과대학 비상근강사
2004년 鶴見대학 치의학부 부속병원 치과동양의학 외래겸임

〈경력〉

일본치과마취학회 인정의
일본치과마취학회 지도의(전문의)
일본만성동통학회 평의원
정신과 육체의 통증연구회 간사

中川洋一(나카가와 요이치)

1980년 鶴見대학 치의학부 졸업
1980년 鶴見대학 치의학부 부속병원 진료과 조수(구강외과)
1981년 鶴見대학 치의학부 조수(구강외과학 제2강좌)
1986년 치의학박사
1988년 – 현재 鶴見대학 치의학부강사(구강외과

학 제2강좌)

1990년4월-1992년6월 University of Florida

〈경력〉

㈳일본구강외과학회 전문의 · 지도의

일본악관절학회 인정의 · 지도의

柿木保明(카키오끼 야스아끼)

1980년 九州치과대학 치의학부 졸업

동년 産業의과대학부속병원 치과구강외과 전문의

1981년 국립요양소 南福岡병원 치과

동년-1992년 長崎치과기술전문학교 비상근강사

1988년 국립요양소 南福岡병원 치과의국장

1991년 福岡의과 치과기술전문학교 비상근강사

1999년 九州치과대학 치의학부 비상근강사

2001년 福岡의료단기대학 비상근강사

동년 후생노동성 장수과학종합연구사업 주임연구자(2004년까지)

2004년 치의학박사(九州치과대학 치의학부)

동년 독립행정법인 국립병원기구 福岡병원 치과의국장

동년 福岡치과대학 치의학부 비상근강사(2005년까지)

동년 九州대학치의학부 비상근강사

2005년 - 현재 후생노동성 장수과학종합연구사업 주임연구자

〈경력〉

일본장애자 치과학회 인정의

일본장애자 치과학회 지도의

일본장애자 치과학회 이사

일본구강케어학회 상임이사

일본구강케어학회 편집위원장

일본노동위생연구협의회 이사

福岡구강케어연구회 회장

福岡케어메니즈먼트연구회 대표간사

吉田和市(요시다 카즈이치)

1972년 Chinese University of Hong Kong(Chung Chi College) 유학

1976년 慶愛義塾대학 경제학부졸업

1984년 神奈川치과대학 치의학부졸업

동년 神奈川치과대학 마취과입국(조수)

1992년 치의학박사

1997년 神奈川치과대학 마취학강좌 강사

2000년 神奈川치과대학 마취학강좌 조교수

동년 Div. of Cardiology, Internal Medicine, Medical College of Virginia, Research Fellow 유학

2001년 神奈川치과대학 마취학강좌 교수

동년 神奈川치과대학대학원 교수

2003년- 현재 神奈川치과대학 생체관리의학강좌 마취과학 교수

〈경력〉

일본치과마취학회 지도의

일본치과마취학회 평의원

일본蘇生學會 蘇生法 지도의

植田耕一郎(우에다 코이치로)

1983년 日本대학 치의학부 졸업

1987년 日本대학대학원 치의학연구과 수료(치의학박사취득)

1987년 日本대학치의학부 조수

1990년 東京都立재활병원 의국원

1999년 新潟대학치의학부 노화치과학강좌 조교수

2004년 – 현재 日本대학치의학부 섭식기능요법학 강좌 교수

新潟대학대학원 비상근강사
愛知학원대학 비상근강사
東京의과치과대학 비상근강사
神奈川치과대학 비상근강사

〈경력〉
일본섭식 · 연하재활학회 평의원 · 감사
일본장애자 치과학회 학술위원
일본노년치과의학회 평의원

笠原正貴(카사하라 마사타카)
1995년 東京치과대학 졸업
1998년 東京都立노년의료센터마취과(1년간)
1999년 東京치과대학대학원 치의학연구과 치과마취학전공수료(치의학박사)
동년 東京치과대학 치과마취학강좌 조수
2001년 東京치과대학 水道橋병원 치과마취과 · 구강안면통센터의국장
2004년 중국상해중의약대학 유학(1년간)
2005년 – 현재 東京치과대학 水道橋병원치과마취과 · 구강안면통센터의 국장 복직

〈경력〉
일본치과마취학회 인정의
일본치과마취학회 지도의(전문의)

中村雅典(마카무라 마사노리)
1981년 東北대학치의학부 졸업
1985년 東北대학대학원 치의학연구과 수료(치의학박사)
동년 東北대학치의학부 구강해부학 제2강좌 조수
동년 미국南캘리포니아대학유학
1987년 귀국, 복직
1993년 東北대학의학부 해부학 제3강좌 조수
1997년 東北대학대학원 의학연구과 의과학전공 세포생물학강좌 발생생물학분야 조교수
2001년 – 현재 昭和대학치의학부 구강해부학교실 교수

〈경력〉
일본해부학회 평의원
치과기초의학회 평의원

中島 功(나카지마 코)
1979년 東京농업대학 농학부 졸업
1982년 東京농업대학대학원 농학연구과 박사전기과정수료(농학석사)
동년 東京치과대학 해부학교실 副手
1983년 東京치과대학 해부학교실 조수
1989년 東京치과대학 해부학교실 강사
1993년 東京치과대학에서 박사학위 취득(치의학박사)
1997년– 현재 昭和대학치의학부 구강해부학교실 강사

〈경력〉
일본顔학회 이사보좌
일본顔학회 편집부위원장
일본인류학회 평의원
인류형태과학연구회 주간사
표본전시에 관한 간담회 간사

ㄱ

가면 같은 얼굴 ········ 62
가성 구마비 ········ 81
가역성 허혈성 신경탈락증 ········ 59
각화항진 ········ 8
간 ········ 148
간 기능장애 ········ 13
간양상항형肝陽上亢型 ········ 44
간장 ········ 2
감염성 림프절 종창 ········ 90
감염성 열성질환 ········ 8
감작요법 ········ 78
갑상선 ········ 68
갑상선 발증 ········ 70
갑상선 중독증 ········ 70
갑상선 호르몬 ········ 68
갑상선기능 저하증 ········ 68, 74
갑상선기능 항진증 ········ 70
거대설 ········ 74
거미막하 출혈 ········ 59
결핵 ········ 122
경돌설근 ········ 139
경련 ········ 2
경막외출혈 ········ 25
경면설鏡面舌 ········ 12, 56
계지복령환桂枝茯苓丸 ········ 68
고령자수첩 ········ 2
고삭신경 ········ 140
고혈압 ········ 2, 13
고혈압성 뇌내출혈 ········ 59
고혈압성 뇌증 ········ 25, 41
고혈압성 뇌출혈 ········ 25
고혈압증 ········ 17, 44
골수구계 ········ 86
관상동맥 증후군 ········ 50
광활설 ········ 6
광활설光滑舌 ········ 12
괴사성 궤양성 구내염 ········ 122
괴저성 구내염 ········ 122
교원병 ········ 94
구강 ········ 6
구강 국소의 염증이나 종양 ········ 41
구강건조 ········ 28
구강건조증 ········ 41, 118
구내염 ········ 122
구마비球麻痺 ········ 80
구음 ········ 144
국재성 림프절 종창 ········ 90
궤양성 구내염 ········ 122
균교대현상 ········ 11, 124
금속 알레르기 ········ 92
급성 간염 ········ 96
급성 비염 ········ 76
급성 인두염 ········ 76
기 ········ 4
기관지염 ········ 76
기관지천식 ········ 10, 78
기외수축 ········ 44
기저핵 ········ 62
기좌호흡 ········ 52
기허수독氣虛水毒 ········ 54
기허氣虛 ········ 46
기혈양허 ········ 54

ㄴ

나병 ········ 122
난치성 궤양성 구내염 ········ 122
내설근 ········ 139
노인성 자반병 ········ 88
농설벽弄舌癖 ········ 65
뇌경색 ········ 58, 59
뇌빈혈 ········ 46
뇌색전증 ········ 59
뇌신경 증상 ········ 42
뇌졸중 ········ 58
뇌출혈 ········ 58
뇌혈관 장애 ········ 41
뇌혈전증 ········ 59
니트로글리세린 ········ 50
니페디핀 ········ 128

ㄷ

다운증후군 ········ 74
단순 헤르페스 ········ 98
담 ········ 148
담백설淡白舌 ········ 34, 46
당귀작약산當歸芍藥散 ········ 68
당뇨병 ········ 2, 72, 122
대상포진 ········ 100
대장 ········ 148
대증요법 ········ 112
대칭성 ········ 42
도파민 ········ 62
돌발성 난청 ········ 127
동계動悸 ········ 44
동맥경색 ········ 25
두중감 ········ 44
두통 ········ 44
디곡신 ········ 52
디메틸설파이드 ········ 26

ㄹ

라쿠나형 뇌경색 ········ 41
레비(Lewy)소체 ········ 62
림프관종 ········ 120
림프구계 ········ 86

ㅁ

마운트 ········ 164
만성 궤양성 구내염 ········ 123
말초순환부전 ········ 13
말초순환장애 ········ 23
말투 ········ 42
망진 ········ 16, 152
매독 ········ 122
맥상진 ········ 19
메모리카드 ········ 166
메식거림 ········ 44
메틸멜캡탄 ········ 26
모상유두 ········ 6, 8, 27, 138
모상유두의 각화항진 ········ 10
모자수첩 ········ 2
무동無動 ········ 62
무증상 고혈압증 ········ 44

무치악 102
무태 64
무태설 10
문진표 2
문진問診 2, 17, 152
미각장애 42
미란성 구내염 122
미뢰 136
미주신경 136

ㅂ

바세도우병 70
바이러스성 간염 96
박백태 5, 8
박태 10
박홍색薄紅色 34
반대 4
반대설胖大舌 54
방선균 122
백(색)이태 8, 9
백(색)태 8
백판증 114
백혈병 59, 86
백활태 7, 8
범주형 평가법 39
베실산암로디핀 128
보색필터 161
보중익기탕補中益氣湯 68
보행 장애 62
복약수첩 2
부비동염 76
부정맥 44
부정수소不定愁訴 58
부태腐苔 12
북채 손가락 54
분계구 138
불수의 운동 66
비 148
비만 74
비스테로이드 항염증제 52
비특이성 염증 122
빈맥 52
빈혈 6, 46, 84

ㅅ

사이클로스포린제제 128
사지마비 42
산화헤모글로빈 6
삼차신경 137
상기도염 76
상부소화관 6
상세불명의 혀 통증 38
상종설근 139
선조체 62
선천성 심질환 54
설골설근 139
설교증舌咬症 38, 106
설근 148
설리 정맥 12
설맥 13
설맹공 138
설변 148
설비대 4

설색 ………… 22
설신경 ………… 140
설심정맥 ………… 13
설위축 ………… 4
설유두 ………… 6
설유두위축 ………… 34
설인신경 ………… 140
설종양 ………… 38
설중 ………… 148
설진 ………… 2, 3, 20
설질 ………… 4, 6
설첨 ………… 148
설체 ………… 4, 6
설태 ………… 4, 6
설편도 ………… 138
설하부 정맥 ………… 13
설하신경 ………… 60, 137, 140
섭식기능요법 ………… 81
소화관 감염증 ………… 12
소화기 질환 ………… 56
손 떨림 ………… 62
쇼그렌증후군 ………… 28, 31, 94
수면무호흡증후군 ………… 74
수박 ………… 4
수박설瘦薄舌 ………… 54, 86
수족 저림 ………… 44
수직설근 ………… 139
수포성 구내염 ………… 122
수활설水滑舌 ………… 12
스테로이드 ………… 126
습사 ………… 23
시진 ………… 3, 152
시호제 ………… 5, 8
신 ………… 148
신경계 ………… 2
신경장애 ………… 41
신부전 ………… 82
심 ………… 148
심근허혈 ………… 50
심맥어혈증 ………… 54
심방 중격 결손증 ………… 54
심부전 ………… 13, 52
심상유두 ………… 6, 138
심실중격결손(VSD) ………… 55
심장 ………… 2
심장병 ………… 17

ㅇ

아구창 ………… 122
아래턱설근 ………… 139
아세틸콜린 ………… 62
아스피린 ………… 50
아프타 ………… 38, 98, 116
아프타성 구내염 ………… 122
악성 림프종 ………… 90
악성종양 ………… 120
안구증상 ………… 42
안지오텐신 변환효소(ACE)저해제 ………… 52
알레르기 ………… 92
암종 ………… 120
압흔 ………… 32
야토병 ………… 122
약재정보제공서 ………… 2
양허陽虛 ………… 46
어반瘀斑 ………… 34
어점瘀点 ………… 34

어혈점 ······ 6
어혈형瘀血型 ······ 44
어혈瘀血 ······ 23, 37
억간산抑肝散 ······ 62
억울抑鬱 ······ 62
언어장애 ······ 44
에피네프린 ······ 64
연하 ······ 144
연하장애 ······ 80
연하중추 ······ 80
열구설裂溝舌 ······ 34, 36, 110
열문裂紋 ······ 54
염증 ······ 8
엽상유두 ······ 6, 138
영혈營血 ······ 37
외설근 ······ 139
요독증 ······ 82
욕창성 궤양 ······ 32
우울증상 ······ 64
운동성 저하 ······ 62
운동제한 ······ 42
원색필터 ······ 161
위 ······ 148
위장장애 ······ 17
위축성 설염 ······ 34
위축성 위염 ······ 57
유곽유두 ······ 6, 138
유주성 지도모양 혀地圖狀 舌 ······ 38
육부정위맥진 ······ 19
육종 ······ 120
음액陰液 ······ 44
의식상실 ······ 44
의치성 궤양 ······ 32
이뇨제 ······ 52
이명 ······ 44
이상운동 ······ 42
이태膩苔 ······ 12
일과성 뇌허혈 발작 ······ 25
일과성 허혈성 발작 ······ 59

ㅈ

자반병 ······ 88
자설紫舌 ······ 58, 80
장애자수첩 ······ 2
저단백혈증 ······ 4
저림 ······ 44
저작 ······ 144
저혈압 ······ 46
적색반 ······ 34
적혈구 ······ 46
전신동작 완만 ······ 62
전신성 림프절 종창 ······ 90
절진切診 ······ 17, 152
점상출혈반 ······ 88
점액수종 ······ 68
접촉성 알레르기 ······ 10
정맥내압 상승 ······ 13
정맥의 노창 ······ 115
정신분열증 ······ 64
정중능형설염 ······ 108
조설燥舌 ······ 12
중이염 ······ 76
지도모양 혀地圖狀舌 ······ 23, 78, 63
진무탕眞武湯 ······ 68
진액 ······ 4
진행성 경피증 ······ 31

ㅊ

채상주름 ········· 138
천식 ········· 2, 78
철결핍성 빈혈 ········· 46, 84
청색증 ········· 52, 54
청자설青紫舌 ········· 58
체력저하 ········· 13
체액저류 ········· 30
초조 ········· 44
촉진 ········· 152
출혈경향 ········· 2
출혈반 ········· 82
치과 ········· 41
치아자국 ········· 30, 49
치열 ········· 4
치은증식증 ········· 128
치흔 ········· 4, 22, 49, 56, 115

ㅋ

카타르성 구내염 ········· 122
칸디다증 ········· 12, 78, 108
칼슘길항제 ········· 128, 129
컴퓨터 저장법 ········· 165
크레틴병 ········· 68
클래스프 ········· 32

ㅌ

타액선 ········· 6
탈력감 ········· 44
탈수 ········· 6
특이성 염증 ········· 122

ㅍ

파킨슨병 ········· 62, 66
편태 ········· 10
편평태선 ········· 38
평활설平滑舌 ········· 62
폐 ········· 2, 148
폐렴 ········· 76, 80
폐암 ········· 54, 121
포진성구내염 ········· 39
푸른 줄 ········· 23
플러머 빈슨 증후군 ········· 38, 39
피부갑착 ········· 23
필름 선택 ········· 162

ㅎ

하시모토橋本병 ········· 68
하종설근 ········· 139
한열 ········· 4
할리미터 ········· 27
항응고요법 ········· 50
항콜린작용 ········· 130
항혈소판제 ········· 50
허혈성 심장질환 ········· 50
헌터 설염 ········· 38
혀 뒤 정맥 ········· 13
혀 통증 ········· 104

혀의 꼬임 ··· 44
현기증 ··· 42, 44
혈 ··· 4
혈색소 ··· 6
혈소판감소증 ··· 59
혈액 ··· 2
혈허血虛 ··· 37, 46
홍설 ··· 29
환원헤모글로빈 ··· 6
황(색)태 ··· 8, 9
황색이태 ··· 10, 11
황화수소 ··· 26
회색태 ··· 10
횡설근 ··· 139
효모균증 ··· 122
후설태 ··· 7, 8
휘발성 유황화합물 ··· 26
휘청거림 ··· 42
흉통 ··· 50
흉협고만 ··· 5, 8
흑모설 ··· 10, 11, 29
흑색이태 ··· 64
흑이태 ··· 124
흑질 ··· 62
흑태黑苔 ··· 10, 11
흥분 ··· 44
히스토플라스마 ··· 122

기타

ACE저해제 ··· 50
A형 간염 ··· 96
β 차단제 ··· 50, 52
Behçet병 ··· 39
C형 간염 ··· 96
clasp ··· 32
Denture space ··· 33
dry mouth ··· 28
D형 간염 ··· 96
E형 간염 ··· 96
Fallot 4징후 ··· 54
Halimeter ··· 27
Hunt 증후군 ··· 100
Hunter ··· 38
L-dopa제 ··· 62, 66
McGill pain questionnaire (MPQ) ··· 40
moon face ··· 78, 82
MRSA ··· 10
NSAIDs ··· 52
Numerical rating scale (NRS) ··· 39
Plummer-Vinson syndrome ··· 38
Sleep Apnea Syndrome (SAS) ··· 74
The face pain scale ··· 40
Visual analog scale (VAS) ··· 38